Heile dich selbst

MARKUS ROTHKRANZ

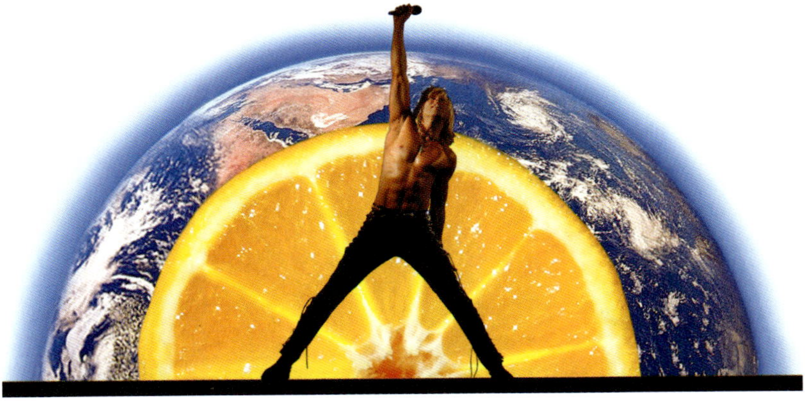

Heile dich selbst

Das Handbuch für alle, die gesund, glücklich und lange leben wollen

Aus dem Amerikanischen
von Elisabeth Liebl

HANS-NIETSCH-VERLAG

Herzlichen Glückwunsch!
Du stehst an der Schwelle zu einem neuen Leben.

Titel der Originalausgabe: *Heal Yourself 101*

4. Auflage April 2012

Redaktion und Lektorat: Burkhard Hickisch
Redaktionelle Beratung: Bernhard Kaspereit
Fotos: Markus Rothkranz
Umschlaggestaltung: Nicolai Dehnhard
Innenlayout und Satz: Nicolai Dehnhard
Druck: Schultheis Druckerzeugnisse GmbH & Co. KG, Offenbach

Hans-Nietsch-Verlag
Am Himmelreich 7
79312 Emmendingen

www.nietsch.de
info@nietsch.de

ISBN 978-3-939570-88-2

Inhalt

Deine Heilung beginnt jetzt! 9

Kranke finden zu neuer Gesundheit 9
Die Wahrheit 12
Meine Wandlung 18
Was ist mit unseren Erbanlagen? 21
Bakterien, Viren und Krebs oder: Wer ist hier der Bösewicht? 24

Los geht's 29

Was wir von den Tieren lernen können 29
Bedeutet Rohkost auch den Verzehr von rohem Fleisch? 31
Die Eiweißfrage 33
Die »China Study« 34
Gesunde Alternativen zu tierischem Eiweiß 35
Entschlacken und entgiften: das Geheimnis guter Gesundheit 41
Warum sind (die meisten) Rohköstler so mager? 42

Schlimmer geht nimmer? 45

Milch, Käse und Milchprodukte 45
Sojamilch ist schädlich 48
Gesunde Alternativen zur Milch 49
Brot und Getreideprodukte 50
Und was ist mit Reis? 51
Zucker 52

Die Umstellung auf Rohkost 54

Du bestimmst das Tempo 54
Was ist mit gedörrten Lebensmitteln? 59

Wie und warum wir essen 59
Oberstes Gebot: gründlich kauen! 61
Ein paar Gerätschaften, die du brauchst 62
Ist eine rohköstliche Ernährung nicht teuer? 64
Wildkräuter: das Beste gibt's umsonst 66

Unsere Einkaufsliste 73

Auf zum Obst- und Gemüsehändler! 73
Liebe deine Feinde! 75
Bitter ist besser 76
Nichts Kernloses! 76
Was kommt noch in den Einkaufskorb? 77
Süßmittel 83
Rohe Schokolade 84
Nahrungsergänzungen 86
Enzyme, Enzyme und noch mal Enzyme 87
Was du sonst noch brauchst 88
Töpfe und Geschirr 95
Messer und Gabel 95
Wasserfilter 96
Dörrgeräte 99

Entschlacken: der wichtigste Schritt überhaupt 100

Einläufe: die Power-Reiniger 101
Wie du einen Einlauf machst – und dir dadurch vielleicht das Leben rettest 102
Was ist eine Darmtherapie? 106
Schnellbehandlung 108

Fasten: das Universalheilmittel 110

Fasten und das Absetzen von Medikamenten 116
Instandhaltungsfasten 117

Parasiten: jeder hat sie 118

Anzeichen für Parasitenbefall 121
Übersicht der bekanntesten Parasiten
und der von ihnen verursachten Störungen 122
Hilfe! Wie werde ich diese Quälgeister wieder los? 126
Parasitenfrei durch die Sachen,
die man sowieso im Haushalt hat! 128
Was du sonst noch tun kannst 137
Zahnfleischbluten: ein ernstes Warnsignal 138

Dein Fahrplan zu neuer Gesundheit 140

Was du am Anfang beachten solltest 140
Der Tagesplan für deine Fastenkur 141
Vorschläge für Obst- und Gemüsesäfte 143
Weizengras: Dein Helfer in der Not 144
Saftfasten: wie lange? 145
Nächster Schritt: grüne Smoothies 146
Rezeptvorschläge für grüne Smoothies 149
Ab jetzt nur noch roh! 151
Die Umstellung auf Rohkost:
Lebensmittel für die Übergangszeit 152
Iss möglichst naturbelassene Nahrung! 154
Gedörrte Lebensmittel 155
Ballaststoffe 155
Samen und Nüsse 156
Es lebe die Abwechslung! 157
Was wird wie verarbeitet? 157
Was den Körper bei der Verdauung unterstützt 158
Mineralien 158
Anregungen für deinen täglichen Speiseplan 159
Ideen für Rezepte 163
Rohe Schoko-Leckereien 168
Lieblingsrezepte von meinem Freund Matt 172

Gradmesser für Entgiftung und Gesundheit 174
Häufige Irrtümer und Probleme von Rohköstlern 178
Dinge, die man unbedingt meiden sollte 180

Körper und Spiritualität 182

Workout: Bewegung hält jung 182
Heiß und kalt 184
Stretching 185
Yoga 185
Tägliche Übungen 187
Empfohlene Fitnessgeräte für zuhause 190
Gefühl, Geist und Seele 191
Stress: Todesursache Nummer eins 193
Die Macht der Berührung 195
Die Kraft, die die Welt antreibt: Sex hält uns gesund 196
Zeit und Raum für dich 200
Energiearbeit: Finde deine innere Schwingung! 201
Die Schrei-und Schüttel-Therapie 202
Schlaf 203
Spiritualität, Glaube und Gebet 204
Die leise Stimme in dir 205
Sonnenlicht: Solarenergie für unseren Körper 208
Natürlicher Sonnenschutz 210
Ein paar abschließende Bemerkungen 212

Anhang 214

Über den verantwortlichen Umgang
mit Pflanzen und Heilkräutern 215
Der Gesundheits-Fahrplan in Kurzfassung 216
Und wenn es nicht klappt? 218
Bezugsquellen und Adressen 221
Register 222
Produktempfehlungen 224

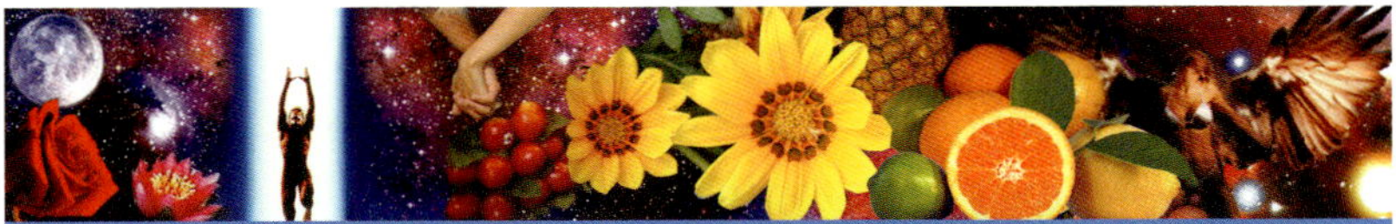

Deine Heilung beginnt jetzt!

Kranke finden zu neuer Gesundheit

Ob du an einer schwerwiegenden Erkrankung leidest, einfach nur ein paar Pfunde abnehmen oder deine Falten loswerden willst, nichts wird dich schneller ans Ziel bringen als die Empfehlungen, die ich dir in diesem Buch ans Herz lege. Der Weg dorthin ist einfach und kostet nicht viel. Die positiven Veränderungen, die er mit sich bringt, zeigen sich sofort. Je weniger du »schummelst«, desto beeindruckender werden die Resultate sein.

Mein Vater litt an einem besonders aggressiven Prostatakrebs, seine PSA-Werte (prostataspezifisches Antigen) waren fast nicht mehr messbar.* Er ernährte sich von Fleisch, Kartoffeln, Brot und Alkohol. Wir fragten ihn: »Bist du bereit, dein Leben radikal zu

* Bei einem gesunden Mann sind nur niedrige Werte im Blut nachweisbar, ein Wert ab 4 ng/ml gilt als verdächtig. (Anm. d. Übers.)

verändern?« Er war einverstanden – und innerhalb eines Monats war sein Krebs vollständig verschwunden. Das war vor fünf Jahren.

Diejenigen, die die hier vorgestellten Empfehlungen befolgen, sehen 20 Jahre jünger aus. Ich kann das bestätigen, denn ich bin einer von ihnen.

Freunde von mir wurden von Polio und Hirntumoren geheilt. Diabetiker mit einem Körpergewicht von 200 Kilo benötigten nach wenigen Tagen kein Insulin mehr. Ich konnte mitverfolgen, wie Leute 100 (in Worten: einhundert!) Kilo abgenommen haben. Gib bei Google einfach mal die Namen »Philip McCluskey« oder »Angela Stokes« ein! Veränderungen, die die meisten Menschen schlicht als Wunder bezeichnen würden, konnte ich so regelmäßig beobachten, dass ich nicht mehr daran zweifelte, dass diese »Methode« funktioniert. Wir müssen nicht mehr tun, als zu dem Lebensstil zurückzukehren, den die Natur für uns vorgesehen hat. Das ist alles.

Ich bin mir deshalb so sicher, dass alles stimmt, was ich dir hier vermitteln möchte, weil ich das meiste selbst ausprobiert habe. Ich habe mit Menschen gesprochen, die sich selbst von lebensbedrohlichen Krankheiten geheilt haben. Ich wünschte, du könntest ein paar der Vorher-Nachher-Fotos sehen! Mich interessiert nicht, was in Büchern steht oder Ärzte sagen. Ich will die Wirkung am eigenen Leib sehen und erfahren. Fakten sprechen für sich selbst.

Glaub mir nicht blind. Probiere selbst aus, was ich dir vorschlage, und schau, was passiert ...

Die Wahrheit setzt sich letztlich immer durch. Lasst uns alles in unserer Macht Stehende tun, damit nicht noch mehr Menschen leiden oder sogar sterben müssen, bevor wir dies erkennen.

> Wir werden daran gemessen, wie gut unsere Ergebnisse sind, nicht daran, wie gut unsere Ausreden sind. – STEVE FARGAN

Du wirst ein paar Dinge in deinem Leben ändern müssen. Du kannst nicht gesund werden, wenn du an Gewohnheiten festhältst, die dich krank gemacht haben.

Wenn du dich wirklich an meine Empfehlungen hältst, ohne zu schummeln, wirst du positive Veränderungen an dir feststellen –

garantiert! Du wirst die Erfahrung machen, dass Wunder wirklich möglich sind.

Das, wovon wir hier reden, bedeutet eine vollständige Umstellung deiner Lebensgewohnheiten. Diese Vorstellung macht manchen Menschen Angst, doch es gibt absolut nichts zu fürchten. Dein Leben wird dadurch nicht langweiliger, ganz im Gegenteil: Du wirst dich tausendmal besser fühlen. Die Methode funktioniert, von deiner Seite aber muss der Wille zum Durchhalten kommen. Gekochte und industriell verarbeitete Lebensmittel machen süchtig. Das größte Erfolgshindernis ist die Angst vor Veränderung. Wie jeder Süchtige entwickeln Menschen, kurz nachdem sie mit ihrer Entschlackungskur angefangen haben, ein heftiges Verlangen nach Zucker, Brot, Fertigmüsli, Pizza oder Käse, und brechen diese daher wieder ab. Bei denen, die weitermachen, setzt ein Entgiftungsprozess ein, der die Hälfte der »Nicht-Abbrecher« davonlaufen lässt, weil der einsetzende Entgiftungsprozess alle Arten von Schlacken zutage fördert, die Jahre oder sogar Jahrzehnte in den Körperzellen eingelagert waren. Von unseren ursprünglichen Teilnehmern ist also nur noch ein Viertel übrig geblieben. Und diese Menschen werden von allen Krankheiten geheilt, die sie je gehabt haben. Die Leute fühlen sich großartig, so großartig und so unverwundbar, dass sie ihren Sieg ein bisschen feiern wollen ... mit einer Rückkehr zu alten Gewohnheiten, die sie wieder krank werden lassen. Als Folge davon kehren sie reumütig zur Rohkosternährung zurück und es geht ihnen wieder besser ... was mit einer guten Pizza gefeiert wird. Auf diese Weise pendeln sie ständig zwischen Krankheit und Gesundheit hin und her. Im Laufe der Jahre stellen sie ihre Ernährungsgewohnheiten allmählich um, sodass sie immer mehr gesunde Lebensmittel essen. So finden sie durch Versuch und Irrtum heraus, was ihnen gut tut und was nicht. Nur Mut – das ist ein ganz normaler Lernprozess!

> Der intuitive Geist ist ein heiliges Geschenk, der rationale Geist ein treuer Diener. Wir haben eine Gesellschaft erschaffen, die den Diener ehrt und das Geschenk vergessen hat.
>
> – ALBERT EINSTEIN

Die hier vorgestellte Methode funktioniert, daran gibt es keinen Zweifel. Ich bin dadurch meine Allergien losgeworden und mein Sehvermögen hat sich verbessert: Ich werde nicht mehr krank. Mein Vater wurde von Prostatakrebs geheilt. Mein Geschäftsführer hat in den ersten acht Wochen 40 Pfund abgenommen. Beginne mit den Grundlagen und arbeite dich von da aus vor. Was du für den Anfang brauchst, ist das Wissen, welche Dinge du zu dir nehmen solltest und wovon du besser die Finger lässt. Achte einfach auf deinen Körper und seine Reaktionen.

Während du dieses Buch liest, wirst du feststellen, dass das, was du hier liest, stimmt. Diese Dinge werden in dir etwas zum Schwingen bringen, was du tief innerlich schon immer gewusst, jedoch stets verdrängt hast. Diese verborgene Wahrheit hat dich all die Jahre mit leiser Stimme ermahnt. Und du hast gewusst, dass du eines Tages auf sie würdest hören müssen. Dieser Tag ist heute. Es gibt nichts, wovor du Angst haben müsstest. Du musst keinerlei Abstriche an deiner Lebensqualität befürchten – tatsächlich wirst du zu einem erstaunlich vitalen, lebensfrohen Menschen werden, der sich wünscht, diesen Schritt schon vor Jahren oder Jahrzehnten getan zu haben.

Je eher du damit beginnst, desto früher wirst du das Fest des Lebens genießen, wie du es nie zuvor getan hast. Und aus dem Spiegel wird dir eine attraktive Person entgegenblicken, die vergessen hat, was Krankheit ist.

Die Wahrheit

Die Wahrheit wird euch frei machen. Eigentlich ist es ja ein Witz, dass ich über diese Themen ein Buch schreiben muss. Ich komme mir fast vor wie jemand, der den Leuten sagt: »He, atmet, das ist wirklich gut für euch!«

Was ich dir hier vermitteln will, sind nichts weiter als ein paar elementare Regeln, die der gesunde Menschenverstand leicht nachvollziehen kann und die eigentlich seit Urzeiten bekannt sind. Es ist erschreckend, dass Millionen von Menschen – vor allem in der modernen Welt – diese Regeln komplett vergessen haben. Sie empfinden sie als etwas Fremdartiges, vor dem sie sich fürchten und dem sie lieber aus dem Weg gehen.

Noch verrückter finde ich, dass diese Dinge überhaupt nicht neu sind. Sie haben sich seit Jahrhunderten nicht verändert. Weise heilen Kranke, indem sie diese an die Einhaltung ebenso fundamentaler wie zeitloser Naturgesetze erinnern. Das hat überhaupt nichts mit magischen Geheimnissen zu tun, auch wenn es vielen, die in den Kampf ums tägliche Brot verstrickt sind, so vorkommen mag. Ist es nicht merkwürdig, dass alles, was da vor deiner Haustür kreucht und fleucht, mehr von Gesundheit und der Kunst des langen Lebens versteht, als du selbst – und dabei kaum etwas im Kopf hat, das den Namen »Gehirn« verdient? Die naturgegebene Intuition bringt mehr zuwege als unsere gesamte Wissenschaft. Die Gattung Mensch ist die am stärksten von Krankheit geplagte Lebensform auf diesem Planeten. Von allen Lebewesen sind wir diejenigen, die diese Erde erst am kürzesten besiedeln – aber wir haben den größten Schaden angerichtet. Wir sind sogar die einzige Gattung, die diesen Planeten tatsächlich schädigt. Wir sind stressgeplagte, materialistisch eingestellte und einzig auf ihre Bequemlichkeit bedachte Wesen, die jeglichen Draht zur Natur verloren haben. Daher altern Millionen von Menschen vorzeitig. Sie werden hinfällig und sterben vor der Zeit. In unserer modernen Welt hat mittlerweile fast jeder gesundheitliche Probleme. Viele leiden unter irgendwelchen Krankheiten, nur weil sie zu träge sind, um etwas zu ändern, oder weil sie es einfach nicht besser wissen. Frei nach der Devise: »Ich mach', was ich will, und wenn's Probleme gibt, dann bringt das der Doktor wieder in Ordnung.« Richtig? Falsch. Ärzte heilen Krankheiten nicht, sie kaschieren die Symptome. Sie pumpen dich mit Medikamenten voll, sodass du deine Beschwerden nicht mehr spürst. Sie entfernen dir operativ die kranken Körperteile und verabreichen dir giftige Substanzen, um zu testen, ob sie damit die Krankheitserreger beseitigen können. Wenn du dir etwas brichst oder einen Finger abschneidest, dann richten sie den

Bruch ein oder nähen den Finger wieder an in der Hoffnung, dass der Körper danach schon alles in Ordnung bringen wird. Nicht der Arzt heilt dich, sondern dein Körper. Fragst du deinen Arzt nach den Ursachen deiner Beschwerden, wird er wahrscheinlich nur mit den Schultern zucken.

Aber möchtest du nicht, wenn du krank wirst, wissen, was deine Krankheit verursacht hat, damit du die Ursache beseitigen und sicher sein kannst, dass sie nicht wiederkommt?

Die Ironie liegt darin, dass wir immer viel zu beschäftigt sind, um gesund und glücklich zu sein. Wir jagen unserem Zeitplan hinterher und übersehen, dass wir auf diese Weise unser Leben verkürzen. Wir geben uns so viel Mühe, effizient zu sein und Zeit zu sparen, doch erreichen wir mit unseren Anstrengungen genau das Gegenteil. Wenn dir nun jemand sagen würde, dass du deine Lebensspanne verdoppeln kannst, würdest du dann nicht alles ein bisschen lockerer angehen? Würdest du nicht ein wenig Zeit erübrigen, um deinen Gesundheitszustand zu verbessern? Genau darum geht es. Der menschliche Körper, den du geschenkt bekommen hast, ist von Natur aus darauf ausgelegt, mindestens 125 Jahre alt zu werden. Es handelt sich dabei um eine Tatsache, die in der Bibel und in anderen religiösen Schriften bestätigt wird. Bulgaren werden 105 bis 125 Jahre alt. In Indien starb erst kürzlich ein Mann im Alter von 146 Jahren. Meine erste Botschaft an dich lautet daher: Es gibt keinen Grund, sich von morgens bis abends abzuhetzen. Ein langes Leben liegt vor dir. Du lebst länger, wenn du es langsamer angehen lässt! Die langlebigsten Tiere sind die Schildkröte und der Elefant! Also: Mach mal Pause! Geh vor die Tür und atme tief durch. Spüre den Wind auf deinem Gesicht. Schau in den Himmel und lausche dem Gesang der Vögel. Nimm deinen Partner bei der Hand und sieh ihm in die Augen. Schau ihm wirklich in die Augen. Was siehst du?

Eigentlich ist alles ganz einfach. Wir sind für eine bestimmte Lebensweise angelegt. Wenn wir dagegen verstoßen, haben wir irgendwann ein Problem. Wie oft sagen wir: »Was macht das schon aus, wenn ich mal 'ne Pizza oder Nudeln esse und dazu 'ne kleine

Cola trinke?« Nun, da wäre als Erstes anzumerken, dass wir die Quittung nicht gleich am nächsten Tag bekommen. Jedes Molekül, das wir mit der Nahrung in unseren Körper einbauen, entfaltet dort eine bestimme Wirkung. Unser Körper erschafft jede Minute Millionen von neuen Zellen und diese nehmen sich als Baustoff, was gerade greifbar ist. Das »kleine bisschen« Zucker, die Tüte Pommes, die wir essen, um uns besser zu fühlen, wird Bestandteil deiner Zellstruktur. Die daraus gebauten Zellen können weder Nährstoffe richtig aufnehmen noch Abfallstoffe »ordnungsgemäß« ausscheiden. Tags darauf isst du wieder etwas, das weder roh noch naturbelassen ist, und einmal mehr sagst du dir, »dass dieses kleine Häppchen ja letztlich nicht viel ausmachen kann«. Und so werden die nächsten 50 Millionen Zellen aus minderwertigen Baustoffen geschaffen, während gleichzeitig andere Zellen infolge der Übersäuerung, die dein kleiner Imbiss verursacht, möglicherweise sogar geschädigt werden. Die Zellen verschleimen sozusagen, was die Zellatmung behindert und sie langsam ersticken lässt. Auf diese Weise wird eine Lawine losgetreten. Vielleicht bemerkst du (ähnlich wie bei Termiten, die heimlich, still und leise die Balken deines Hauses verputzen) zunächst noch keine negativen Veränderungen, doch recht bald werden die vielen kleinen Gifttropfen das Fass, also deinen Körper, zum Überlaufen bringen und du stehst vor der sprichwörtlichen Bescherung.

Wir rasen die Straße des Lebens hinunter. Wenn wir das Lenkrad nur ein klein bisschen zu weit nach links oder rechts drehen, gelingt es uns vielleicht, noch eine gewisse Zeit auf der Straße zu bleiben, aber irgendwann kommen wir von der Fahrbahn ab und werden ebenso schnell wie schmerzhaft mit den harten Fakten konfrontiert. Genau diesen Effekt haben unsere »kleinen Ernährungssünden«. Bilde dir nicht ein, dass solche »Schummeleien« ohne Folgen bleiben. Denk nur einmal an die unfreundliche Bemerkung, die dir jemand vor Jahren an den Kopf geschmissen hat. Diese Worte spuken dir noch

> Die Natur ist nicht verhandelbar, sie ist die Grundlage von allem.
> – DR. RUZA BOGDANOVICH

heute im Kopf herum und lösen emotionale Reaktionen aus, selbst wenn diese Person schon längst aus deinem Leben verschwunden ist. Mit unseren »kleinen Ernährungssünden« verhält es sich nicht anders. Beides ist Energie. Die Energie, die die Pizza, das Stück Kuchen oder das Glas Bier gehabt hat und die wir vor 20 Jahren einmal zu uns genommen haben, schwingt immer noch in unseren Zellen nach. Alles hinterlässt eine energetische Spur. Wir können uns zwar geistig, seelisch und körperlich reinigen, aber wir können nicht mehr in den Zustand kindlicher Unschuld zurückkehren, in dem wir alles mit staunenden und unschuldigen Augen betrachtet haben. Auch wenn wir lernen können, die Dinge von Neuem zu würdigen, wird unsere Sicht dennoch von unserer grundlegenden Lebenserfahrung geprägt bleiben. Dasselbe gilt für unseren Körper. Wir können ihn reinigen, heilen und gesund machen, aber dennoch wird er Narben von alten energetischen Verletzungen zurückbehalten. Darum ist es so wichtig, dass wir jetzt sofort damit anfangen, das Richtige zu tun!

Doch genug der düsteren Worte! Wie gesagt: Heute werden Millionen von Menschen nur halb so alt, wie sie eigentlich werden könnten. Nahezu jeder Mensch leidet an irgendwelchen gesundheitlichen Problemen. Die meisten dieser Probleme wären vermeidbar. Man kann ihnen gegensteuern und sie heilen. Es gibt zwar keine absolute Garantie, doch so lange du noch unter den Lebenden weilst, hast du eine echte Chance. Tagtäglich werde ich Zeuge so genannter »Wunderheilungen«. Doch es gibt nur einen, der dich heilen kann, und das bist du selbst. Es gibt nur einen Weg zur Gesundheit: Du musst die elementaren Naturgesetze befolgen, sie respektieren und ihnen gehorchen. Wenn du Mutter Natur ehrst, wird sie dich segnen und dir Lebenskraft schenken, denn eben das ist deine Bestimmung.

> Wenn man mit der Mehrheit einer Meinung ist, wird es Zeit, innezuhalten und nachzudenken. – MARK TWAIN

Dieser Weg führt mit Sicherheit zum Ziel. Wenn positive Resultate ausbleiben, dann haben die Betreffenden entweder gemogelt oder sich nicht an die Vorgaben gehalten. Es liegt in unserer menschlichen Natur, dass wir testen, ob und wie weit wir mit unseren Tricks durchkommen. In dieser Hinsicht sind wir alle gleich. Doch eines solltest du wissen: Du kannst weder die Natur noch dich selbst zum Narren halten.

Die Natur ist unparteiisch und unvoreingenommen. Ihr ist es egal, ob du arm oder reich, jung oder alt bist. Wenn du ihre Gesetze befolgst, wird sie das Füllhorn der Lebenskraft über dir ausschütten. Doch solltest du vorhaben zu tricksen, dann sei gewarnt: Jede deiner Handlungen hat Folgen. Das ist ein kosmisches Gesetz. Du kannst die Natur weder täuschen noch über den Tisch ziehen. Die Natur hat immer das letzte Wort. Du kannst dich nicht mit Pizza, Spaghetti und Süßigkeiten vollstopfen, dazu Alkohol oder Limonaden trinken und Zigaretten rauchen und gleichzeitig erwarten, dass all das ohne Folgen bleibt. Das ist, als würde man sich einbilden, man könne dem Tod ein Schnippchen schlagen, indem man noch aus dem abstürzenden Flugzeug springt, kurz bevor es auf dem Boden zerschellt. Nein, mein Freund, es gibt ein paar Regeln, die du einhalten musst, wenn du dieses Spiel korrekt spielen willst. Es steht dir natürlich frei, es so richtig krachen zu lassen und die zweite Hälfte deines Lebens dann krank zu sein, während der gesunde Teil der Menschheit tanzt, spielt und lacht. Ist es das, was du möchtest? Das ist kein Witz, ich meine es ernst. Leben oder Tod: Die Entscheidung liegt bei dir.

Ich möchte, dass du lebst. Ich möchte, dass du nie wieder krank wirst. Ich möchte, dass der Mensch, der dich aus dem Spiegel anschaut, mit jedem Tag jünger wird. Ich möchte, dass du weißt, wie es ist, einen Körper zu haben, der so rein ist, dass du Dinge spürst, die du nie für möglich gehalten hättest. Ich möchte, dass du weißt, wie es ist, wenn jeder Atemzug, jeder Gedanke, jeder Laut, jeder Duft, jedes Bild zur Ekstase wird. Du wirst das Leben mit völlig anderen Augen betrachten. Stell dir vor, wie es ist, nie wieder Schmerzen zu haben. Stell dir vor, wie es ist, von Natur aus »high« und mit den Menschen dieser Welt in Einklang zu sein. Stell dir vor, wie es ist, mit wenigen Stunden Schlaf auszukommen und bei der ersten Dämmerung des neuen Tages energiegeladen aus dem Bett zu springen. Stell dir vor, wie es ist, so von Liebe und Wertschätzung erfüllt zu sein, dass du fühlen kannst, wie der ganze Kosmos sich mit dir bewegt und atmet. Jeder deiner Schritte federt. Dein Herz ist vollkommen frei, und dein Körper ist wie der eines Sechsjährigen. Deine Intuition arbeitet schnell und rasiermesserscharf, weil dein Gehirn ein Supercomputer ist und deine Seele zum Kanal für Gottes Stimme wird.

Dieser Mensch kannst du sein.

Es ist noch nicht lange her, dass ich selbst zu diesem Menschen geworden bin.

Diese Wandlung liegt noch gar nicht so lange zurück.

Meine Wandlung

Etwa ein halbes Dutzend Mal stand ich in meinem Leben schon mit einem Bein im Grab. Schuld daran waren allein die Dummheiten, die ich so angestellt habe – und der Großteil hing mit meiner Lebensführung zusammen. Ich habe nie geraucht, Alkohol getrunken oder Drogen genommen. Ich habe mich stets wie ein gesetzestreuer Bürger verhalten. Dennoch erlebte ich immer wieder Situationen, in denen meine Lebensuhr abgelaufen schien. Woran konnte das liegen? Nun, ich habe weder mit Schusswaffen hantiert noch bin ich aus Flugzeugen gesprungen. Nein, ich hatte »nur« allerlei »normale« Krankheiten: Herz, Leber und Lunge waren angegriffen. Ich litt unter inneren Blutungen. Würde ich dir hier meine gesundheitlichen Probleme aufzählen, so wäre die Liste vermutlich länger als das ganze Buch. All das nur, weil ich schlicht alles aß, worauf ich Appetit hatte. Ich war ein getreuer Anhänger moderner amerikanischer Ernährungsgewohnheiten. Während der ersten 30 Jahre meines Lebens ernährte ich mich von Süßigkeiten, Hamburgern, farbstoffhaltigen Limonaden, Dosenravioli, Tiefkühlpizza, Toastbrot, Spaghetti, allerlei Gebäck, Käse, Brot und Milch. Und natürlich Zucker, Zucker und noch mal Zucker. Schon als Teenager hatte

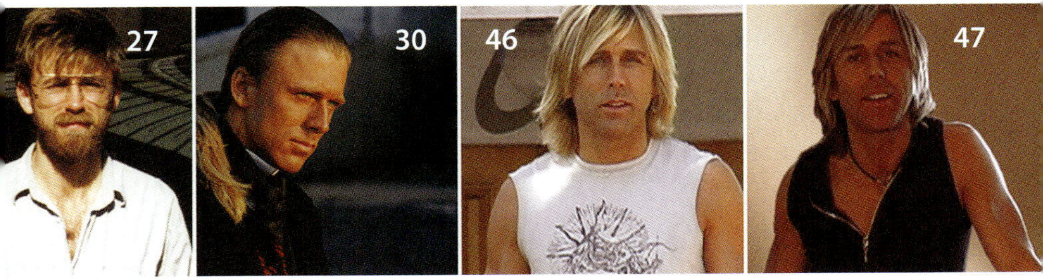

Markus mit 27, 30, 46 und 47 Jahren

ich unangenehme Zysten. Wenn ich Auto fuhr, musste ich alle paar Minuten anhalten, die Tür aufmachen und einen ordentlichen Batzen Schleim abhusten, um wieder atmen zu können. Die Leute, die mich kannten, nannten mich zum Spaß Mucus statt Markus. Das ist der lateinische Fachausdruck für »Schleim«.

Das Traurige an der ganzen Sache war, dass ich – wie die meisten Menschen – absolut nicht wusste, was ich dagegen hätte tun können. Es waren 20 Jahre des Ausprobierens, der Selbstbeobachtung und des Nachforschens nötig, damit ich endlich die Zusammenhänge begriff. Ich habe jeden nur erdenklichen Gesundheitstrend mitgemacht. Ich wurde Vegetarier, trotzdem war ich weiterhin krank. Ich probierte jedes auf dem Markt erhältliche Nahrungsergänzungsmittel aus und erkrankte immer noch häufig. Ich wurde zum Veganer – und war immer noch krank. Ich habe wirklich alles ausprobiert. Doch erst als mir nichts anderes mehr übrig blieb und ich auf die elementaren Dinge des Lebens zurückgeworfen wurde – Luft, Wasser, das Licht der Sonne, körperliche Bewegung, Obst, Gemüse und den Mut, auf die stille Stimme der Wahrheit (Gott) in mir zu lauschen – da ergab alles plötzlich einen Sinn und eine gänzlich neue Welt erschloss sich mir.

Es war, als würde eine Tür aufgestoßen, als fiele mir heller Sonnenschein ins Gesicht, als schritte ich unter Engelsgesang, eine Welt düsterer Täuschung hinter mir lassend, über die Schwelle zu einem strahlenden neuen Bewusstsein. Es gibt keine Worte, um die Empfindungen dieses Augenblicks zu beschreiben. Alles ergab plötzlich einen Sinn. Und wie geradezu elegant einfach alles war!

So einfach, dass auch ein Kind es begreifen konnte. Jedes Tier, jede Pflanze, jedes lebende Geschöpf konnte es verstehen! Es ging dabei nicht um Wissen oder Intelligenz. Es war einfach das Bewusstsein dessen, was richtig und was falsch war.

Es war die Erkenntnis, dass man nur die Dinge tun sollte, die Ehrfurcht und Wertschätzung vor dem Leben ausdrücken. Ich ehre das Leben und das Leben segnet mich im Gegenzug mit seiner Lebensenergie. Wenn wir nur ein paar kleine Opfer bringen und uns nicht in Versuchung führen lassen (beispielsweise von Süßigkeiten zum Trost), empfangen wir den Lohn dauerhafter Gesundheit. Auf diese Weise befreien wir nicht nur unseren Körper von belastenden Giftstoffen, auch unsere Seele, unsere ureigenste Essenz, findet zu ihrem strahlendem Selbstausdruck. Sie singt und tanzt im Einklang mit dem ganzen Universum. Wir senden liebevolle Schwingungen aus, die alles segnen, womit sie in Berührung kommen. Wir werden zu einem Leuchtfeuer, das anderen Heilung bringt. Wir verschenken Leben, statt es nur für uns zu nehmen. Und zum Lohn erhalten wir die Gabe, den Gefährten an unserer Seite endlich von Grund auf zu schätzen. Seine Haut auf eine Art und Weise zu spüren, die wir nie für möglich gehalten hätten. Den sanften Klang seines Atems zu vernehmen, lässt unser Sein in Wogen unbeschreiblicher Seligkeit erschauern, sodass jedes Härchen unseres Körpers sich aufstellt. Stell dir vor, wie schön es ist, ein Leben von solcher Intensität zu führen.

Dieses Leben steht auch dir offen.

Jetzt, in diesem Augenblick.

Dazu braucht es von deiner Seite nicht mehr als die innere Bereitschaft und Verpflichtung, alles zu tun, was für ein solches Leben erforderlich ist – und dabei zu bleiben. Für den einen oder anderen mag dieser Weg aufgrund von alten, süchtig machenden Gewohnheiten schwierig sein. Das ist ein wenig wie der Eintritt in die Polizeischule. Draußen vor der Tür tobt der Kampf um den Einlass, den nur der gewinnen kann, der sich selbst treu bleibt, der mit vollständiger Hingabe und Aufrichtigkeit sein Ziel verfolgt. Das Gute ist: Diejenigen, die sich auf diesen Kampf einlassen, werden unweigerlich gewinnen! Selbst jene, die den Kampf erst gegen Ende ihres Lebens aufnehmen, sind über diesen Schritt froh, denn sie wissen, dass sie das Richtige tun. Sie verlassen diese Welt mit einem befreiten Herzen und einem liebevollen, von allem Schmerz erlösten Lächeln auf dem Gesicht.

Ich wünsche mir eine Welt, in der niemand mehr in einem sterilen Krankenzimmer sterben muss. Wenn wir diese Welt verlassen, dann unter blauem Himmel in seelischer Verzückung. Freunde, es ist Zeit zu leben!

Es ist nie zu spät, der Mensch zu werden, der wir sein könnten!

Was ist mit unseren Erbanlagen?

Diese Frage bringt mich schlichtweg auf die Palme. Zunächst einmal bist du nicht das wehrlose Opfer der von deinen Eltern ererbten Gene. Die meisten, selbst genetisch bedingten Anlagen eines Menschen sind weniger eine Frage des Erbmaterials als vielmehr von ererbten Lebens- und Ernährungsgewohnheiten, denn unser Körper ist sehr anpassungsfähig. Selbst wenn du defekte Gene mitbekommen hast, kannst du – ja, genau – deine DNS umwandeln! Für diese erstaunliche Entdeckung wurden Nobelpreise vergeben. Wissenschaftler haben beobachtet, dass sich die Proteine in der DNS mitunter innerhalb weniger Minuten neuen Umweltbedingungen anpassen. Lies hierzu das Buch Die neue Medizin des Bewusstseins: Wie Sie mit Gedanken und Gefühlen Ihre Gene positiv beeinflussen können von Dawson Church. Mittels deiner Gedanken und Gefühle kannst du tatsächlich deine Gene und deine DNS transformieren, sei es nun zum Besseren oder zum Schlechteren.

Schlechte Ernährung und Umweltgifte schädigen und vergiften im Moment ihrer Bildung die Zellen. Mit jeder neuen Zellteilung verschlimmert sich dieser Zustand weiter. So entsteht Krankheit. Mach dafür nicht die Gesetze der Vererbung verantwortlich! Unsere DNS passt sich der Umwelt an. Die wahren Schuldigen solltest du bei Umweltgiften, Medikamenten, ungesundem Lebensstil und unnatürlichen Ernährungsgewohnheiten suchen. Erbanlagen sind kein unausweichliches Schicksal.

Natürlich beeinflussen deine Gene deine Zellen, doch längst nicht in dem Ausmaß, wie manche uns das glauben machen wollen. Das letzte Wort haben nicht die Gene, sondern hast du! Um gesund zu sein, musst du nicht mehr tun, als deinen Zellen das zu geben, was sie brauchen, und alles andere von ihnen fernhalten. Wenn jede einzelne deiner Zellen gesund ist, kannst du logischerweise nicht krank sein. Unser Körper produziert pro Sekunde über zehn Millionen neue Zellen, da sich unser Körpergewebe ständig erneuert. Altes Zellmaterial wird ständig durch neues ersetzt. Werden neue Zellen nicht aus einwandfreien »Rohstoffen« aufgebaut, sind sie krank und schwach.

Genetische Schäden können repariert werden, selbst wenn es heißt: »Da ist nichts zu machen.« Erstaunliche Entdeckungen aus der Welt der Wissenschaft belegen, dass fast alles möglich ist.

Es sind deine Entscheidungen, die festlegen, wer du bist – nicht die Gene.

Die Grundlage dafür ist deine innere Einstellung. Du musst Mangelzustände beseitigen und dich von Giftstoffen befreien. Auf diese Weise setzt der Selbstheilungsprozess des Körpers ein und es kommt zu den viel bestaunten »Wunderheilungen«. Die vielen kleinen Entscheidungen, die du ständig triffst, bestimmen, ob deine Zellen gesund oder krank sind. Also schieb die Schuld nicht deinen Eltern in die Schuhe. Du hast deine Gene zwar von deinen Eltern geerbt, aber wie dein Leben aussieht, hängt ganz davon ab, wie du mit deinem Genmaterial umgehst. Auch wenn du genetische Schäden geerbt haben solltest, bist du in der Lage, deinen Körper ganz neu aufzubauen.

Was du vermeiden solltest:

- Handy- und Röntgenstrahlung
- Umweltgifte
- Konservierungsstoffe
- industriell verarbeitete Nahrungsmittel

- Medikamente wie zum Beispiel Antidepressiva, Cholesterinhemmer und Ähnliches
- Alles, was (mit Holzkohle) gegrillt, erhitzt, geschmort, gebraten oder gekocht wurde
- Stress
- Zucker

Wichtig sind nicht die Karten, die du bekommen hast, sondern wie du das Spiel spielst. Wenn du krank zur Welt gekommen bist, dann sorge dafür, dass du gesund wirst. Bau dich grundlegend neu auf. Die Entscheidung liegt bei dir. Dein Körper wird sich deinem Entschluss anpassen. Wenn du krank bist, liegt es nicht daran, dass du alt wirst oder schlechte Gene hast. Die wahre Ursache ist eine andere. Vielleicht hast du ja wirklich eine genetische Veranlagung für bestimmte Krankheiten, doch der richtige Lebensstil, die richtige Ernährung sind letztlich ausschlaggebend dafür, ob diese Veranlagung überhaupt zum Tragen kommt

Vergleichen wir dich und deinen Körper doch einmal mit einem kostbaren Weinglas. Deine »genetische« Veranlagung ist die, dass du, wenn du hinunterfällst, in tausend Stücke zerspringst – wie alle Weingläser, die hinunterfallen. Und natürlich wird die Wahrscheinlichkeit, dass dies passiert, im Laufe der Jahre größer. Doch was ist, wenn du wirklich gut auf dich aufpasst

> Viele Menschen schreiben ihrer genetischen Prädisposition alles zu, was ihnen widerfährt, und geben auf diese Weise die Verantwortung für ihr Leben aus der Hand. Sie sagen: »Da kann man nichts machen. Alle in meiner Familie hatten Gewichtsprobleme.« (Dabei beißen sie munter in den nächsten Burger, den sie mit einer ordentlichen Portion Pommes und einem Riesen-Milchshake hinunterschlingen.) Es ist merkwürdig, dass Ärzte immer wieder von Vererbung reden, wenn es um Krankheitsursachen geht. Dabei sind ausgerechnet sie für eine ganze Reihe von genetischen Defekten verantwortlich, die von Medikamenten oder Röntgenstrahlen ausgelöst werden.
>
> – DR. RUZA BOGDANOVICH

und dich behandelst wie ein Ausstellungsstück im Museum? Dann kannst du Jahrhunderte überdauern, ohne zu zerbrechen. Es liegt ganz an dir.

Deine genetische Veranlagung ist nicht so wichtig wie deine Umweltbedingungen. Und diese kannst du beeinflussen.

Du solltest genau darauf achten, was du sagst und wie du dich fühlst. Worte haben eine unglaubliche Macht. Viele Menschen sagen Dinge, die Stress verursachen und den Körper übersäuern lassen. Unsere Worte haben eine weitreichende Wirkung. Sie verändern die Art und Weise, wie wir Dinge wahrnehmen und empfinden. Forschungsarbeiten zeigen, dass sie sogar auf die DNS Einfluss nehmen können. Lies das schon erwähnte Buch Die neue Medizin des Bewusstseins: Wie Sie mit Gedanken und Gefühlen Ihre Gene positiv beeinflussen können und du wirst sehen, wovon ich spreche

> Diejenigen, die die Wahrheit von Autoritäten hören wollen, anstatt die Autorität der Wahrheit zu akzeptieren, haben es wahrlich nicht leicht.
>
> G. MASSEY, ÄGYPTOLOGE

Wenn es dir nicht gut geht und du so weitermachst wie gewohnt, kannst du sicher sein, dass dein Zustand sich noch weiter verschlechtert. Vergiss also, was du über Genetik gehört hast. Übernimm die volle Verantwortung für dein Tun und deine Gesundheit – jetzt!

Bakterien, Viren und Krebs oder: Wer ist hier der Bösewicht?

In unserem Körper tummeln sich Salmonellen, Escherichia coli-Bakterien, Candida-Pilze, Aids-Viren, Krebszellen und allerlei Parasiten. Das ist Teil des Lebens und gilt für alle Menschen. Diese »Lebewesen« haben ständig Bereitschaftsdienst und warten darauf, zu einem Einsatz gerufen zu werden. Als Erstes müssen wir begreifen, dass diese Lebensformen nicht die Bösen sind. Sie sind die vom

Leben geschaffene Müllabfuhr. Sie sind dazu da, alles, was krank, schwach oder am Absterben ist, wegzuputzen. Ihre Aufgabe ist es, unseren Körper der Mutter Erde zurückzugeben, sodass wir wieder Teil des Stoffkreislaufes werden. Doch nur Kranke und Sterbende werden recycelt. Ist unser Körper gesund und frei von Schlacken, gibt es nichts zu recyceln, und die Müllabfuhr sitzt untätig herum. Konsumieren wir hingegen Zucker und tote, stärkehaltige Getreideprodukte, die unseren Körper sauer machen, und verzehren wir darüber hinaus auch noch Fleisch, das in unserem Körper in Fäulnis übergeht, weil er nicht darauf eingerichtet ist, Fleisch vollständig zu verdauen, dann wird dieser Körper von innen her vergiftet und schwach. Die geschwächten Zellen und Organe werden zum Angriffsziel der jeweils zuständigen Müllmänner und von ihnen aufgefressen. Es ist unsere Aufgabe, unseren Körper und all seine Organe gesund und rein zu erhalten.

Das erste Anzeichen des Niedergangs ist Juckreiz, der bei Pilzinfektionen wie zum Beispiel Fußpilz auftritt. Die nächsten Anzeichen sind, dass unsere Darmwinde und unser großes Geschäft nicht besonders gut riechen. (Menschen, deren Körper nicht verschlackt ist und die sich zu 100 Prozent von Rohkost ernähren, produzieren keine übel riechenden Ausscheidungen.) Und was verursacht diesen ekligen Geruch? Nun, in dir verwest gerade etwas! Am Verwesungsprozess sind bekanntlich Bakterien, Maden, Parasiten, Schimmel- und andere Pilze beteiligt, die die tote Zellmasse zersetzen. Genau das spielt sich in unseren Eingeweiden ab. Es ist wie mit dem versteckten Rost bei einem Auto. Irgendwann greift er auf das Fahrgestell und die Karosserie über. Du solltest rechtzeitig etwas dagegen tun!

Die Natur ist so klug eingerichtet, dass nur die gesündesten Vertreter einer Gattung überleben. Würden sich die kranken und schwachen Exemplare fortpflanzen, würde bald die ganze Art aussterben. Es ist also entscheidend, dass jeweils nur die gesündesten überleben. Um dies sicherzustellen, hat uns die Natur einen eingebauten Selbstzerstörungsmechanismus mitgegeben, der ausgelöst wird, wenn wir auf unsere Gesundheit nicht genügend achtgeben.

Gib daher nicht den Krebszellen die Schuld, sie erledigen nur ihren Job und sind keine bösen Finsterlinge. Der Beweis für meine Behauptung? Nun, Krebs ist weder ansteckend noch bekommt man ihn zufällig. An Krebs erkranken nur Menschen, in deren Körper-Geist-Seele-Einheit es eine Schwachstelle gibt. Du solltest nicht nur gut darauf achten, welche Nahrung du zu dir nimmst, sondern auch darauf, was du von dir gibst (negative Affirmationen), und was du denkst (das ganze Spektrum von Depression, Wut, Sorgen, Trauer, Angst, Groll, Eifersucht, Hass und so weiter). Deine Negativität kann dich buchstäblich auffressen! Versuche, in allem das Gute und Lichtvolle zu sehen – dein Überleben hängt davon ab. Hör auf, dich selbst zu bedauern. Selbstmitleid ist nur eine weitere Form der Negativität, mit der du dir dein eigenes Grab schaufelst. Hör auf, das arme Opfer zu spielen. Die Menschen möchten glücklich sein. Sie wollen nicht, dass man ihnen dauernd etwas vorjammert. Bettele nicht dauernd um Mitleid bei deinen Mitmenschen, du belastest sie damit nur. Und zu welchem Zweck? Damit sie sich genauso elend fühlen wie du selbst? Warum sorgst du nicht lieber für Selbstheilung und gibst anderen ein leuchtendes Beispiel dafür, wer man wirklich sein kann? Ich kann dir aus eigener Erfahrung versichern, dass du viel mehr Aufmerksamkeit bekommst, wenn du für andere eine Quelle der Inspiration bist, an der sie sich orientieren können. Die Menschen suchen nach Inspiration. Möglicherweise geben sie das nicht offen zu, doch sie suchen inspirierende Vorbilder, um sich selbst zu beweisen, was möglich ist. Sie werden dich fragen, wie du es geschafft hast, denn für sie bist du wirklich ein Held. Und obendrein wirst du noch ein langes, glückliches, gesundes, spannendes und schwungvolles Leben führen.

Ich jedenfalls tat mir für das, was ich durchmachte, stets leid. Doch den Leuten war das ganz egal, niemand kümmerte sich darum. Dieses Verhalten ließ mich noch tiefer in Depressionen versinken. Die Menschen gingen mir aus dem Weg, und das machte mich noch kränker. Ich versank in einem dunklen Loch, ohne dass dies überhaupt irgendjemand bemerkte. Ist es das, was du dir wünschst? Wohl kaum. Es gibt so viele schöne Dinge auf dieser Welt, an denen man sich freuen kann; so viel Schönheit, die man mit allen Fasern seines Körpers einsaugen sollte; so viele Gelegenheiten, Liebe und Sex zu genießen und Gott nahe zu sein. Der absolute Witz aber ist, wie du dich aus diesem schwarzen Loch befreien kannst! Möchtest du ihn hören? Dann aufgepasst! Hier und jetzt wird das große Geheimnis gelüftet (Vorhang auf):

Entsorge diesen ganzen verrottenden Müll aus deinem Leben! Reinige deinen Körper, deinen Geist und deine Seele ... und du wirst mit jeder Pore Schönheit einsaugen! Mach Liebe, als gäbe es kein Morgen! Sieh Gott in allem und jedem! Das Geheimnis ist, dass du aufhörst, dich in Negativität und Selbstmitleid zu suhlen, dass du diesen ganzen Mist einfach vergisst und nach vorne blickst! Atme den Duft der Rosen. Sag den Menschen, dass du sie liebst. Höre schöne Musik. Inspiriere dich selbst. Tu, was immer dir ein Gefühl des inneren Friedens gibt. Gib den stressigen Job, die stressige Beziehung auf. Schließ mit dir, mit allem und jedem Frieden. Lass nur das in deinen Körper, deine Seele und deinen Geist, was von Gott geschaffen wurde. Reine, natürliche Lebensmittel, Gedanken, bei denen du dich wohl fühlst, und Liebe. Das ist das ganze Geheimnis. Mach die Dinge nicht kompliziert. Richte dein Leben an diesen einfachen Grundsätzen aus und lerne, wieder zu atmen. Das Leben muss nicht schwierig sein.

Ist dein Glas halb voll oder halb leer? Das Glas ist in beiden Fällen das gleiche, doch du solltest darauf achten, welchen Blickwinkel du dir zu Eigen machst. Der eine schenkt dir das Leben, der andere bringt dir den Tod. Wie gesagt, das Glas ist das gleiche, der Unterschied besteht nur in deiner Sichtweise. Es ist deine Entscheidung.

Die Entscheidung liegt bei dir.
Du bist kein Opfer.
Die Entscheidung liegt bei dir.
Du hast alles, was du brauchst.
Die Entscheidung liegt bei dir.
Entscheide dich jetzt, in diesem Augenblick!

Also, fassen wir das zuvor Gesagte noch mal kurz zusammen: Krankheit und gesundheitliche Probleme werden nicht dadurch beseitigt, dass man einfach ein paar Bakterien abtötet. Du musst nur aufhören, sie täglich zu füttern (mit Zucker, Brot, Fleisch, Käse, Milch und so weiter). Du setzt sie sozusagen auf Nulldiät und beförderst sie zur Hintertür hinaus. Wenn du dich so ernährst, wie es eigentlich von der Natur vorgesehen ist, werden diese Besucher ihre sieben Sachen packen und sich davonmachen. Haben sich also irgendwelche unerwünschten Hausgäste bei dir einquartiert, dann erschießt du sie nicht, sondern hilfst ihnen zu packen und zeigst ihnen, wo die Tür ist.

Das bedeutet nun aber nicht, dass du dich künftig von fader Schonkost ernähren musst, ganz im Gegenteil. Doch zu diesem Punkt kommen wir später.

Was ich sagen will, ist Folgendes: Wir werden gesund, wenn wir alle Schlacken aus unserem Körper entfernen, und nicht, wenn wir irgendwelche Wunderpräparate in unsere Ernährung aufnehmen. Diese Methode funktioniert so gut wie nie. Du musst mit allem aufhören, was dir schadet, und dann erstmal den ganzen Müll aus deinem System hinausschaffen. Wenn dieser Teil erledigt ist, isst du nur noch gute, lebendige und rohe Nahrung, die reich an Nährstoffen und Enzymen ist, und fügst dem Ganzen noch viel Sauerstoff, Sonnenlicht und basisches ionisiertes Wasser hinzu. Abschließend rührst du das Ganze mit geeigneten körperlichen Übungen und positiven, liebevollen Gedanken um.

Dem Nobelpreisträger Alexis Carrel war es gelungen, Bindegewebszellen am Leben zu erhalten, indem er sie in eine Nährlösung legte und – was noch wichtiger ist – die Abfallstoffe aus den Zellen ausleitete.

Interessant ist, dass Laborratten länger leben, wenn man ihre Futterration halbiert. Die Frage lautet jedoch weniger, wie viel wir essen, sondern was wir essen. Zuerst einmal sollten wir allerdings unseren Körper von Schlacken befreien. Je öfter wir das tun, umso länger werden wir leben.

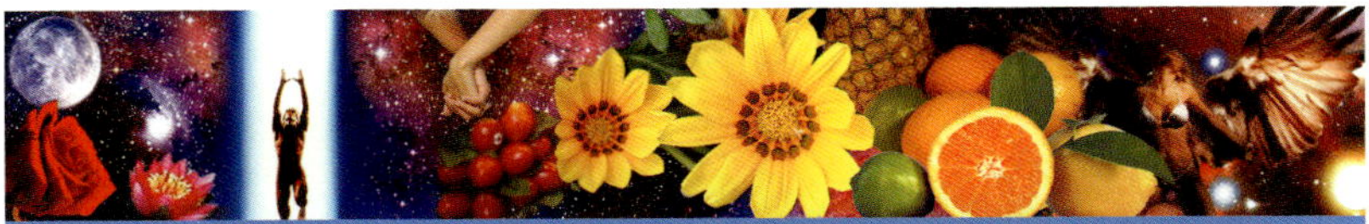

Los geht's

Was wir von den Tieren lernen können

Ich will es kurz machen und verrate euch das große Geheimnis gleich hier im ersten Satz: Iss nichts Gekochtes! Dieser eine Satz kann dein Leben vollkommen verändern.

Der Mensch ist das einzige Geschöpf auf dieser Erde, das seine Nahrung kocht. Gleichzeitig ist er auch das einzige Geschöpf, das an Krebs, Herzleiden, Diabetes, Multipler Sklerose, Leukämie und was weiß ich noch erkrankt. Tiere bekommen diese Krankheiten nur, wenn sie vom Menschen gefüttert werden.

Wenn wir Nahrungsmittel auf über 45 Grad Celsius erhitzen, werden die darin enthaltenen Enzyme zerstört. Enzyme sind jedoch lebensnotwendig, denn fast sämtliche Körperfunktionen beruhen auf Enzymtätigkeit. Achte einmal darauf, wie müde du wirst, wenn du gekochte Nahrung gegessen hast – Rohköstler kennen dieses Symptom nicht. Wenn wir gekochte Nahrung zu uns neh-

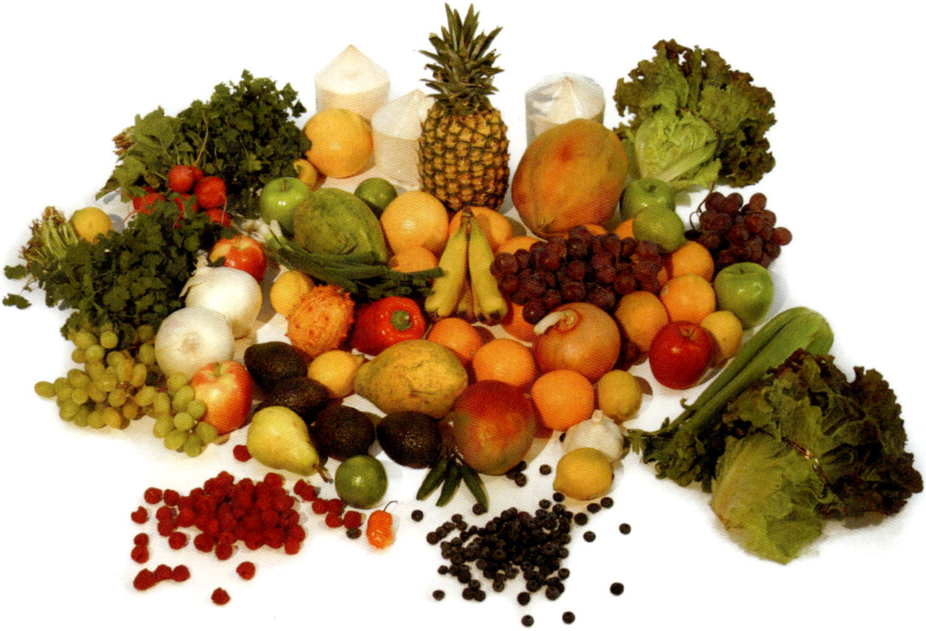

men, steigt die Zahl unserer weißen Blutkörperchen an, weil der Kochprozess die chemische Struktur der Nahrung verändert. Der Körper empfindet diese veränderten Stoffe als Fremdkörper und schickt daher seine Immunabwehr los, um sie zu bekämpfen. Jawohl, der Körper bekämpft, was wir gerade gegessen haben! Aus diesem Grund werden wir nach dem Essen so müde. Dazu kommt noch, dass das Verdauen von Nahrung ohnehin schon Schwerstarbeit darstellt (fast zwei Drittel unserer Energie fließen in den Verdauungsprozess). Die langlebigsten Menschen sind die, die wenig essen. Unser Körper braucht nicht Berge von Essen. Wenn die Leute krank sind, dann liegt das meist nur daran, dass sie erstens zu viel und zweitens nur Müll essen. Es ist zum Heulen, wie weit wir uns von der Natur entfernt haben.

Wenn die Menschen aufhören, gekochte und industriell verarbeitete Lebensmittel zu essen, verschwinden auch ihre Krankheiten. Sie nehmen ab und haben mehr Energie als je zuvor. Woher das wohl kommt?

Schau dir Tiere in der freien Wildbahn an. Man kann schlecht einschätzen, wie alt sie sind. Sobald sie einmal ausgewachsen sind, verändert sich ihr Aussehen bis zu dem Zeitpunkt, an dem sie sterben, so gut wie gar nicht. Hast du dich je gefragt, woran das liegt?

Es liegt einfach daran, dass ihre Art zu leben und sich zu ernähren, ihr ganzes Dasein, den Gesetzen der Natur gehorcht. Sie fressen ihre Nahrung in der Form, wie sie in der Natur vorkommt. Sie behandeln ihr Futter nicht künstlich, vermahlen es nicht zu Mehl und backen Brot damit. Sie braten es nicht in Öl oder machen sich Nudeln und Cracker.

Tiere unterdrücken darüber hinaus ihre Gefühle nicht. Sie haben ein bestimmtes Gefühl und reagieren entsprechend. Sie jammern ihren Artgenossen auch nicht die Ohren voll oder nerven sie mit ihrem Selbstmitleid. Tiere trinken keinen Alkohol und rühren keine zuckerhaltigen Getränke an, sie rauchen nicht und hocken nicht den ganzen Tag vorm Computer oder Fernseher. Sie feiern auch nicht jeden Abend bei Bier und Chips. Stattdessem bewegen sie sich viel, erkunden die Umwelt, atmen frische Luft, tanken Sonnenlicht, ernähren sich natürlich, finden einen Partner und paaren sich, sobald sie Lust dazu haben. Sie rasten, wenn sie müde sind, und stehen mit der Sonne auf. Sie spielen, so oft sie Gelegenheit dazu haben.

Bedeutet Rohkost auch den Verzehr von rohem Fleisch?

Ja, aber nur, wenn du ein Hund, eine Katze, ein Tiger, Löwe oder ein anderes fleischfressendes Tier bist. Unser menschlicher Körper ist auf den Verzehr von rohem Fleisch nicht eingerichtet. Die Magensäure von Fleischfressern ist zehnmal stärker als unsere. Darum können fleischfressende Tiere ihre Beute in einem Stück samt Fell, Federn und Knochen verschlingen, ohne vorher lange zu kauen – immer hinunter damit! Ihre Magensäure ist so konzentriert, dass sie das ganze Beutetier auflöst. Wir Menschen sind dazu nicht imstande. Außerdem ist der Verdauungskanal eines fleischfressenden

Tieres sehr kurz, sodass es die unverdaulichen Reste sehr schnell wieder ausscheidet, bevor sie anfangen, toxisch zu werden. Der menschliche Verdauungstrakt ist dagegen so lang, dass Fleisch im langen Prozess der Verdauung schlichtweg vergammelt und auf diese Weise Krankheiten verursacht. Natürlich fallen wir nicht sofort tot um, wenn wir Fleisch essen, doch sollten wir Fleisch nur dann zu uns nehmen, wenn wir keine andere Möglichkeit haben, um unser Überleben sicherzustellen. Wenn wir wirklich gesund sein wollen, sollten wir auf Fleisch verzichten. Viele Tiere fressen nur dann andere Tiere, wenn keine anderen Nahrungsquellen verfügbar sind. Braunbären sind nahezu vollständige Vegetarier. Sie ernähren sich in der Hauptsache von Blättern und Beeren. Nur mal so am Rande: Ein kleines Stück rohes Fleisch oder Fisch (wie in so manchem Sushi) enthält über 10000 Eier und Larven von Parasiten, die nur darauf warten, in unserem Bauch zu schlüpfen.

Tiere in der freien Wildbahn sind gegen Parasiten durch ihre hochkonzentrierte Magensäure geschützt. Haustiere sind in dieser Hinsicht schon schlechter dran. Das Dosenfutter und der ganze andere industriell gefertigte Müll, den wir an sie verfüttern, macht ihre Magensäure schwächer, sodass sie am Ende wie der Mensch an Wurm- und Parasitenbefall leiden.

Eine Ernährung mit hohem Anteil an tierischen Produkten verhärtet die Nieren, da der Körper viel Kalzium benötigt, um tierisches Eiweiß (im Gegensatz zu pflanzlichem Eiweiß) verdauen zu können. Tierisches Eiweiß entzieht unseren Knochen Kalzium und verursacht Nierensteine, da unsere Nieren nicht darauf ausgelegt sind, eine hohe Menge an Kalzium zu verarbeiten. Vegetarier haben keine derartigen Probleme.

Eines ist jedenfalls erwiesen, und diese Tatsache sollte uns inspirieren: Vegetarier (egal, ob Mensch oder Tier) leben länger als Fleischesser.

Die Eiweißfrage

Keine Frage wird wohl häufiger gestellt als die nach dem Proteingehalt unserer Ernährung – ein weiterer eindrucksvoller Beleg dafür, wie umfassend die Gehirnwäsche ist, der wir unterzogen wurden. Eiweiß ist aus Aminosäuren aufgebaut. Mehr oder weniger alles Organische, was in der Natur vorkommt, enthält Aminosäuren. Die größten Tiere auf diesem Planeten fressen kein Fleisch. Aber woher haben sie dann ihre Muskeln? Was steht denn bei Elefant und Nashorn, Büffel, Kuh und Pferd auf dem Speiseplan? In erster Linie Gras, Blätter und Obst. Gorillas sind fünfmal so stark wie der Mensch. Ihre Eckzähne sind wahre Hauer – und was fressen sie? Blätter und Früchte. Gorillas sind Vegetarier. Gäbe es kein Eiweiß in Gras und Blättern, wären die Pferde längst tot. Es steckt mehr Nährwert, mehr Eiweiß, mehr Heilkraft und Lebensenergie in Pflanzen, Blättern, Obst, Gemüse und Samen als in irgendetwas sonst. Der einzige Trick bei der Sache ist, dass man die harten Zellwände aufbrechen muss, um an all die guten Dinge im Inneren zu kommen. Das ist der Knackpunkt, an dem wir gewöhnlich scheitern und der Mensch der Kuh unterlegen ist. Kochen ist jedoch nicht die richtige Lösung. Auch gründliches Kauen hilft nicht wirklich weiter. Mehr zu diesem Thema später.

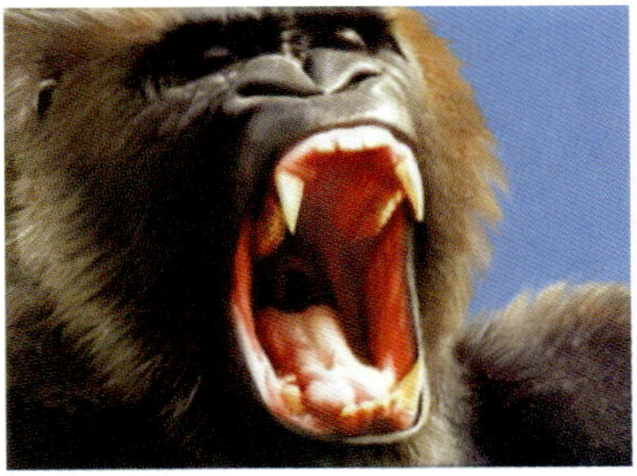

VEGETARIER-POWER

Tierisches versus pflanzliches Eiweiß:

- Die langlebigsten Tiere sind keine Fleischfresser.
- Der Verzehr von Fleisch macht den Körper sauer und schädigt ihn. (Das ist auch der Grund, warum fleischfressende Tiere nicht so alt werden.)
- Pflanzliches Eiweiß ist nicht krebserregend.

DIE »CHINA STUDY«

Die Universitäten Cornell und Oxford untersuchten im Rahmen der »China Study« – der größten Studie, die jemals zu diesem Thema durchgeführt wurde – die Frage, welche Auswirkungen der Verzehr von tierischen im Gegensatz zu pflanzlichen Erzeugnissen auf den Menschen hat. An dieser Studie, die sich über 22 Jahre hinzog, nahmen 650.000 Menschen aus 26 indonesischen Provinzen teil. Eine Hälfte der Probanden ernährte sich von Fleisch, die andere von pflanzlichen Produkten. In der Gruppe, die sich von Fleisch ernährte, trat Krebs auf, während die Gruppe, die sich von pflanzlicher Rohkost ernährte, gesund blieb. Dann wurden sozusagen die Speisepläne getauscht. Die Fleischesser wurden auf pflanzliche Ernährung umgestellt und die Vegetarier bekamen Fleisch. Das Ergebnis: Die an Krebs erkrankten ehemaligen Fleischesser wurden gesund, während die früher gesunden Vegetarier Krebs bekamen! Diese Umstellung wurde in der Zeit, in der die Studie lief, 50 Mal mit immer dem gleichen Resultat vorgenommen. Mehr dazu auf der Website: www.TheChinaStudy.com. Die Ergebnisse sind auch in Buchform erhältlich – siehe T. C. Campbell: The China Study.

Wir müssen wissen, dass unser Körper Eiweiß aus Aminosäuren erzeugt. Er kann nicht tierisches Eiweiß nehmen und es einfach so in die Zellen einbauen. Unsere Verdauung muss das Fleisch erst einmal verflüssigen (und das ist ein Haufen Arbeit), die »Fleischbrühe« in einfache Aminosäuren-Moleküle aufspalten und dann wieder zu solchen Eiweißketten zusammensetzen, die der menschliche Körper verwerten kann. Das ist ein sehr energie- und zeitaufwändiger Prozess, um sich das benötigte Eiweiß zu besorgen, und darüber hinaus auch recht ineffizient. Dazu kommt noch die Tatsache, dass tierische Produkte (einschließlich Milchprodukte) den Körper sauer machen und mit Hormonen, Antibiotika und Steroiden belastet sind. Zudem stammen sie meist von Tieren, die mit billigem und minderwertigem Futter ernährt wurden. Selbst wenn die Tiere artgerecht und ökologisch gehalten werden, eigenen sich Hormone tierischer Herkunft grundsätzlich nicht für den menschlichen Verzehr. Die Hormone der Kühe sorgen dafür, dass die Tiere schnell wachsen und ein Gewicht von etwa 500 kg erreichen. Wenn wir diese Hormone verzehren, wächst auch bei uns alles schneller – auch der Krebs. Tierische Produkte bedeuten körperfremdes Eiweiß und dieses körperfremde Eiweiß kann Auslöser von Erkrankungen sein. In Kombination mit körperfremden Wachstumshormonen entsteht daraus leicht ein tödlicher Cocktail. Der Verzehr von körperfremdem, unverdaulichem Eiweiß dürfte, zusammen mit schnell abbaubarem Zucker, wohl die Hauptursache der meisten Erkrankungen sein.

Bei der Verdauung von pflanzlichem Eiweiß entstehen weniger schädliche Abbauprodukte. Außerdem werden die Blutgefäße des Menschen weniger durch Ablagerungen geschädigt, wie dies beim Fleischverzehr der Fall ist. Die Nieren eines Fleischessers müssen dreimal mehr leisten als die eines Vegetariers.

Gesunde Alternativen zu tierischem Eiweiß

Punkt eins: Weiche keinesfalls auf Molke oder Soja aus. Beides tut dir ebenfalls nicht gut! Molke ist ein Milchprodukt, Soja wirkt toxisch.

Punkt zwei: Mach dir wegen dem Eiweiß keine Gedanken! Das ist reine Energieverschwendung. Woher haben denn Pferde, Affen, Elefanten, Büffel und so weiter ihr Eiweiß und ihre Muskeln? Doch wohl aus Gras und anderen Grünpflanzen. In diesem Grünzeug steckt einiges an Power. Da der Mensch zur Faulheit neigt und auf seinem Essen nicht so genüsslich herumkaut wie Pferd und Kuh, ist es für unsereins das Beste, wenn wir die grüne Pracht einfach in den Mixer werfen (der Vitamix ist das beste Gerät). Kurz püriert und fertig ist der leichtverdauliche Pflanzendrink, die zerkleinerte Zellulose. Die Ernährung wild lebender Schimpansen kommt wohl der Art und Weise, wie wir uns ernähren sollten, am nächsten, wie Victoria Boutenko in ihrem Buch *Green for Life: Grüne Smoothies nach der Boutenko-Methode* erläutert. Schimpansen ernähren sich im Wesentlichen halb von Obst und halb von grünen Blättern. Sie fressen ein paar Samen und meiden Nüsse. Wurzeln verzehren sie nur, wenn nichts anderes verfügbar ist (bei uns Menschen würde das dem Verzehr von Karotten, Roter Bete, Rüben und so weiter entsprechen). Langer Rede kurzer Sinn: ein gemixter Drink aus Erdbeeren und Kohl, Banane und Romana-Salat oder aus Mango und Spinat versorgt uns ausreichend mit Eiweiß. (Siehe hierzu die kleine Rezeptsammlung weiter hinten im Buch.)

So, und jetzt sehen wir uns mal echte Proteinbomben an:

Chlorella

Chlorella ist eine Grünalgenart. Sie enthält 62 % Aminosäuren und gilt als eines der wertvollsten Lebensmittel überhaupt. Wir können es unbedenklich über längere Zeiträume zu uns nehmen. Chlorella enthält alle Aminosäuren, und davon mehr als jedes andere vollwertige Nahrungsmittel, sowie eine Vielzahl an Mineralien, Enzymen und Chlorophyll. Dazu Beta-Carotin (Vitamin A), die Vitamine C, E, K, B_1, B_2, B_6 und B_{12}, Niacin, Pantothensäure; DNS, RNS, Folsäure, Biotin, Cholin, Inosit; dazu noch Phosphor, Kalium, Magnesium, Germanium, Schwefel, Eisen, Kalzium, Mangan, Kupfer, Zink, Jod, Kobalt und Spurenelemente. Chlorella vermehrt sich so schnell, dass es sich alle 24 Stunden vervierfacht (erstaunliche Gene). Es vervierfacht auch unsere körpereigene Darmflora (die »freundlichen«, probiotischen Darmbakterien). Chlorella enthält außerdem einen natürlichen Wachstumsfaktor (Bodybuilder aufgepasst!). Es stärkt das Immunsystem (hilft Kindern, gesund zu bleiben, und unterstützt deren Wachstum), die Verdauung, macht den Körper basisch, saniert verschleimte Darmwände, leitet Umweltgifte, Schwermetalle und andere Chemikalien aus unserem Körper aus. Die Alge verbessert Gesundheit und Muskelwachstum. Sie erhöht die Hämoglobin-Konzentration in den roten Blutkörperchen (zuständig für Eisen und Sauerstoff), senkt den Cholesterinspiegel, unterstützt die Entgiftungsfunktion der Leber. Am besten 20 Minuten vor dem Essen auf nüchternen Magen einnehmen.

Hefeflocken

Hefeflocken (nicht zu verwechseln mit dem Candida-Hefepilz) enthalten alle essentiellen Aminosäuren sowie Nukleinsäure (wichtig für gesundes Zellwachstum). Sie sind eine hochwertige Vitamin-B-Quelle, reich an Mineralstoffen und Eiweiß, und unterstützen die Fettverdauung der Leber (gut bei Akne und anderen Hautproblemen). Hefeflocken sind ein guter Glutathion-Lieferant, der das Immunsystem anregt und reinigend wirkt. Ihr Chromanteil regt die Insulinausschüttung an (gut bei Diabetes), wirkt Darmreizungen und -entzündungen entgegen und stellt die natürliche Darmperistaltik wieder her. Hefeflocken wirken stärkend auf das Immunsystem und geben Energie. Wir sollten jeden Tag mehrere Esslöffel in Wasser oder einem Smoothie aufgelöst zu uns nehmen. Man kann sie aber auch einfach über Salat streuen.

Algen

Algen haben einen Eiweißanteil von mindestens 50 Prozent. Sie können, was den Eiweißanteil betrifft, locker mit tierischen Produkten mithalten, sind aber für den Menschen viel besser verwertbar. Sie sind mineralstoffreicher als irgendein anderes Lebensmittel und stellen außerdem unsere beste Jodquelle (wichtig für eine gesunde Schilddrüse) dar. Gegessen werden vor allem folgende Sorten: Kelp, Kombu, Arame, Wakame, Nori und Dulse. Man kann Algen täglich für Smoothies, Suppen und Salate benutzen oder komplette Mahlzeiten aus ihnen zubereiten.

Blütenpollen

Blütenpollen sind wahrscheinlich das eiweißreichste Lebensmittel überhaupt. Mit dem Wassertest kannst du feststellen, ob der Blütenpollen noch in Ordnung ist: Sinkt er auf den Boden des Glases, ist er gut. Schwimmt er oben, ist er ranzig.

Tocotrienole

Tocotrienole werden aus Reiskleie-Pulver gewonnen. Wenn du gerne Eiweiß-Präparate verwenden möchtest, dann sind Tocotrienole eine gute Alternative, denn sie enthalten besser verwertbares Vitamin E. Man kann sie anstelle von Molke und Soja verwenden.

Quinoa

Das glutenfreie Super-Getreide der Inkas. Es enthält vollwertiges Eiweiß und komplexe Kohlenhydrate. Einweichen und essen. Auf keinen Fall kochen.

Acaibeeren

Acaibeeren (Beeren der Kohlpalme) besitzen ein nahezu identisches Eiweiß- und Aminosäurenprofil wie Eier.

Durian

Diese Frucht riecht wirklich krass, doch ihre reichlichen Inhaltsstoffe entschädigen uns für den Geruch. Die Durianfrucht ist eine erstklassige Eiweißquelle und eine der Leib- und Magenspeisen von Orang-Utans, Elefanten und Tigern. Sie enthält reichlich Tryptophan (wirkt Depressionen und Schlaflosigkeit entgegen) und hebt den Serotoninspiegel des Gehirns (sorgt für gute Laune). Du bekommst sie in asiatischen Lebensmittelmärkten. Tiefgefroren riechen die Früchte nicht ganz so übel. Lass sie über Nacht in der Spüle auftauen.

Hanfsamen

Hanfsamen (30 Gramm Eiweiß pro Esslöffel) sind eine sehr beliebte Eiweißquelle bei allen, die sich gesund ernähren. Sie enthalten alle neun essentiellen Aminosäuren sowie Omega-3- und Omega-6-Fettsäuren. Hoher Mineralstoffgehalt.*

Mesquite-Mehl

Mesquite-Mehl (aus den Bohnen des Mesquite, auch bekannt als Prosopis oder Süßhülsenbaum) war jahrhundertelang das Grund-

---

* Die für den menschlichen Verzehr bestimmten Sorten besitzen keine berauschende Wirkung. (Anm. d. Übers.)

nahrungsmittel von Wüstenvölkern. Es enthält viel Eiweiß und Lysin (eine Aminosäure) sowie viel Kalzium, Magnesium, Kalium, Eisen und Zink. Mesquite-Mehl hat ein süßes, reiches Melasse-Aroma mit einem Hauch von Karamel und passt vorzüglich zu Smoothies, ganz besonders solchen mit Kakao und Maca.*

Eier
Sie sind eine Proteinquelle für den, der Eier mag. Die Haut des rohen Eidotters enthält starke Enzymhemmer. Wenn wir rohe Eier essen, muss die Bauchspeicheldrüse daher zusätzlich Enzyme produzieren, damit der Körper sie auch verdauen kann. Kochen zerstört diese Enzymhemmer zwar, gekochte Eier machen den Körper jedoch sauer. Um an das rohe Eigelb zu kommen, kann man ein winziges Loch in die Dotterhaut stechen, den Eidotter aussaugen und Dotterhaut und Eiweiß übrig lassen. Was ist nun gesünder: Eiweiß oder Eigelb? Viele moderne Spezialisten für gesunde Ernährung sagen, dass wir das Gelbe vom Ei essen sollten und nicht das Weiße. Das ist eine uralte Kontroverse. Ungekochte biologische Eier sind Rohkost und für ihren Verzehr muss kein Tier getötet werden. Die meisten Menschen vertragen rohe Eier gut. Ich denke, dass man alles in der Form essen sollte, wie es in der Natur existiert, und rohe Eier kommen in der Natur vor. Doch das muss jeder für sich selbst entscheiden.

Gute Lieferanten von pflanzlichem Eiweiß sind:

- Brennnessel
- Propolis (ein Bienenprodukt)
- Samen
- Nüsse
- Oliven
- Durianfrüchte
- grünes Blattgemüse wie Spinat, Brunnenkresse, Rucola, Grünkohl, Broccoli, Rosenkohl, und Petersilie

---

* Pulver aus der Wurzel der südamerikanischen Maca-Pflanze. (Anm. d. Übers.)

- Gräser wie Weizengras, Alfalfa und Gerstengras
- blaugrüne Algen
- Chlorella
- Spirulina
- Maca
- Kürbiskerne
- Mandeln
- Paranüsse (enthalten Selen)
- Sprossen und Keimlinge von Getreide, wildem Reis, etc.

Für alle Samen und Nüsse gilt: Vor dem Verzehr einweichen (am besten über Nacht, zumindest ein paar Stunden). Das macht sie leichter verdaulich, da so Enzymhemmer abgebaut werden. Samen sind besser als Nüsse.

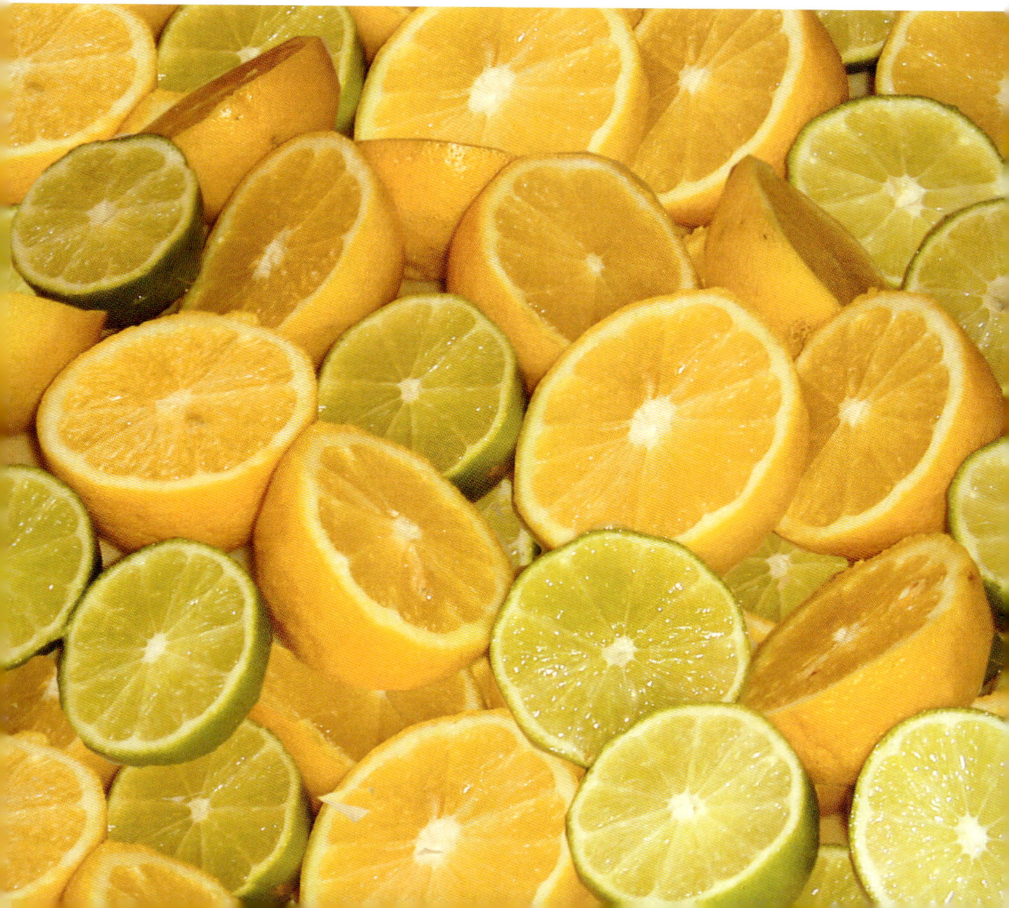

Entschlacken und entgiften: das Geheimnis guter Gesundheit

Fasten wirkt! Das hat eine Studie ergeben, die an der Cornell University durchgeführt wurde. Wenn wir 24 Stunden fasten, bauen wir kein Eiweiß ab, sondern nur Fett. Bodybuilder, die einmal pro Woche fasten, bauen schneller Muskelmasse auf, weil der Körper reiner und leistungsfähiger ist.

Fest steht: Du wirst nicht gesund werden, indem du deinen Speiseplan erweiterst, sondern indem du bestimmte Dinge weglässt. Wenn du mit einer alten Rostlaube durch die Gegend kutschierst, wird sie nicht dadurch schneller, dass du sie mit Raketentreibstoff betankst. Willst du mehr Leistung aus deinem Auto rausholen, musst du es erst einmal von Grund auf überholen. Je besser jedes Teil gereinigt ist, desto besser fährt dein Auto. Mit deinem Körper verhält es sich keine Spur anders. Höchste Zeit also für einen gründlichen Frühjahrsputz!

> Gute Ernährung ist wichtig, doch der entscheidende Punkt ist, dass wir unseren Körper entschlacken und reinigen.
>
> – PAUL NISON

Wenn wir ein altes Haus renovieren, müssen wir erst einmal den alten Putz abschlagen und die Mauern freilegen. Danach kratzen wir alle Fugen aus, in denen sich vielleicht Schimmelpilze und Ähnliches festgesetzt haben. Um gesund zu werden, genügt es nicht, ein paar Pillen einzuwerfen oder an einer Karotte zu nagen. Nein, so einfach ist das nicht. Wir müssen erst unseren Körper entrümpeln und den ganzen Müll aus unseren Zellen hinausschaffen, der sich dort seit unserer Geburt angesammelt hat. Ob du es glaubst oder nicht, viele Menschen tragen noch die Schlacken minderwertiger Nahrungsmittel und negative Gedanken aus Kindertagen mit sich herum. Natürlich werden Zellen neu gebildet und ersetzt, doch die Botschaft wird weitergegeben.

Auch Rohköstler, die sich gesund ernähren, müssen Reinigungskuren machen, andernfalls müssen auch sie mit gesundheitlichen

Problemen rechnen. Der Grund, warum Reinigungskuren für jeden wichtig sind, ist folgender: Unser Körper muss nicht nur unverwertbare Nahrungsreste ausscheiden, sondern tagtäglich auch Millionen abgestorbener Zellen. Totes Zellmaterial vergiftet den Körper, wenn es nicht schnell entsorgt wird. Wir scheiden jährlich ca. 100 Pfund an abgestorbenen Zellen über den Darm aus. Ohne Verzehr von Ballaststoffen und regelmäßige Darmreinigung sammelt unser Körper mehr Schlacken an, als er bewältigen kann.

Warum sind (die meisten) Rohköstler so mager?

Es ist ein Irrtum zu glauben, man müsse nur auf Rohkost umsteigen, und schon ginge es mit der Gesundheit aufwärts. Alle Rohkost dieser Welt wird wenig Positives bewirken, wenn wir nicht zuerst eine Entschlackungskur machen und dies in regelmäßigen Abständen wiederholen. Der größte Fehler, den man als Rohköstler begehen kann, besteht darin, keine regelmäßigen Darmspülungen beziehungsweise Einläufe zu machen. Rohköstler haben Darmreinigung genauso nötig wie jeder andere. Warum das so ist, möchte ich anhand eines Beispiels erklären. Wenn wir unser Haus entrümpeln, stoßen wir auf so viel Abfall und überflüssiges Zeug, dass unsere Mülltonne schließlich überquillt. Wir müssen jemanden holen, der uns hilft, diesen Extra-Müll wegzuschaffen. Werfen wir ihn einfach zu dem anderen Abfall, dann wird es in unseren vier Wänden bald noch viel schlimmer aussehen als zuvor. Ich will auf Folgendes hinaus: Wenn wir uns von Rohkost ernähren, dann entgiftet das unseren Körper. Toxische Abfälle, die sich seit Jahren, wenn nicht Jahrzehnten angesammelt haben, werden aus unseren Zellen gespült und überfrachten unsere innere »Müllabfuhr«. Das Lymphsystem wird überlastet, Leber und Nieren werden mit Abfallstoffen überschwemmt und unser Ausscheidungssystem kann diese massive Ausleitung von Giftstoffen nicht mehr bewältigen. Wenn wir diesen Ausscheidungsprozess nicht durch geeignete Maßnahmen unterstützen, gehen die Giftstoffe in die Blutbahn über und machen uns noch kränker.

Ein weiteres Problem ist, dass die Magensäure der meisten Menschen – egal, ob Rohköstler oder nicht – zu schwach ist. Die Zellulose in rohem Gemüse ist nur schwer verdaulich. Zwar zersetzt die Magensäure, die einen pH-Wert von 1–3 aufweist, die Mittellamellen der Pflanzenzellen und löst so das pflanzliche Gewebe auf, greift aber die Zellusose der Zellwände nicht an. Um Zellulose aufzuschließen, bräuchten wir ein Enzym namens Cellulase, und ausgerechnet das kann weder unsere Bauchspeicheldrüse noch unsere Dünndarmwand (neben einigen anderen Enzymen) produzieren. Wir müssten es also von außen zuführen. Zwar enthalten rohes Obst und Gemüse Cellulase, doch die meisten Menschen, die auf Rohkost umstellen, ernähren sich – man möchte es nicht für möglich halten – nicht in erster Linie von lebendiger, ungekochter Kost (besonders grünes Blattgemüse wäre wichtig!), sondern von roher Schokolade, rohem Käsekuchen aus Cashewnüssen, rohen Kokos-Smoothies und Bergen von Crackern, Keksen, Kuchen und Desserts sowie tausenderlei getrockneten Sachen. Statt Cellulase nehmen sie viel Zucker zu sich, was die Magensäure schwächt und den Nährboden für Parasiten bereitet. Wenn sie dann grünes Blattgemüse essen, können sie dieses nicht gut verdauen. Es gärt und fault im Darm und bietet einen Nährboden für unerwünschte Bakterien und Pilze, die in Konkurrenz zur gesunden Darmflora treten und vermehrt Gase bilden. Darum haben Menschen, die viel Salat essen, so starke Blähungen. Die unverdaute Nahrung kann dann vom Körper nicht aufgenommen werden, sodass diese Personen nicht ausreichend mit Nährstoffen versorgt sind und abmagern. Eine solche Unterversorgung mit Nährstoffen sorgt für graue Haare und Energiemangel. Die Betroffenen altern vorzeitig. Darum laufen in der Rohkostszene so viele grauhaarige Schrumpfköpfe herum, die sich für »gesund« halten. Dieses Problem lässt sich ganz einfach in den Griff bekommen: Wir müssen mehr Nahrung zu uns nehmen, die im Mixer fein püriert wird. Rohköstler, die sich jeden Tag einen grünen Smoothie zubereiten, erlangen bald ihr normales Körpergewicht zurück, Falten verschwinden und sogar graue Haare werden in einigen Fällen wieder dunkel. Hierzu später mehr.

Darmreinigung muss uns zur regelmäßigen Gewohnheit werden, denn selbst wenn unser Körper völlig entschlackt ist (oder wir das zumindest glauben), so atmen wir doch ständig verschmutzte Luft ein. (Bei einer Untersuchung an stillenden Frauen hatten alle Teilnehmerinnen Spuren von Flugzeugbenzin in der Muttermilch.) Wir trinken Wasser aus der Leitung. (Chloriertes Leitungswasser greift die Blutgefässe an.)* Wir trinken Wasser aus Plastikflaschen, die wiederum toxische Stoffe abgeben, essen Lebensmittel, die Gott weiß was enthalten, fassen Türgriffe an oder schütteln Hände, auf denen Parasiten sitzen. Und wir bekommen negative Gedanken und Energien von anderen ab. Außerdem leisten sich auch Rohköstler gern mal die ein oder andere »Ernährungssünde«. Der kleine Snack unterwegs hier, das Essen im Restaurant mit Freunden oder Familie da. Im Laufe der Zeit kommt da ganz schön was zusammen. Ohne regelmäßige Darmreinigung geht es einfach nicht, wenn wir gesund bleiben wollen. Man kann immer genau sagen, welche Rohköstler regelmäßige Reinigungskuren machen und welche nicht: Die einen werden krank und sterben vorzeitig wie jeder »Normalo«, die anderen erlangen ein biblisches Alter.

---

* Leitungswasser wird in Deutschland nur in Ausnahmefällen gechlort. (Anm. d. Übers.)

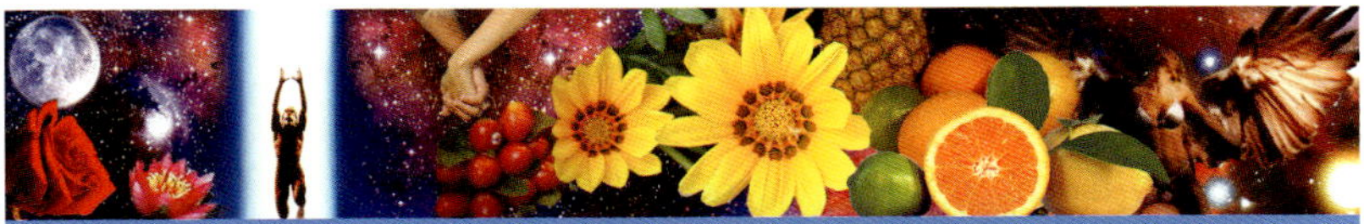

Schlimmer geht nimmer?

So, und nun wollen wir mal einen Blick auf unser täglich Brot werfen – und darauf, wie es uns süchtig und krank macht.

Milch, Käse und Milchprodukte

In den Ländern mit dem größten Verzehr von Milchprodukten, zu denen auch Joghurt, Sauerrahm, weiße Fertig-Salatsaucen sowie Speiseeis gehören, ist prozentual gesehen die Anzahl der Menschen, die an degenerativen Knochenerkrankungen (wie zum Beispiel Osteoporose), Herzbeschwerden, Brustkrebs, Allergien, Diabetes und Multipler Sklerose leiden, am höchsten. In den USA werden mehr Milchprodukte verzehrt als im gesamten Rest der Welt, und dort gibt es die weltweit meisten Fälle von Osteoporose und schwachen Knochen.

Milch versorgt unsere Knochen nicht mit Kalzium, sondern ist ganz im Gegenteil sogar ein ausgesprochener Kalziumräuber, der die Knochen schwach, weich und brüchig macht. Das liegt daran, dass Milchprodukte den Körper übersäuern. Als Gegenreaktion zieht der Körper alkalische Mineralstoffe aus den Speichern, hauptsächlich den Knochen, um die Übersäuerung zu neutralisieren. Das Ergebnis ist ironischerweise Kalziummangel. Kuhmilch hat nicht dieselben positiven Wirkungen auf den Menschen wie Muttermilch.

Milch und Käse sind die Hauptursache für Arthritis, Verstopfung, Allergien, Asthma, Koliken, Nebenhöhlenprobleme, Herzbeschwerden, Erkrankungen der Eierstöcke, Anämie, insulinabhängige Diabetes, Grauen Star, Übergewicht, Blutstauung, Lungenprobleme und sogar Krebs. Sie werden auch in direkte Verbindung mit Herzinfarkt und Schlaganfall gebracht. Bei Autopsien wurde festgestellt, dass die Herzwände Verstorbener innen von einer dicken, weißen Schicht überzogen waren. Es handelte sich hierbei um Plaques – aus Kalzium! Die Wirkung ist dieselbe, als würdest du den Motor deines Wagens mit Zement schmieren statt mit Öl.

Milchprodukte fördern die Bildung von Ablagerungen, die Darm, Lunge und Fortpflanzungsorgane und andere Kanäle in unserem Körper verstopfen können. Diese Ablagerungen behindern auch die Zellatmung. Wenn sich an verschiedenen Stellen des Körpers weiße Flecken zeigen, so ist das ein Indiz dafür, dass sich im gesamten Atmungs- und Fortpflanzungsapparat Kalzium- und Fettablagerungen gebildet haben. Die Regulierung des Kalziumhaushalts ist ein komplexer Vorgang, an dem auch Hormone beteiligt sind. Treten Störungen auf, so können negative Auswirkungen auf Schilddrüse, Bauchspeicheldrüse, Keimdrüsen und andere Organe folgen. Im weiteren Verlauf kommt es zur Bildung von Zysten und Geschwülsten, die schließlich in einer Krebserkrankung (meistens Brust- und Darmkrebs sowie Krebs der Fortpflanzungsorgane) enden. Sämtliche Nahrungsmittel tierischer Herkunft verursachen Fett- und Cholesterinablagerungen in Herz und Blutgefäßen. Sie verstopfen diese mit einer dicken, weißen, zementartigen Masse, in die Kalzium eingelagert ist.

Nichts verschleimt deinen Darm schneller als Käse und Milchprodukte. Sie wirken wie Kleister. Kuhmilch enthält im Vergleich zur Muttermilch einen höheren Anteil an gesättigten Fettsäuren, sodass ihr Verzehr beim Säugling und beim Erwachsenen zu erhöhtem Cholesterinspiegel und anderen Problemen des Blutkreislaufs führen kann.

Ein Mangel an verwertbarem Kalzium ist also die tatsächliche Ursache für Osteoporose. Der Verzehr von Milch und Milchprodukten ist einer der Gründe, warum heute mehr Frauen – und zunehmend auch mehr Männer – an Herzerkrankungen und Krebs sterben als je zuvor. Wir nehmen gegenwärtig mit der Ernährung zu wenig gut verwertbares Kalzium auf. Stattdessen führen unsere Essgewohnheiten zu Störungen unseres Kalziumhaushalts mit den beschriebenen schwerwiegenden Folgen.

Wenn du glaubst, dass Käse kein Suchtmittel ist, dann versuch mal, jemandem seinen Käse wegzunehmen.

Durch Pasteurisieren (die Milch wird dabei kurzfristig auf bis zu 90 Grad Celsius erhitzt) werden alle Enzyme der Milch zerstört, sodass sie nicht mehr bei der Verdauung mitwirken können. Die Bauchspeicheldrüse muss diese fehlenden Enzyme ersetzen, und diese Zusatzbelastung kann zur Entstehung von Zuckerkrankheit beitragen.

Durch Homogenisieren wiederum werden die in der Milch vorhandenen Fettpartikel so winzig klein, dass sie direkt durch die Darmschleimhaut in die Blutbahn eintreten können. Dort stellen sie (wie gehärtete Öle und Fette) Fremdkörper dar, mit denen unser Körper nichts anfangen kann. Daher lagert er sie in Gefäßen und Gelenken sowie im Herz und anderen Organen ab.

Pasteurisierte Milch ist ein totes Lebensmittel. Gibt man Kälbern pasteurisierte Milch, so sterben sie gewöhnlich nach acht Wochen.

Doch auch unbehandelte Milch ist keine Alternative. Die meisten Kühe sind krank. Zudem werden sie maschinell gemolken. Hierbei geraten Blut und Eiter in die Milch.

Trinken wir Milch, nehmen wir tierisches Fremdeiweiß auf, das beim Menschen Erkrankungen verursachen kann. Es stellt außerdem eine erhebliche Belastung für die Nieren dar. Die Nieren müssen beim Verzehr von Fleisch, Milch oder Käse dreimal mehr leisten als bei der Aufnahme vegetarischer Nahrung – was schließlich zu Nierensteinen führen kann. Besonders negativ wirkt sich diese Tatsache auf die Babyernährung aus, da die kindliche Niere noch nicht vollständig ausgebildet ist.

Eine über zwölf Jahre an 72.000 Teilnehmern durchgeführte Studie der Harvard-Universität hat ergeben, dass diejenigen Teilnehmer, die viel Milch tranken (3 oder mehr Gläser täglich), öfter Knochenbrüche erlitten als diejenigen, die nur sehr wenig tranken. Woher beziehen denn Kühe und Pferde, Ziegen und Elefanten das Kalzium, das sie brauchen? Sie nehmen es aus dem Gras, das sie fressen. Grünpflanzen enthalten mehr Nährstoffe als alles andere, was dieser Planet hervorbringt. Gibt man grünes Blattgemüse zusammen mit etwas Obst in einen Mixer, so ist es auch für den Menschen gut verdaulich. Das Pürieren schließt alle Nährstoffe auf und macht sie sofort für den Körper verfügbar.

Magnesium spielt ebenfalls eine wichtige Rolle. Der Körper kann ohne Magnesium kein Kalzium aufnehmen beziehungsweise verarbeiten. Die meisten Menschen leiden heutzutage an einem erheblichen Magnesiummangel. Tatsächlich ist dieser Mangel an Magnesium so ausgeprägt, dass Sanitäter bei Herzanfällen sofort Magnesium injizieren. Nimm also dreimal täglich einen Teelöffel Magnesium ein. Ich selbst verwende Magnesiumcitrat, das ich in ein Glas Wasser rühre.

Sojamilch ist schädlich

Was kannst du deinem Baby anstelle von Kuhmilch geben? Auf keinen Fall Sojamilch, denn sie bekommt dem Kind nicht.Bestimmte Bestandteile der Sojabohne verhindern die Aufnahme von Nährstoffen und lebenswichtigen Mineralien wie Kalzium, Magnesium, Eisen und Zink. Soja hemmt bestimmte Enzyme, die der Körper braucht und behindert die Tätigkeit der Schilddrüse sowie die

Gesunde Alternativen zur Milch

Die besten Milchalternativen sind Mandelmilch, Sesammilch, Kokosmilch und grüne Drinks.

Drei einfache Rezeptvorschläge für gesunde »Milch« in 30 Sekunden:

Mandelmilch
Gib folgende Zutaten in einen Mixer:
2 EL rohes Mandelmus
½ l Wasser
1 winzige Prise Meersalz
1 Klacks naturbelassenen Honig

Sesammilch
Gib folgende Zutaten in einen Mixer:
130 g eingeweichte Sesamsamen
½ l Wasser
2 entsteinte Datteln

Sesam enthält einen sehr hohen Anteil an natürlich verwertbarem Kalzium sowie viel Vitamin B und Eisen.

Grüner Kokosdrink
Gib folgende Zutaten in einen Mixer:
2 EL rohes Kokosmus*
½ l Wasser
Blätter von grünem Blattgemüse (Grünkohl, Spinat o.ä.)

Total gesund!

---

* Ich selbst benutze die Bio-Kokosnuss-Produkte von Dr. Goerg, die über eine ausgezeichnete Rohkost-Qualität verfügen. Neben dem Kokosmus empfehle ich auch das Kokosöl und das Kokosmehl von Dr. Goerg. (Bestellmöglichkeit siehe Bezugsquellen und Adressen im Anhang)

Eiweißverdauung. Es belastet Darm und Bauchspeicheldrüse, die mit Störungen aller Art, ja sogar mit Krebsbildung reagieren. Die in der Sojabohne enthaltenen Phytoöstrogene vertragen sich schlecht mit den körpereigenen Hormonen. Ihre Hämagglutinine führen zur Verklumpung der roten Blutkörperchen. Soja-Babymilch ist kein vollwertiges Nahrungsmittel und potenziell sogar schädlich. Sie enthält nicht die vitalen Nährstoffe und essenziellen Fettsäuren der Muttermilch. Viele Kleinkinder und Erwachsene sind gegen Soja allergisch – oftmals, ohne es zu wissen. Soja kann außerdem die Entwicklung des Nervensystems negativ beeinflussen. Empfehlenswert hingegen sind alle Sojaprodukte, die aus fermentierten Bohnen hergestellt werden wie Miso, Tempeh, Tamari und Nama Shoyu.

Brot und Getreideprodukte

Zu den Getreideprodukten gehören Nudeln, Getreideflocken, Kekse, Cracker, Pizza, Bagels, Kuchen, Torten, Gebäck, Muffins, Pfannkuchen etc. Brot und Getreideprodukte sind heute eine der Hauptursachen für Krankheit. Brot ist sauer und wirkt verschleimend. Es macht süchtig und lässt den Körper vorzeitig altern. Mein Rat: Lass die Finger davon! Das in Weizen und anderen Getreiden enthaltene Gluten trägt wesentlich zur Entstehung von chronisch-entzündlichen Darmerkrankungen bei, in deren Verlauf es zur Bildung von Geschwüren kommt, die die Darmwände angreifen und Blutungen im Verdauungstrakt verursachen. Brot hat so gut wie keinen Nährwert, weil die Hitze beim Backen alle Vitalstoffe zerstört hat. Es enthält zudem Gluten, das deine Organe verklebt. Ferner enthält Brot ein Protein namens Gliadin, dessen Moleküle so winzig sind, dass sie leicht in die Blutbahn gelangen. Der Körper kann mit diesem körperfremden Eiweißstoff nichts anfangen, der daher das Immunsystem erheblich belastet. Gluten macht müde und schließlich krank. Es klebt an den Zähnen und bewirkt Zahnverfall. Der Verzehr von gekochtem Getreide (vor allem in Verbindung mit

Milchprodukten) dürfte allein in den USA monatlich für 100.000 vorzeitige Todesfälle verantwortlich sein. Brot und Getreideprodukte entziehen den Knochen Mineralstoffe und machen sie auf diese Weise zerbrechlich. Nebenhöhlen, Lunge, Leber, Galle, Darm und Fortpflanzungsorgane werden durch den Verzehr verschleimt.

Brot kommt in der Natur nicht vor, ebenso wenig Mehl. Wenn du gerne Getreidekörner essen möchtest, dann weiche sie über Nacht in Wasser ein, damit sie keimen, und verzehre sie als Rohkost. Am besten ist es allerdings, wenn du überhaupt kein Getreide isst! Es verursacht im menschlichen Organismus nur Probleme. Getreidekörner schmecken quasi nach nichts, sind sehr hart und daher schwer verdaulich. (Deshalb fühlt man sich nach einer Getreidemahlzeit immer so müde und voll). Wenn du mit Verschleimung, Allergien, Abwehrschwäche und so weiter endgültig Schluss machen willst, streiche Weizen, Brot und sämtliche Getreideerzeugnisse von deinem Speiseplan! Oder glaubst du wirklich, du kannst mit Brot und Nudeln gesunde Zellen aufbauen?

Im Rahmen eines klinisches Tests wurden an Ratten ausschließlich »menschliche« Lebensmittel verfüttert, also Brot, Zucker, Eier, Milch, Fleisch, Kartoffeln, Orangen, Äpfel, Bananen und Kaffee. Die Ratten erkrankten und starben binnen kurzer Zeit. Wenn diese Form der Ernährung sogar Ratten umbringt, solltest du darüber vielleicht noch einmal nachdenken.

UND WAS IST MIT REIS?

Weißer Reis? Auf keinen Fall. Er besteht nur aus Zucker- und Stärkemolekülen. Das führt zu Hypoglykämie, also einem zu niedrigen Blutzuckerspiegel.

Brauner Reis? Ein bisschen besser. Doch durch Kochen beziehungsweise Dämpfen werden wiederum alle Vitalstoffe zerstört, sodass nur Zucker und Stärke übrig bleiben.

Wilder Reis? Über Nacht einweichen und roh verzehren. Es gibt eine Vielzahl von Rezepten für die Zubereitung.

Zucker

Kaum ein Nahrungsmittel macht so stark süchtig wie Zucker. Zucker gehört mit zum Schädlichsten, was wir haben. Der einzige Unterschied zwischen Kokain und Zucker ist die Geschwindigkeit, mit der sie dich ins Grab bringen. Nach Rauchen lässt dich nichts so schnell altern wie Zucker.

Zucker ist ein Mineralstoffräuber und entzieht deinen Knochen Kalzium. Er ist somit einer der Hauptverantwortlichen für Osteoporose und greift außerdem das Immunsystem an. Zuckerkonsum führt zu Herzleiden, Bluthochdruck, Diabetes, Arthritis und Störungen im Hormonhaushalt. Zucker belastet die Bauchspeicheldrüse und verstopft die Blutgefäße, denn die überschüssige Glukose wird (über den Umweg Triglyzeride) zu gesättigten Fettsäuren und Cholesterin umgebaut. Beides lagert sich in den Blutgefäßen ab. Die Folge ist Bluthochdruck. Außerdem kommt es zur Bildung von Blutgerinnseln. Zucker wird im Körper zu Fett umgewandelt. Was allerdings noch schlimmer ist: Zucker ist ein echter Turboantrieb für sämtliche andere Krankheitserreger wie Viren, Bakterien, Parasiten, Pilze, Schimmel, Hefepilze und so weiter. Alles, was wächst und gedeiht, tut dies mit Zucker schneller – Krebszellen eingeschlossen. Außerdem hat er noch eine weitere unangenehme Nebenwirkung: Zucker verursacht Falten! Wie bitte? Also Krebs, den lass ich mir ja noch gefallen, aber Falten?! (Wusste ich's doch, dass ich damit auf offene Ohren stoße!) Zucker löst in allen Körperzellen entzündliche Vorgänge aus.

Hast du Sommersprossen oder braune Flecken auf der Haut? Das ist ein Anzeichen für die zuckerbedingte Schädigung deiner Atmungs- und Fortpflanzungsorgane. Wenn du Süßes (dazu gehören auch Honig, Agavendicksaft, süßes Obst und so weiter) isst, so streue stets ein bisschen Zimt darüber. Er reguliert den Blutzuckerspiegel und mildert so die negativen Auswirkungen von Zucker auf den Körper.

Wir sind nun am Ende unseres Überblicks über die Lebensmittel angelangt, die am schädlichsten für unsere Gesundheit sind.

Die meisten Menschen haben kaum Schwierigkeiten beim Umstellen auf vegetarische Ernährung, doch der Verzicht auf raffinierte Kohlenhydrate ist für sie die Hölle. Ich weiß, wie hart es ist, kein Brot, keinen Zucker und keinen Käse mehr zu essen. Aber glaub mir: Die Mühe lohnt sich.

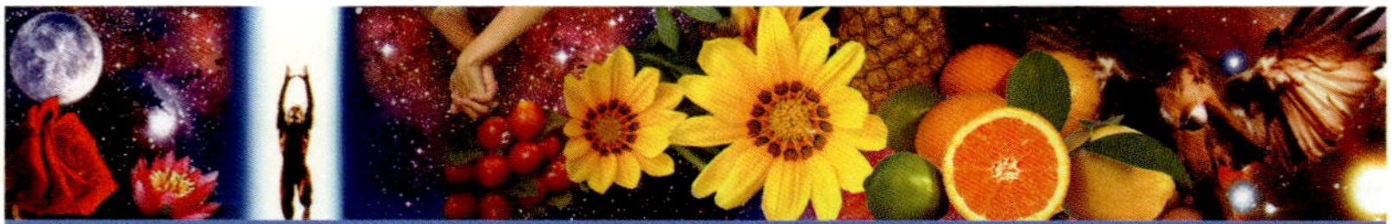

Die Umstellung auf Rohkost

Du bestimmst das Tempo

Du solltest die Umstellung auf Rohkost nicht halbherzig anpacken, weil dein Magen sonst sauer wird und dein Wille erlahmt. Du musst eine solche Umstellung auch wirklich wollen. Wüsstest du jetzt schon, wie großartig du dich danach fühlen wirst, würdest du mit Vollgas durchstarten. Lass dich von der Begeisterung tragen. Behalte die Sonne im Herzen. Verbanne alle Düsternis, alle Trübsal aus deinem Leben. Du bist auf dem Weg zu einem neuen Ich. Du wirst von innen heraus strahlen und nie wieder krank sein. Du musst es nur für dich einfordern. Etwas in dir muss sagen: »Die Zukunft beginnt genau jetzt!« Diejenigen, die es geschafft haben, warten auf dich. Hier ist eine Wahnsinnsparty am Laufen. Komm rüber und feiere mit uns.

Du bestimmst das Tempo.

Manche Menschen wollen es wirklich wissen und vollziehen

quasi über Nacht die totale Wandlung. Andere machen eine harte Zeit durch, ehe sie sich für immer von Brot, Käse, Milch und Fleisch verabschieden. Sie weichen auf Mandelmilch und Gemüsefrikadellen aus. Möglicherweise sind sie dann ganz zufrieden mit dem, was sie geschafft haben, doch ganz gesund sind sie nicht. Aber Hauptsache, sie haben den richtigen Weg eingeschlagen und schreiten in dem Tempo voran, mit dem sie sich wohlfühlen. Wichtig ist, dass sie sich bewegen.

Manche fangen auf einen Schlag an, sich hundertprozentig von Rohkost zu ernähren. Nach einer Woche kriegen sie dann den Koller und kehren zu ihren alten Ernährungsgewohnheiten zurück. Daraufhin werden sie krank und hopp, zurück zur Rohkost, zu einem gesünderen Lebensstil. Zwei Schritte vorwärts, einer zurück, aber immerhin – sie bewegen sich.

Andere wiederum stellen sich zwar komplett um, siedeln sich aber in der Komfortzone an. (Was wohl auf die meisten »Roh«köstler zutrifft.) Sie halten sich an die süßen Sachen und ernähren sich mehr oder weniger ausschließlich von roher Schokolade, rohem Käsekuchen, rohen Getreideprodukten, roher Eiscreme, rohen Crackern, rohen Desserts, rohen Fruchtsmoothies, rohen Nussmixgetränken und so weiter. Siehst du, worauf ich hinaus will? Vielleicht verzehren sie ab und an mal einen Alibi-Salat oder gießen sich einen grünen Smoothie ein, doch im Grunde sind und bleiben sie zucker- und kohlehydratsüchtig. Gut, die Sachen werden nicht gekocht und die Enzyme nicht zerstört. Alles wird mit naturbelassenen Zutaten zubereitet. Und doch ist es keine lebendige Nahrung mehr. Wenn man Nahrung im Mixer oder in der Küchenmaschine zerkleinert, werden die Zellen aufgebrochen, und die ganze Lebensenergie, die sie enthalten, wird freigesetzt. Doch schon nach 20 Minuten ist diese Nahrung nicht mehr lebendig, sondern nur noch eine süß schmeckende Masse von Mineralstoffen.

Vergiss nicht, dass die Hälfte unserer Nahrung aus frischem Grün bestehen sollte – ein Prozentsatz, den die wenigsten Rohköstler erreichen. Bei Untersuchungen wurde festgestellt, dass viele Rohköstler so gut wie keine Magensäure haben. Und dann fragen sie sich, warum sie so mager sind und unter Blähungen leiden.

Doch der Fairness halber muss ich erwähnen, dass die meisten von ihnen zumindest nicht mehr krank werden. Sie sind damit dem Großteil der Bevölkerung um Lichtjahre voraus. Wenn sie eine gewisse Sensibilität und Wachheit mitbringen für das, was richtig ist, werden sie die nächste Stufe ganz von selbst erklimmen.

Das eigentliche Ziel besteht darin, nur noch wenig zu essen. Die langlebigsten Menschen verschwenden keine Zeit auf Essen oder Kochen. Sie sind damit beschäftigt zu leben. Sie freuen sich an der Welt, ihren Mitmenschen und der Natur. Sie spüren den Wind, die Sonne. Sie ernähren sich sehr einfach: halb Obst, halb Pflanzengrün. Und hin und wieder ein paar Leckereien: ein rohes Ei, ein kleiner Fisch, ein paar Nüsse oder Wurzeln, vielleicht sogar ein Schluck roher Ziegenmilch. Doch das Wichtigste von allem: Diese Menschen machen sich keine Sorgen. Sie machen sich keine Gedanken über ihre nächste Mahlzeit und wie sie an diese kommen. Selbst wenn sie einen oder mehrere Tage nichts zu essen finden, regen sie sich nicht auf, weil sie wissen, dass der Mensch monatelang nur mit Wasser oder Saft überleben kann. Je gesünder und reiner unser Körper ist, desto mehr Nährwert ziehen wir aus einem Stück Obst. Solche Menschen sind wie die Autos, die mit drei Litern Benzin 100 Kilometer fahren.

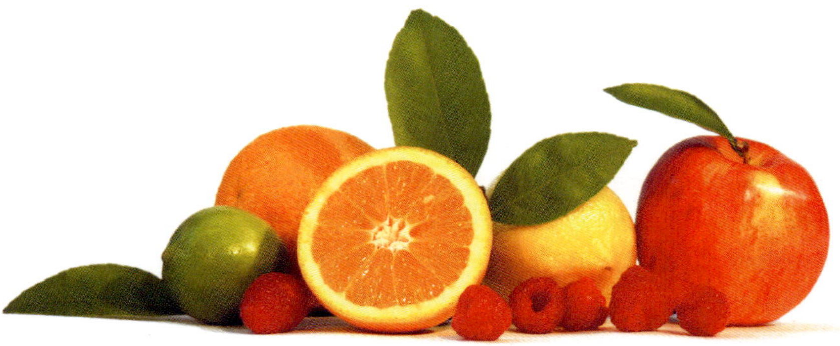

DER ERSTE SCHRITT:
WISSEN, WAS MAN WEGLASSEN MUSS

Folgende Dinge solltest du von deinem Speiseplan streichen: Fleisch und Fisch, Käse, Milch, Sahne, Speiseeis, Limonaden und alle kohlensäurehaltigen Getränke, Brot und sämtliche Getreideerzeugnisse (Flocken, Nudeln, Cracker, Kuchen, Torten, Kekse, Energieriegel und so weiter), Reis, sämtliche erhitzten Speisen (ob nun gekocht, gedämpft, frittiert, gebraten oder gebacken), Süßigkeiten und Schokolade, Kaffee, Chips, Pommes frites sowie alle industriell verarbeiteten Lebensmittel.

- Hör auf zu rauchen.
- Trink keinen Alkohol mehr.
- Trink keinen Kaffee mehr.

- Bist du bereit, diesen Schritt zu vollziehen?
- Möchtest du wirklich lebendig sein?
- Möchtest du wieder jung und sexy aussehen?
  Es liegt an dir.

Sobald du den ersten Schritt getan hast, läuft der Rest wie von selbst. Klar, jetzt sind dir diese Aussichten noch nicht ganz geheuer. Dein Körper ist nach den oben aufgelisteten Dingen süchtig und hat Angst, sie aufzugeben.

Doch du kannst mir glauben: Sobald du dich einmal auf den Weg gemacht hast, wirst du nicht mehr umkehren wollen. Es ist, als wäre man statt im Ochsenkarren plötzlich mit einem hypermodernen Flugzeug unterwegs.

Nur Mut. Ich gebe dir etwas anderes, nach dem du süchtig sein kannst: grenzenlose Gesundheit und Glück. Keine Krankheit mehr, keine Erschöpfung, keine Depression. Liebe und Sex, wie du sie noch nie erfahren hast. Spirituelle Einsichten jenseits deiner kühnsten Träume.

Es gibt bestimmte Lebensmittel, die dir die Umstellung leichter machen. Doch Vorsicht: Sojakäse oder Tofu ist genauso tot und wertlos wie gewöhnlicher Käse aus Milch und daher auch nicht empfehlenswert. Tofu ist kein natürliches Lebensmittel und wirkt verschleimend. Auch Sojamilch ist nicht empfehlenswert. Soja ist giftig und behindert die Aufnahme von Eiweiß und Nährstoffen im Körper.

Verwende »Milch« und »Käse« aus Sesam oder Mandeln – beides kannst du sehr gut selbst herstellen. Eine solche Nahrung ist viel wertvoller und frischer als fertige Produkte aus dem Regal, die vor einem halben Jahr hergestellt wurden. Daher empfiehlt es sich, dass du so viel wie möglich selbst zubereitest. Das ist nicht wirklich schwierig, kostet weniger, und du fühlst dich besser. Es ist außerdem ein befriedigendes Gefühl, wenn man Dinge selber macht.

Weißt du, was wirklich seltsam ist? Sobald ich damit angefangen hatte, mein eigenes, gesundes Essen zuzubereiten, schauten immer Freunde, die sich ungesund ernährten, bei mir vorbei und wollten probieren, was ich da »kochte«. Damals begriff ich, dass selbst die Menschen, bei denen man nicht das geringste Interesse an Rohkost vermutet hätte, irgendwo tief verborgen den Wunsch nach etwas Besserem und Gesünderem haben. Sie waren über die Maßen erstaunt, wie gut alles schmeckte, was ich da zubereitete. Alle waren begeistert von meiner rohen Schokolade. Das gibt's doch nicht! Schokolade, die gesund ist und schlank macht? Und man muss nichts kochen oder warm machen? Nur mahlen, mit Kokosöl mischen und ab ins Gefrierfach? Ist das tatsächlich so einfach? Ja, ist es.

Als ich ihnen dann auch noch zeigte, wie man mit gefrorenen Bananen, Kakaopulver und ein bisschen Vanille in nur 90 Sekunden rohes Schokoeis macht, waren sie völlig aus dem Häuschen. Innerhalb eines Monats machten die meisten ebenfalls Darmspülungen und Einläufe und erzählten mir am Telefon, wie viel mehr Energie sie jetzt spürten.

Was ist mit gedörrten Lebensmitteln?

Viele Rohköstler entwickeln eine Vorliebe für getrocknete Lebensmittel, die sie nie ablegen. Gedörrtes ist fest und knusprig. Oder zumindest teigig – wie Brot. Gedörrte Lebensmittel sollten wir als Übergangsnahrung betrachten und nicht als etwas, von dem wir uns später in rauen Mengen ernähren.

Dörrgeräte sind Apparate, mit denen Lebensmittel auf Gittern liegend bei maximal 46 Grad Celsius getrocknet werden, sodass alle Enzyme erhalten bleiben. Wenn wir Samen oder Früchte dörren, tun wir dasselbe wie die Sonne, die vom Baum gefallenes Obst und Samen so lange »bäckt«, bis sie ihnen alle Feuchtigkeit entzogenen hat und auf diese Weise natürliches Trockenobst entstanden ist. Trockenobst schmeckt fein, doch enthält es kaum mehr Feuchtigkeit. Viele Rohköstler machen rohes »Brot« aus Trockenfrüchten, rohe Energieriegel, rohe Burger, Kekse und Makronen und so weiter. Ich selbst habe anfangs auch sehr viel von diesen Sachen gegessen, weil ich ziemlich brotsüchtig war.

Gedörrte Nahrung ist sehr kompakt und entzieht dem Körper Feuchtigkeit. Ihre Verdauung erfordert einen hohen Energieaufwand und kann außerdem unsere Magensäure verdünnen. Die Austrocknung, die sie bewirkt, kann unsere Haut und Eingeweide vorzeitig altern lassen. Es ist immer die bessere Alternative, frisch gepflücktes, saftiges Obst beziehungsweise frisch geerntetes Gemüse zu essen.

Wie und warum wir essen

Achte bei deiner nächsten Mahlzeit einmal darauf, wie du isst, speziell, wie du kaust. Ich wette, dass du jeden Bissen im Mund nur mal kurz »kleinmachst« und ihn dann runterschluckst. In Gedanken schon ganz bei dem nächsten jungfräulichen Biss in diese frische, knackige Köstlichkeit. Du magst diesen Geschmack auf deiner Zunge, wenn deine Zähne das feste Stück Nahrung im Mund zerkleinern. Und wenn sich dieses Geschmackserlebnis verliert, dann schielst du schon nach dem nächsten frischen Bissen, stimmt's? Achte jetzt einmal darauf, was du hinunterschluckst. Wie groß sind diese Bissen? Wie gut hast du sie gekaut? Weißt du, dass wir unsere Nahrung im Mund vollständig verflüssigen sollen, ehe wir sie hinunterschlucken? Denkst du, dein Magen wird mit diesen schlecht gekauten Brocken schon fertig? Wenn ja, was bringt dich auf einen solchen Gedanken? Kannst du dir vorstellen, was du deinem Magen beziehungsweise deinem Verdauungssystem da abverlangst? Ahnst du allmählich, was der Grund sein könnte, dass du nach jeder Mahlzeit so müde bist? Und dass das, was du isst, dir so wenig Kraft gibt?

Wir essen, um unseren Körper mit Energie zu versorgen. Doch heutzutage essen die Menschen, zumindest in den hochentwickelten Ländern, aus anderen, falschen Gründen. Sie wollen den Geschmacksreiz, den süßen oder salzigen Geschmack auf der Zunge, diese knusprige Beschaffenheit. Oder das scharf gewürzte Zeug mit Zucker drin, eine frittierte Kruste und darunter eine weiche, dickflüssige Masse. Sie pfeifen drauf, ob dieses Zeug irgendeinen Nährwert besitzt, wenn es nur für die nächsten fünf Stunden das Überleben garantiert. Oder liege ich da falsch? Es geht nur um den momentanen Kick. Irgendein kleiner Mann im Ohr sagt uns zwar, dass dieses Zeug vielleicht nicht gerade gesund ist, aber was sollen die paar Fritten schon schaden? Auf eine Portion mehr oder weniger kommt's auch nicht an.

Doch leider tut es das. Jedes Molekül, das wir unserem Körper mit unserer Ernährung zuführen, lässt unser Gesundheitsbarometer entweder in Richtung Gesundheit oder Krankheit ausschlagen. In diesem Punkt gibt es kein »unentschieden«. Jeder Bissen Nahrung mit der falschen Polung führt uns vom gesunden Zustand weg und leistet der Krankheit Vorschub. Eine Entwicklung, die wir vielleicht erst bemerken, wenn es schon zu spät ist. Lass es nicht so weit kommen. Stell deine Ernährung jetzt in der richtigen Weise um. Was dich erwartet, ist weder fad noch schmeckt es schlecht. Diese Vorstellung ist einfach falsch.

Wir sollten nur essen, um uns mit der notwendigen Energie zu versorgen, die uns unsere Träume verwirklichen lässt. Mehr zu essen, als wir tatsächlich brauchen, ist nicht nur Völlerei. Es schadet uns auch ganz konkret – egal, wie gesund das ist, was wir in uns reinstopfen. Warum? Weil sämtliche Nahrung, die unser Körper nicht braucht, einfach anfängt, in unseren Eingeweiden zu vergammeln. Diesen Überschuss scheiden wir nicht einfach mit der nächsten Darmentleerung aus. So manches davon bleibt im Körper zurück und verschlackt Leber, Blut, Hirn und andere Organe. Es belastet den Körper und macht uns müde und lethargisch. Unser Gehirn arbeitet langsamer, unsere Bewegungen verlangsamen sich. Wir haben ein schlechtes Gewissen, und die damit verbundenen negativen Emotionen bringen noch mehr Negativität in unser Leben. Je weniger wir mit uns herumschleppen, desto leichter sind wir, desto beschwingter fühlen wir uns, und desto weniger belastende Umstände ziehen wir an. Wünschst du dir ein sorgenfreies Leben? Dann iss leicht und reise mit leichtem Gepäck.

Als erstes müssen wir verstehen, dass wir nicht Berge von Essen brauchen, um gesund zu leben, sondern ganz im Gegenteil – sehr, sehr wenig.

OBERSTES GEBOT: GRÜNDLICH KAUEN!

Wir müssen den Gebrauch unserer Kauwerkzeuge wieder erlernen. Bis jetzt beschränkte sich der Vorgang des Essens darauf, dass wir den Zucker beziehungsweise das Salz in unserer Nahrung sowie ihre Beschaffenheit geschmeckt haben. Wir haben uns wenig Gedanken um unsere Verdauung oder unsere Gesundheit im Allgemeinen gemacht und die schlecht gekauten Brocken einfach hinuntergeschluckt. Wir müssen jeden Bissen so lange kauen, bis er sich zu einem durch und durch cremigen Brei verflüssigt hat. Unser Magen hat nun mal keine Zähne und wenn wir ihm schlecht gekaute Nahrung schicken, so passiert diese – nur zur Hälfte verdaut – unseren Verdauungskanal und verursacht für alle möglichen Probleme. Wenn wir unsere Nahrung so lange kauen, bis sie sich verflüssigt hat, kann der Körper sie fünfmal besser verwerten. Das allein gibt dir mehr Energie. Du wirst dich nach dem Essen nicht mehr müde fühlen und keine Blähungen mehr bekommen. Du wirst sogar mehr Muskelmasse entwickeln, wenn du Sport machst oder Gewicht zulegen möchtest.

Ein paar Gerätschaften, die du brauchst

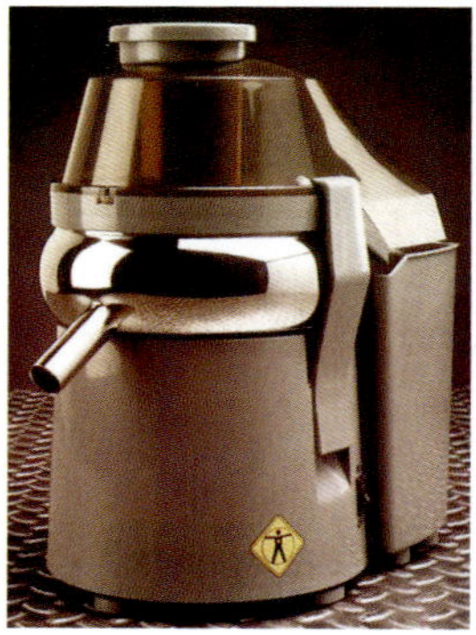

Sofern folgende Geräte noch nicht in deiner Küche stehen, solltest du sie jetzt anschaffen. Du brauchst sie für deine neue Ernährung.

- **einen guten Entsafter**
- **einen Vitamix.** Dieser Mixer ist so leistungsstark, dass man damit quasi alles verflüssigen kann. Der Vitamix ist mein wertvollstes und wichtigstes Küchengerät. Er ist wirklich unglaublich vielseitig. Ich bereite damit vom Smoothie bis zur rohen Eiscreme alles zu. Er ist leicht zu reinigen und verflüssigt Obst und Gemüse in wenigen Sekunden. Das Mixen macht die Nährstoffe für den Körper besser verfügbar, sodass die Verdauung weniger Energie beansprucht und mehr Energie für unsere Heilung zur Verfügung steht. Auch unser allgemeines Energieniveau ist höher.

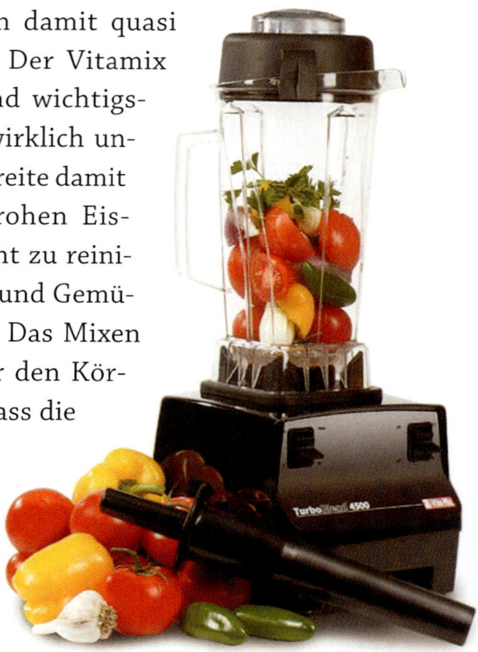

- **einen Wasserionisator.** (Sofern du ihn dir leisten kannst, denn er ist nicht ganz billig. Wenn er für dich zu teuer ist, mach dir deswegen keine Sorgen. Solltest du an Krebs oder einer anderen ernsten Erkrankung leiden, ist eine Anschaffung jedoch absolut empfehlenswert.) Ich werde auf die Wichtigkeit von Wasser und die Rolle eines Wasserionisators weiter unten noch näher eingehen.

Damit wäre dein Überlebenslabor Küche eingerichtet. Sollte dein Budget für einen Wasserionisator zur Herstellung von basischem ionisiertem Wasser nicht ausreichen, dann leg erst mal mit einem Vitamix und einem Entsafter los.

Ich werde oft gefragt, ob es unbedingt ein Vitamix sein muss oder ob es auch ein »normaler« Mixer tut. Hierzu muss man wissen, dass ein Vitamix das macht, was andere Mixer nicht können: Er verflüssigt den Mixerinhalt zu 100 Prozent. Püriert man Obst oder Gemüse in einem normalen Mixer, so bleiben kleine Partikel und Faserreste zurück, die der Körper eventuell nicht verdauen kann, sodass sie anfangen zu gären und gesundheitliche Probleme verursachen. Selbst wenn der Körper sie verwerten kann, bedeutet das Extraarbeit, die belastend wirkt.

Das Gerät ist also sehr zu empfehlen. Falls du jedoch absolut blank sein solltest, ist es immer noch besser, mit einem normalen Mixer anzufangen. Auf alle Fälle ist es keine Entschuldigung, nichts für deine Gesundheit zu tun.

Sobald du also Mixer und Entsafter hast, kannst du loslegen. Bei dieser Gelegenheit kannst du auch gleich deinen Herd vom Stromnetz nehmen, obwohl er manchmal als Geschirrschrank noch gute Dienste leistet. Viele Leute stellen auch ihre Sprossenzucht auf den ungenutzten Herd. Ich benutze eine Kochplatte weiter – zum Teemachen.

Ist eine rohköstliche Ernährung nicht teuer?

Immer wieder bekomme ich zu hören: »Ich würde mich ja gern gesund ernähren, aber ich kann es mir einfach nicht leisten« oder »Biologische Lebensmittel sind einfach zu teuer.« Entschuldige, aber das ist alles Quatsch. Sicher, wenn du zum ersten Mal in einen Bioladen gehst und die Preise dort siehst, bekommst du vermutlich einen Preisschock. Wenn du ausschließlich im Biomarkt einkaufst, dann zahlst du mehr als im normalen Lebensmittelhandel. Doch sich einzubilden, man könne nicht auf Rohkost umsteigen, weil man nicht genug Geld hat, ist einfach Unsinn.

Auf der gegenüberliegenden Seite kannst du sehen, was ich für knappe 30 Euro in einem Asia-Markt bekommen habe! Ich hatte einmal fast zwei Jahre lang keinerlei Einnahmen, und trotzdem habe ich mich von Rohkost ernährt.

Was ist dir wichtig in deinem Leben? Nun, ich nehme mal an, du beantwortest diese Frage wie folgt: Dass ich lebe und gesund bin. Die Pharmaindustrie macht Jahr für Jahr Milliarden-Umsätze. Jedes Jahr sterben über eine Million Menschen in den Krankenhäusern. Mit dem Geld, das ein Dialysegerät kostet, kannst du locker deine Hypothek abbezahlen. Wie viel gibst du jedes Jahr für Arztbesuche, Zahnbehandlung, Heilpraktiker, Rezepte und frei verkäufliche Medikamente aus? (Schmerzmittel, Hormone, Cortison, Hustensaft, Schlafmittel, Stärkungsmittel, Anti-Stress-Pillen, Hautcremes, Hämorrhoidensalben, Faltencremes, Körperlotionen, Vitaminpillen, Viagra, Hormonpillen, Nasensprays, Anti-Juckreiz-Mittel, Mittel gegen Gelenkschmerzen, Potenzmittel, Inkontinenzmittel, Mittel zur Gedächtnisstärkung oder Aufputschmittel) Und dann noch der ganze Mist, den du fürs Fitness-Studio kaufst: Soja-Molke-Proteinpulver, Energy-Drinks, Produkte zum Muskelaufbau und Wunder-Schlankheitspillen?) Ganz im Ernst: Wie viel gibst du dafür aus? Lies dir diese Liste noch mal aufmerksam durch, selbst wenn du schon Vegetarier bist und dich für gesund hältst. Ich bin mir sicher, auch du hast noch das ein oder andere Zipperlein und

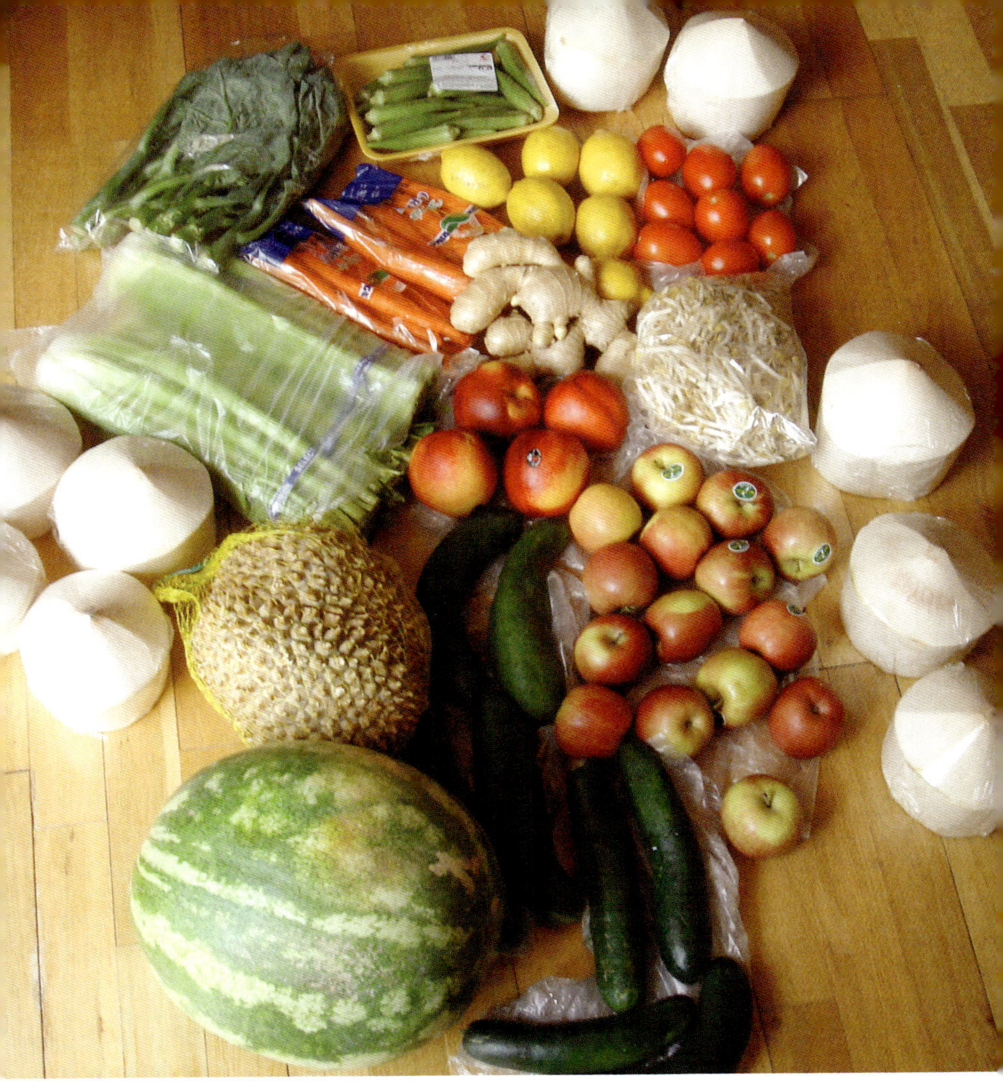

gibst Geld für Medikamente aus. Und wie viel kosten dich Tofu, Sojamilch, Sojaburger, Sojawürstchen? (Soja enthält schädliche Stoffe, die die Eiweißverdauung hemmen und Hormonstörungen verursachen können.) Wie viel zahlst du für Getreideflocken, Brot, Nudeln, Kekse, Cracker und andere tote Nahrung? Vegetarier zählen mit zu den Menschen mit den größten Gesundheitsproblemen, auch wenn sie selbst anderer Ansicht sind.

Was wäre, wenn du ohne all das auskommen könntest, was ich gerade aufgezählt habe? Wenn du keine Schnupfensprays,

Schmerzmittel, Hustentropfen und keinen Arzt mehr bräuchtest? Wenn all deine Krankheiten einfach verschwinden würden und du nie wieder krank würdest? Wenn du nie wieder müde wärst, sondern energie- und hormongeladener als jeder Teenager? Wenn du ständig Lust auf Sex hättest? Wie viel wäre dir das wert?

Willst du immer noch behaupten, biologisches Obst und Gemüse seien zu teuer? Was zahlst du jährlich an Krankenversicherung? Liebe Leute, das hier ist eure wahre Krankenversicherung!

Gut, mir ist bewusst, dass es bei dem einen oder anderen finanziell wirklich knapp ist, und er sich bestimmte Sachen einfach nicht leisten kann. Doch das bedeutet nicht, dass er nichts für seine Gesundheit tun kann. Die gesündesten und ältesten Menschen findet man in armen Ländern wie Pakistan und Bulgarien sowie in Südamerika. Diese Menschen essen nur sehr wenig. Sie besitzen weder Autos noch Fernseher, Klimaanlagen, Computer oder Internet-Zugang und leben in einfachen Häusern oder Hütten. Wenn sie gesund leben können, kannst du das auch. Also Schluss mit Ausreden.

WILDKRÄUTER: DAS BESTE GIBT'S UMSONST

Draußen vor deinem Fenster wachsen Dinge, deren Nährwert 100 Mal höher ist als alles, was du im Supermarkt kaufen kannst. Sie sind sogar noch wertvoller als biologische Lebensmittel. In Amerika verkauft man diese Dinge sogar in exklusiven Gesundheitsmärkten. Sie werden eingesetzt, um zahlreiche Krankheiten, auch Krebs, zu behandeln. Und sie gehören zu den wirksamsten Mitteln zur Leberreinigung. Aber das Schönste ist: Sie kosten nichts. Die Rede ist von Wildkräutern: Löwenzahn, Giersch, Klee, Brennnessel, Vogelmiere und viele andere wildwachsende Pflanzen. Egal, in welchem Teil der Welt du lebst, überall wachsen wilde Kräuter, die gut für deine Gesundheit sind. Zum Beispiel – schlichtes Gras. Du kannst natürlich in irgendein Fitness-Studio oder einen Gesundheitsladen gehen und dort Weizenkeimlinge kaufen. Oder du holst dir eine Handvoll Gras von der Wiese und mixt sie mit ein bisschen Wasser durch. Wie teuer ist das? Solange du keinen Unkrautvernichter über deinen Rasen versprühst, hast du vor deiner Haustür ein Schatzkästlein voll wildwachsender, gesunder Dinge zur freien Verfügung. Auf dem Markt kostet ein Pfund Löwenzahn ganz schön Geld! Ich kann mir schon denken, dass die Vorstellung, Gras zu essen, dir vielleicht seltsam anmutet. Doch dafür gibt es keinen wirklichen Grund. Es sagt nur etwas über unsere Vorurteile aus. Das ist eine ebenso verdrehte Ansicht, als würde man einen anderen Menschen wegen seiner Hautfarbe oder seiner sozialen Stellung ablehnen. Portulak zum Beispiel gilt in Amerika als Unkraut, im Rest der Welt jedoch als Gemüse. Portulak ist wirklich gesund. Er wächst fast überall und kostet keinen Cent. Löwenzahnblüten enthalten mehr Lezithin als sonst irgendetwas, einschließlich Soja.

Der Nährwert von Wildpflanzen und Wildkräutern übertrifft alles, was aus landwirtschaftlicher Produktion stammt, um das Hundertfache. Landwirtschaftlich angebautes Gemüse stammt in der Regel von Böden, die durch jahre-, wenn nicht jahrzehntelange Nutzung ausgelaugt sind. Es enthält deshalb nur wenig Mineralstoffe. Durch die tägliche Bewässerung ist das Wurzelsystem von Kulturpflanzen nur schwach ausgebildet. Die Wurzeln reichen auch nicht sehr tief in den Boden. Wildpflanzen müssen dagegen auch längere Trockenperioden überstehen können, so treiben sie sehr tiefe Wurzeln. Manche Gräser entwickeln Wurzeln, die eine Länge von über 30 Meter haben. Und das auf Böden, die nie intensiv genutzt worden sind. Die Wurzeln dieser Pflanzen durchstoßen zahlreiche Lagen mineralstoffreicher Erde und saugen sich mit diesen »Bodenschätzen« regelrecht voll. Wildpflanzen sind wahre Überlebenskünstler und Kämpfer. Kein Vergleich mit den verwöhnten, blutleeren »Weicheiern« aus dem Gemüseladen!

In der Natur gibt es so viele wunderbare nährstoffreiche Pflanzen. Du musst nur hinausgehen und sie einsammeln. Mein Nachbar von gegenüber hat zum Beispiel zur Zierde ein paar Palmen im Garten stehen. Im Herbst hängen diese Palmen voll mit Beeren, die so süß schmecken, dass man schwören könnte, jemand habe sie in Honig getaucht. Es handelt sich um die Früchte der Sägepalme. Sie haben einen günstigen Einfluss auf die männliche Hormonproduktion. Es gibt nichts Besseres für eine gesunde Prostata. Sägepalmenfrüchte bilden den Hauptbestandteil vieler pflanzlicher Prostatamittel.* Bodybuilder verwenden sie zum Muskelaufbau. Beim Mann in den mittleren Jahren kann sie das sexuelle Verlangen stimulieren. Und dieses Wundermittel wächst umsonst vor meiner Haustür. Mein Freund Matt und ich decken uns säckeweise damit ein.

In meiner Nachbarschaft gibt es so viele Gärten voller Obstbäume, deren Früchte niemand isst. Die Äste neigen sich unter der Last der Früchte bis zum Boden. All dieses wunderbare Obst verfault einfach. Die ganze Stadt hängt voller Zitronen, Orangen, Avocados, Datteln, Persimonen, Äpfeln, Grapefruits, Gingkofrüchten, Oliven, Trauben, Birnen, Pfirsichen, Beeren und Nüssen – ein wahrer Festschmaus. Du musst nicht mehr tun als die Eigentümer zu fragen, ob du davon etwas haben könntest. Und selbst wenn sie Geld haben wollen, zahlst du deutlich weniger als im Laden.

Rosmarin

Rund um mein Haus wachsen herrliche Rosmarinpflanzen. Rosmarin ist eines der besten natürlichen Antioxidantien. Er hilft bei Stress und nervöser Anspannung, stärkt das Gedächtnis und die Gehirnfunktion. Rosmarin enthält viel gut verwertbares Kalzium und findet bei der Behandlung von Brustkrebs Anwendung. Immer wenn ich von meinem Studio im Hinterhof ins Haus zurückgehe, zupfe ich mir eine Handvoll ab.

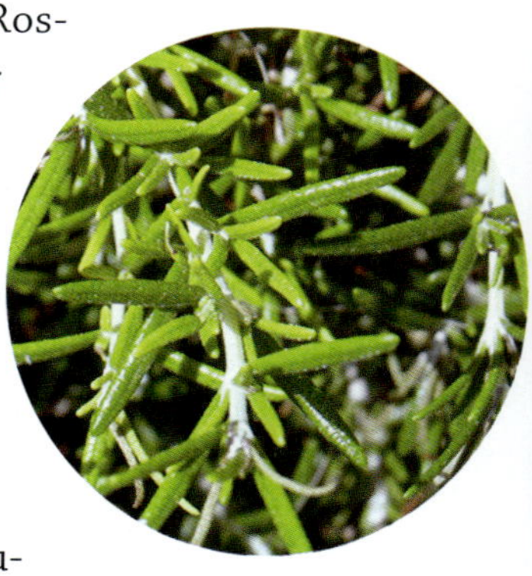

Salbei

Vor meinem Haus stehen viele schöne Salbeibüsche. Salbei unterstützt die Fettverdauung und steigert die Östrogenproduktion, so-

* Sägepalmenfrüchte helfen auch bei gutartiger Prostatavergrößerung. (Anm. d. Übers.)

dass er unter anderem zur Behandlung der für die Wechseljahre typischen Schweißausbrüche genutzt werden kann. Er hält Magen und Darm, Nieren und Leber, Milz und Geschlechtsorgane gesund. Salbei regt den Haarwuchs an, aktiviert den Blutkreislauf und hilft gegen Kopfweh. Er wirkt fiebersenkend, schleimlösend und lindert Erkältungssymptome. Ein paar Salbeiblätter zu kauen, reinigt die Zähne und stärkt das Zahnfleisch.

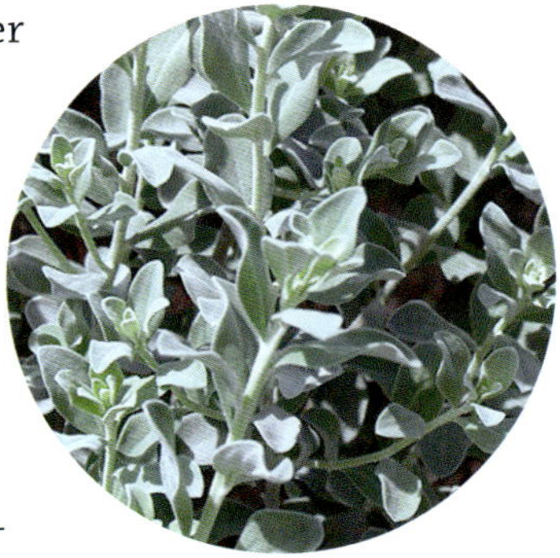

Löwenzahn

Löwenzahn ist ein wahres Gottesgeschenk und ebenso Nahrungs- und Genussmittel wie Heilpflanze. Er ist reich an Vitamin A und E, wichtigen Antioxidantien, welche vor freien Radikalen schützen. Löwenzahn enthält die Vitamine des B-Komplexes sowie C und D, Kalzium, Eisen, Mangan, Magnesium, Phosphor, Kalium, Schwefel, Silizium, Natrium, Saponine und Phytoöstrogene. Er findet Verwendung in der Krebsbehandlung, regt die Leberfunktion und die Bildung von Verdauungssäften an, entsäuert und reinigt das Blut, senkt den Cholesterinspiegel und entwässert. Löwenzahn regt den Lymphfluss an, wirkt mild abführend und schmerzlindernd. Löwenzahn unterstützt das gesamte Verdauungssystem. Seine Wurzeln sind reich an Mineralien und Spurenelementen, welche von Knochen, Knorpeln, Bändern und Sehnen benötigt werden. Manchmal wird in Läden Löwenzahn für teures Geld angeboten. Geh auf die Wiese und versorge dich kostenlos selbst. Am Löwenzahn ist alles nützlich und kann gegessen werden: Wurzeln, Blätter, Stängel und Blüten. Einzige Ausnahme: die weißen Schirmchen – die brauchen wir, um unsere Wünsche in die Welt zu blasen.

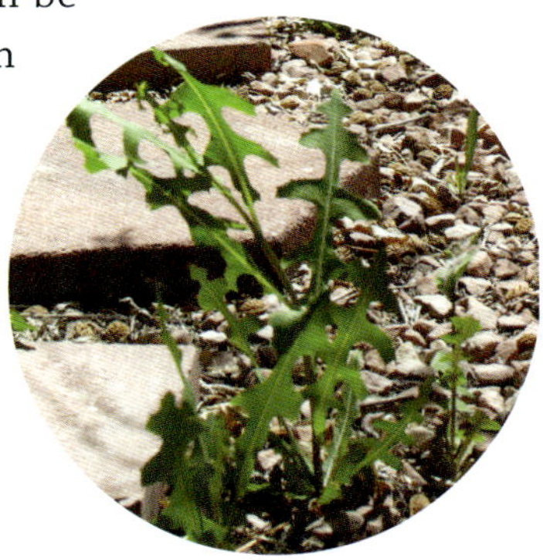

Mariendistel

Die Mariendistel ist ebenfalls ein wunderbares Gewächs. Die gesamte Pflanze ist ein Leberschutzmittel und unterstützt die Regeneration der Leberzellen. Sie wirkt antioxidativ und hilft so, Zellschäden zu vermindern. Die Pflanze enthält die Vitamine A, B_1, B_2, B_3 und C, Kalzium, Chrom, Kobalt, Eisen, Mangan, Magnesium, Phosphor, Kalium, Selen, Kieselsäure, Zinn und Bioflavonoide. Sie hilft bei Milzproblemen, unterstützt die Nieren und schützt gegen Schädigung durch Schwermetalle.

Aloe vera

Aloe vera ist überhaupt eine der erstaunlichsten Speisepflanzen, die auf diesem Planeten wachsen. Sie ist so fantastisch, dass sie von ein paar Außerirdischen hierher gebracht worden sein muss! Ich habe in meinem Garten vor ein paar Jahren eine Aloe vera gepflanzt und mit einem Bewässerungsautomaten verbunden. Sie hat sich mittlerweile zu einem dichten Busch entwickelt. Jeden Morgen schneide ich mir ein Stück ab und mixe es. Diese Pflanze hat das ewige Leben. Du kannst sie monatelang lagern und wenn du sie dann anschneidest, verschließt sie ihre Wunde sofort wieder. Außerdem ist Aloe vera ein ziemlich schlaues Pflänzchen. Sie kennt den Unterschied zwischen gesunden Zellen (deren Funktion sie stimuliert) und Zellmüll wie Viren und Krebszellen, die sie an einer Ausbreitung hindert. Aloe vera wird auch im Rahmen der AIDS-Behandlung verwendet. Die Pflanze wirkt antiviral und antibakteriell. Sie hilft bei Candida, Parasitenbefall, Müdigkeit, Fibromyalgie, Allergien, Arthritis und Hautproblemen wie Ekzemen und Schuppenflechte. Sie unterstützt die Ausscheidung giftiger Schlacken, enthält essentielle Fettsäuren und ist ein stark entzündungshemmendes Mittel, das die Gesundheit von Magen und Darm unterstützt. Hilft bei der Darmreinigung wie überhaupt bei der Selbstreinigung des gesamten Körpers. Aloe macht basisch, vor allem das Verdauungssystem, und hilft daher bei allen durch Säureüberschuss verursachten Beschwerden wie Verdauungsstörungen, Sodbrennen beziehungsweise Refluxösophagitis, Reizdarm, Kolitis, Morbus Crohn und Geschwüren (Geschwürbildung wird um 80 % verringert!). Sie senkt den Cholesterin- und Triglyzeridspiegel und unterstützt die Fettverdauung. Aloe ist gut bei – wo fange ich nur an? – Typ-2-Diabetes, Angina, erhöhtem Blutzucker, erhöhtem Cholesterin, Akne, AIDS, Allergien, Blutarmut, Gefäßleiden, Arthritis, Fußpilz, Mundgeruch, Haarausfall, Blasenentzündung, Bronchitis, Prellungen, Brandwunden, Schleimbeutelentzündung, Krebs, Candida, Grauem Star, Herpes simplex, Koliken, Darmentzündung, Verstopfung, Schnittwunden, Blasenentzündung usw.

Aloe vera enthält alle Arten von natürlichen Hormonen, antibiotisch wirkende Stoffe, Aminosäuren, Mineralien, Enzyme und einiges mehr, das bis dato noch nicht entdeckt wurde. Wenn du Aloe auf die Haut aufträgst, wird sie direkt durch die Haut in den Körper und ins Blut aufgenommen, wo sie sich gleich an die Arbeit macht. Apropos Haut: Aloe ist das absolute Wundermittel für die Haut. Ihr hoher Anteil an organischer Kieselsäure (Silicium) stärkt Zell- und Gefäßwände, Schleimhäute und Bindegewebe. Sie hilft bei der Heilung von Hautkrebs, Hämorrhoiden und Krampfadern. Aloe regt den Lymphfluss an und enthält außerdem Salicylsäure, die auch in Aspirin enthalten ist.

Gras

Ja, mach dich ruhig drüber lustig. Doch grüne Gräser sind die einzigen Pflanzen auf Gottes Erdboden, die ein Tier vollständig mit allen nötigen Nährstoffen versorgen. Gras hilft bei hohem Blutdruck, Diabetes, Gastritis, Magengeschwüren, Lebererkrankungen, Asthma, Ekzemen, Hämorrhoiden, Infektionen der Haut, Anämie, Verstopfung, Körpergeruch, Zahnfleischbluten, Verbrennungen und sogar Krebs. Das darin enthaltene Vitamin K fördert die Blutgerinnung. Gibt starke Knochen, hilft bei Krampfadern. Grasgenuss macht Pferde zu Vollblütern und Elefanten zu den größten Landsäugetieren. Damit wir in den segensreichen Genuss von Gras kommen, müssen wir nur seine Zellstruktur aufbrechen, indem wir es entsaften oder mixen. (Zum Entsaften von Gras brauchst du eine spezielle Saftpresse, aber die sind nicht allzu teuer, vor allem, wenn du einen manuellen Entsafter nimmst.) Ich persönlich mache mir meinen Grassaft, indem ich eine Handvoll Gras in meinen Mixer werfe. So bekomme ich auch die Fasern, die voller sekundärer Pflanzenstoffe stecken. Außerdem hat Grassaft aus dem Mixer nicht diesen starken Eigengeschmack wie der hochkonzentrierte Saft aus der Presse, den vielleicht nicht jeder verträgt.

Also, liebe Leute, es gibt keinerlei Ausflüchte. Die Natur versorgt uns rundum, und das auch noch unentgeltlich. Ich habe eine Serie von vier DVDs produziert, die dir zeigen, wie du dich kostenlos aus Nachbars Garten versorgen kannst – natürlich erst nachdem du seine Einwilligung eingeholt hast! Die DVDs sind voll von Informationen, die dein Leben buchstäblich umkrempeln können. Du wirst danach die Natur mit völlig anderen Augen sehen und begreifen, dass es keine unerwünschten oder nutzlosen Pflanzen gibt. (Bezug über Internet: www.FreeFoodandMedicine.com)

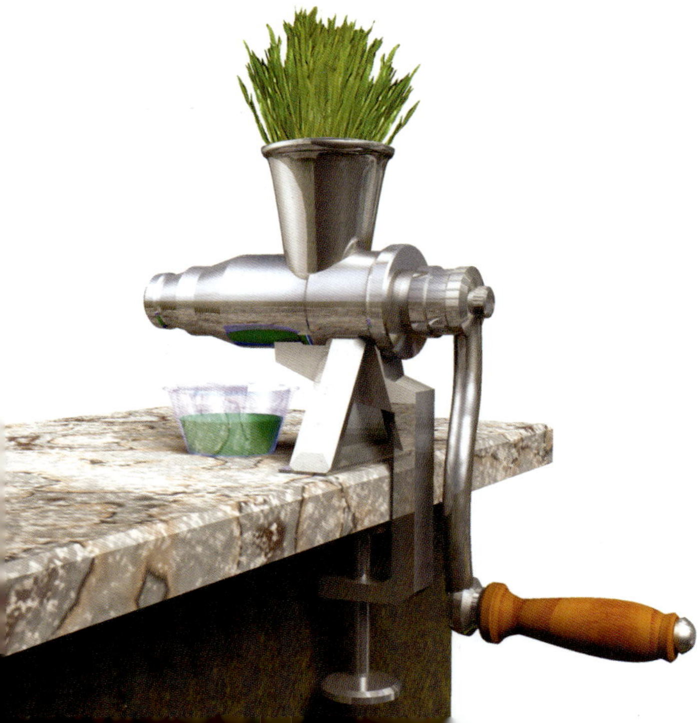

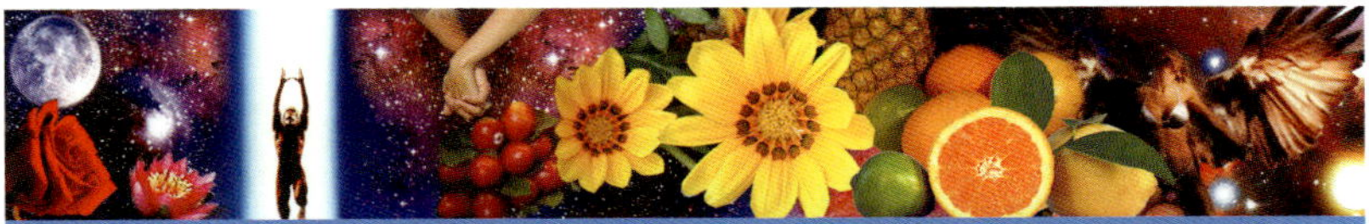

Unsere Einkaufsliste

Auf zum Obst- und Gemüsehändler!

Nein, wir halten unterwegs nicht beim Imbissstand an und ziehen uns Currywurst und Bier rein! Am besten wäre es, du kaufst nicht im Laden, sondern auf einem Bauernmarkt. Am allerbesten ist es aber, wenn du dein eigenes Obst und Gemüse anbaust.

Eine der schlimmsten Ernährungsgewohnheiten, in die man, auch als Rohköstler, verfallen kann, besteht darin, Tag für Tag dasselbe auf den Tisch zu bringen. Immer, wenn wir zum Gemüsehändler gehen, bringen wir die gleichen Sachen nach Hause (gewöhnlich die Dinge, die uns am besten schmecken). Wir kaufen das, was uns schmeckt, nicht unbedingt das, was unser Körper braucht. Und das Ende vom Lied? Mangelerscheinungen. Selbst wenn wir Sachen mit Super-Nährwert kaufen, kann es zu einer Mangelversorgung kommen, weil Romana-Salat andere Nährstoffe hat als Grünkohl, Spitzkohl oder Wirsing. Wer hätte das gedacht: andere Inhaltsstof-

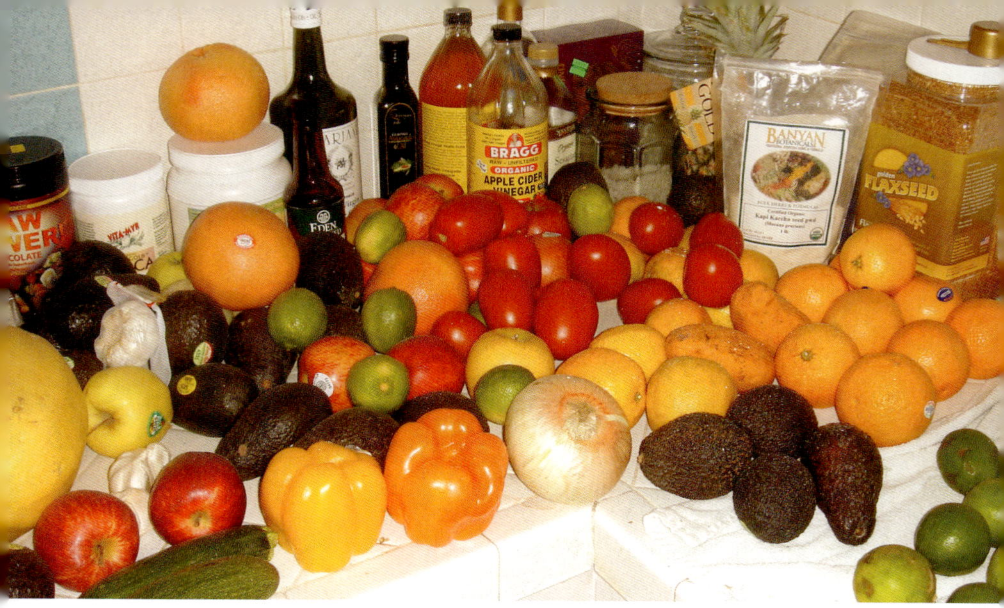

fe, andere Wirkung. Wenn du dich also immer nur von Grünkohl ernährst, Mangold und Löwenzahn jedoch beharrlich von der Tellerkante stößt, wird dir genau das fehlen, was in Mangold und Löwenzahn drin ist, in Grünkohl aber nicht. Und im Laufe der Zeit kann diese Mangelversorgung dazu führen, dass du unerwartet krank wirst. Die meisten Rohköstler kommen nach fünf bis sechs Jahren an einen Punkt, an dem sie sich wundern, warum es mit ihrem Wohlbefinden nicht aufwärtsgeht.

Mein Vater hat beruflich mit Pferden zu tun. Manche Menschen haben ein glückliches Händchen bei der Pferdezucht, während andere sich fragen, warum ihre Pferde nicht so recht gedeihen wollen. Sie laufen frei auf großen Weideflächen herum, haben genug Gras und sind doch häufig krank. Aber warum? Ganz einfach. Aus genau demselben Grund wie oben erwähnt. Sie ernähren sich zu einseitig. Der Boden auf der einen Weide ist anders als auf einer anderen. Diese Pferde sind auf ein bestimmtes Areal beschränkt und müssen fressen, was auf diesem einen umzäunten Stück Land wächst. Das Gras kann nur so gut sein wie der Boden, auf dem es wächst. Wenn es diesem Boden an bestimmten Mineralien wie Selen, Kobalt oder Schwefel fehlt, stellen sich bei den Tieren zwangsläufig entsprechende Mangelzustände ein.

In der freien Wildbahn bleiben Tiere nie an einem einzigen Ort. Gäbe es keine Zäune und könnten die Tiere sich frei wie Wildpferde bewegen, wären sie einen Tag später schon mehrere Kilometer entfernt und würden sich von wilden Äpfeln und Gräsern ernähren, die auf anderen Böden wachsen und folglich einen anderen Mineralstoffgehalt haben. Wildtiere fressen ständig Hunderte verschiedener Dinge. Sie wandern von Ort zu Ort, und das ist in vielerlei Hinsicht gut für sie. Ihre Ernährung gestaltet sich abwechslungsreich und sie bleiben nie so lange an einem Ort, dass dieser dadurch dauerhaft geschädigt wird. (Was lernt der Mensch daraus?) Der Durchschnittsesser ernährt sich von vielleicht 30 verschiedenen Produkten aus der Obst- und Gemüseabteilung und nicht von den 300, die es eigentlich sein sollten.

Deine erste Aufgabe besteht also darin, den Ausflug zum Gemüsehändler als Abenteuer zu gestalten. Sei mutig und probiere jede Woche was Neues aus. Du musst für Abwechslung im Speiseplan sorgen! Das ist die Grundbedingung für gute Gesundheit. Solltest du außerdem gegen bestimmte Dinge allergisch sein, ohne es zu wissen, läufst du auch nicht Gefahr, gerade diese Sachen ständig zu essen. Abwechslung ist also aus vielen Gründen ratsam.

LIEBE DEINE FEINDE!

Kauf zunächst die Sachen, die du gern isst. Ich tippe mal auf süßes Obst und eher nicht so kräftig schmeckendes grünes Blattgemüse. Doch nach und nach solltest du dich auch an die anderen Sachen wagen, also an das nicht so süße Obst und an bitteres grünes Blattgemüse wie Kohl, Löwenzahn, Rucola und Brunnenkresse. Zwing dich jedoch zu nichts, sondern schreite in deinem eigenen Tempo voran. Mach dir aber bewusst, dass etwas umso besser für dich ist, je bitterer es schmeckt. Wie du es auch hältst, sorge auf jeden Fall dafür, dass du immer genug grünes Blattgemüse zu dir nimmst.

BITTER IST BESSER

Bitter heilt. Es sind die bitter schmeckenden Sachen, die dir das Leben retten. Je bitterer etwas ist, desto mehr freut sich deine Leber. In der Leber sind alle Giftstoffe gebunkert, die du seit dem Tag deiner Empfängnis aufgenommen hast. Die Leber ist ein Filterorgan. Sie muss mit deinen Ernährungssünden fertig werden. In ihr wird alles abgeladen: giftige Chemikalien, Tabakschadstoffe, Alkohol, Konservierungsmittel, die ganzen Zusatzstoffe, Chlor, Fluoride, Schwermetalle, Plastikdämpfe, Pestizide, Unkrautvernichtungsmittel, Haushaltsreiniger, Chemikalien aus der Trockenreinigung und Cholesterin von frittierten Nahrungsmitteln. Bitter schmeckende Pflanzen haben auf die Leber dieselbe Wirkung wie eine Million in bar auf dich: Sie rütteln dich auf und inspirieren dich, die Ärmel aufzukrempeln und dein Leben in Ordnung zu bringen. Nun, vielleicht gibt es in punkto Geschmack wirklich Besseres, aber vergiss eines nicht: Es war das süße, lecker schmeckende Zeug, das dich krank gemacht hat.

Beurteile ein Nahrungsmittel nicht nur nach dem Geschmack. Gewöhnlich ist es so, dass ein Nahrungsmittel umso besser für dich ist, je gewöhnungsbedürftiger es schmeckt. Doch keine Bange! Ich will dich nicht zu einem Leben endloser kulinarischer Freudlosigkeit verdonnern. Es gibt Mittel und Wege, auch das bitterste Kraut genießbar zu machen.

NICHTS KERNLOSES!

Auch wenn kernloses Obst und Gemüse momentan recht schick sind: Kaufe es nicht! Es handelt sich dabei um künstlich gezüchtete Hybridpflanzen. Sie enthalten bedenklich viel Zucker und wenig Nährstoffe. Am besten du beziehst dein Obst und Gemüse aus dem Bioladen vom Biobauern aus der Region. Du kannst dir auch irgendwo weit ab von jeglicher Umweltverschmutzung ein Stück Land kaufen und dort dein eigenes Obst und Gemüse ernten. Vielleicht schließt du dich sogar mit deinen Nachbarn zu einer Kooperative zusammen, in der jeder was anderes anbaut, sodass ihr das Jahr über eure Ernte austauschen könnt.

Und wenn du schon dabei bist, kannst du dir auf deinem Grundstück auch die Energie von Wind, Sonne und Wasser unentgeltlich zunutze machen. Es werden sogar schon Wasserstoffautos entwickelt. Mithilfe dieser Energien kannst du dein Telefon, deinen Computer und alle anderen Elektrogeräte betreiben. Aber ich bin ein wenig abgeschweift. Zurück zu unserem kernlosen Obst. Kaufe keine kernlosen Sorten! Der Kern einer Frucht enthält alles, was die Pflanze braucht, um sich zu vermehren. Alle guten Sachen, alle Nährstoffe sind in den Samen und der Schale beziehungsweise Haut enthalten, nicht in dem saftigen, süßen Fruchtfleisch, das du so gern isst.

Wenn ein Pferd eine Melone frisst, dann verputzt es die ganze Frucht. Klar schmeckt die Schale nicht wirklich gut, aber hier tritt unser Vitamix auf den Plan. Pürierst du eine Melone mit Haut und Haaren, ich meine natürlich mit Kernen, Schale und Fruchtfleisch, dann bekommst du einen köstlichen Saft. Du wirst staunen. Doch nimm nur Früchte aus biologischem Anbau! Verwende die Schale auf keinen Fall bei konventionellen Früchten, denn diese sind mit allen möglichen Giftstoffen behandelt. Dasselbe gilt auch für anderes Obst. Und noch mal: Kaufe keine kernlosen Trauben, Grapefruits und so weiter.

WAS KOMMT NOCH IN DEN EINKAUFSKORB?

Staudensellerie

Hierbei handelt es sich um eines der am meisten unterschätzten Gemüsesorten. Staudensellerie ist ein höchst nützliches Pflänzchen. Er ist reich an Kalium, Natrium und Schwefel, den drei Mineralstoffen, die unser Körper am meisten braucht; ferner enthält er die Vitamine A, B und C, wirkt wassertreibend und abführend, was Wassereinlagerungen verhindert und unser Aussehen verbessert. Sein hoher Wassergehalt ist gut für unseren Flüssigkeitshaushalt. Trink nach dem Sport statt Wasser Selleriesaft. Wassereinlagerungen im Gewebe sind ein Anzeichen dafür, dass der Körper am Austrocknen ist, so unwahrscheinlich das auch klingt. Dein täglicher Mixsaft sollte immer ein wenig Sellerie enthalten.

Gurke

Die Gurke ist eine der gesündesten Früchte – jawohl, richtig gelesen, Gurken zählen nämlich zum Obst. Gurke spült die Nieren, entgiftet, reinigt den Darm und unterstützt die Gesundheit unseres Verdauungssystems. Sie enthält ein Enzym, das Bandwürmer auflöst, haufenweise Kalzium, Magnesium, Schwefel (auch als Schönheitsmineral bezeichnet) sowie die Vitamine C und E. Gurkensaft ist ein Wundermittel für den Teint. Kauf aber biologische Ware und iss die Schale mit, denn sie enthält viel Kieselsäure, Mineralstoffe und Enzyme.

Zitronen und Limetten

Sie machen den Körper basisch. (Die Säure der Früchte wird im Körper basisch.) Zitronen wirken stark reinigend, enthalten viel Vitamin C und Kalium. Sie regen die Bildung von Verdauungssäften an und lösen Gallensteine. Ideal für Fastenkuren.

Papaya

Papayas liefern viele natürliche Enzyme, welche die Verdauung gut unterstützen. Sehr zu empfehlen bei Darmentzündung. Sie wirken lindernd bei Blähungen und enthalten ein Enzym, welches die Eiweißverdauung unterstützt. Das Gesicht mit Papayaschalen einzureiben gibt einen strahlenden Teint, da die darin enthaltenen Enzyme abgestorbene Hautzellen entfernen. Papayas wirken Tumoren und Krebs entgegen. Sie straffen die Haut und helfen bei Arteriosklerose, Schlaganfällen und Herzinfarkten, da sie ein Alkaloid namens Carpain enthalten, das den Blutfett- und Cholesterinspiegel senkt. Papayas wirken regenerierend bei Leberverhärtung und helfen uns, Parasiten loszuwerden (vor allem, wenn wir die wie Pfefferkörner aussehenden Kerne essen). Iss ein oder zwei Wochen lang täglich eine Papaya und beobachte, was passiert. Papayas mit dem Saft einer Zitrone oder Limette übergossen sind ein köstliches Frühstück.

Petersilie
Petersilie ist sehr gut für die Lunge. Sie enthält Vitamin C und Eisen in rauen Mengen, daher solltest du so oft wie möglich Petersilie essen oder Petersiliensaft trinken. Petersilie kauen wirkt Wunder bei Mundgeruch. Rohe Petersilie unterstützt die Zellatmung, reinigt das Blut, löst Ablagerungen in den Gefäßen auf und erhält deren Elastizität. Petersilie kann auch kleinere Nieren- und Gallensteine austreiben und wirkt anregend auf die Darmtätigkeit. Hilft bei Schwerhörigkeit und Ohrentzündungen. Petersilie wirkt sexuell stimulierend und regt die Nebennieren an. Gut für Zähne und Knochen. Unterstützt die Ausscheidung von Schwermetallen.

Kürbiskerne
Kürbiskerne enthalten viel Eiweiß sowie Zink, Magnesium, B-Vitamine und Tryptophan. Empfehlenswert bei Herzproblemen. Positive Auswirkungen auf Prostata und Potenz. Helfen bei Wurmerkrankungen des Darmes (Spulwurm, Madenwurm, speziell Bandwurm). Zur Behandlung von Darmwürmern zweimal täglich eine Handvoll roher Kürbiskerne auf nüchternen Magen essen. Noch wirksamer in Verbindung mit Knoblauch – schmeckt außerdem sehr gut!

Algen
Algen sind wohl die am dichtesten mit Nährstoffen vollgepackten Pflanzen der Erde. Du solltest Algen dreimal täglich essen. Das Zeug ist ein ernährungstechnisches Wundermittel. Algen binden Schwermetalle wie zum Beispiel Quecksilber und transportieren sie aus dem Körper, ebenso wie radioaktive Substanzen. Algen enthalten zehn Mal mehr Eisen als Spinat und lassen deine Haare wie verrückt wachsen. Sogar graue Haare werden wieder dunkel, wenn du dich auch sonst gesund ernährst. Bei mir kommen Algen mittlerweile täglich in den Mixer. Zusammen mit Ananas geben sie eine köstliche natürlich süß-saure Mischung. Viele Na-

turkostläden führen Algen, ansonsten kannst du sie im Internet bestellen. Algen sind die beste natürliche Jodquelle und daher gut für die Gesundheit unserer Schilddrüse. Sie enthalten nahezu alle bis dato bekannten Mineralien. Algen sind ein wichtiger Lieferant von Aminosäuren (Eiweißbausteine). Sie besitzen große Heilkräfte und wirken entzündungshemmend, antimikrobiell, antimykotisch (Pilzmittel) und schützen vor Krebs. Algen sind mehr oder weniger der einzige nichttierische Vitamin-B_{12}-Lieferant.

Sie erzielen in vielen Fällen bessere Resultate als die Medikamente, die üblicherweise zur Behandlung von Brust- und Prostatakrebs eingesetzt werden. Sie unterstützen die Wundheilung und haben einen höheren Kalziumgehalt als Milch. Algen halten Hormonproduktion und Libido in Schwung und entfernen Gefäßablagerungen. Sie senken den Cholesterinspiegel, helfen bei Candida, Zellulitis, Chlamydien, Herpes, HIV, Scheideninfektionen und Wechseljahresbeschwerden. Sie regen den Haarwuchs an und lassen die Haut jünger aussehen. Algen sind ballaststoffreich und voller Vitamine, besonders A, B, C, D, E und K, dazu enthalten sie noch eine beträchtliche Menge Karotin.

Algen sollten wir definitiv jeden Tag essen. Es gibt keine andere Nahrungsmittelgruppe, die besseren Schutz gegen Strahlenbelastung und Umweltgifte gewährt.

Chia-Samen

Die Samen der Chia-Pflanze, einer Salbeiart, sind reich an essentiellen Fettsäuren, wovon etwa zwei Drittel Omega-3-Fettsäuren sind. Von Letzteren haben wir gewöhnlich zu wenig, dabei brauchen wir sie dringend, weil sie uns vor Entzündungen und Herzkrankheiten schützen. Sie enthalten zudem viele Ballaststoffe, Vitamine, Mineralien, Antioxidantien sowie hochwertiges Protein. Chia-Samen quellen im Darm stark auf. Ein Teil Chia-Samen in neun Teilen Wasser eingeweicht kann bis zu zwei Wochen im Kühlschrank aufbewahrt werden. Chia-Samen sind bessere Omega-3-Lieferanten als Leinsamen, auch irritieren Chia-Fasern die Schleimhäute weniger. Die Azteken verwendeten Chia bei Gelenkschmerzen und Hautproblemen.Neben den bereits erwähnten Ballaststoffen enthalten Chia-Samen Kalzium, Phosphor, Magnesium, Mangan, Kupfer, Niacin und Zink. Chia-Samen sind ziemlich klein, etwa wie Mohnsamen, und können einfach so gegessen werden. Du kannst sie aber auch in Wasser einweichen (so werden sie nach kurzer Zeit von selbst weich) oder sie in Wasser beziehungsweise als Zutat zu einem Smoothie im Mixer pürieren, dann werden sie puddingartig. Ihr Geschmack erinnert ein bisschen an Haferflocken. Sie helfen beim Entschlacken und eignen sich als ballaststoffreiches Nahrungsmittel mit hohem Nährwert besonders gut, um damit den Tag zu beginnen oder zu beenden. Chia-Samen reinigen Herz und Gefäße, während sie gleichzeitig das Verlangen nach Kohlehydraten dämpfen.*

Nüsse

Du solltest nur wenige und rohe, unbehandelte Nüsse essen. Also nichts was geröstet, gewürzt, aromatisiert oder gebleicht wurde. Halte deinen Nusskonsum niedrig, denn Nüsse sind für unsere Verdauung eine ziemliche Belastung. Am besten sind Mandeln, denn sie sind die einzigen Nüsse, die nicht sauer (im Gegensatz zu basisch) wirken. Samen sind grundsätzlich bekömmlicher. Rohe Kürbiskerne, Sesam, Leinsamen und Chia-Samen sind prima Alternativen. Alle Samen (mit Ausnahme von Leinsamen und Chia-Samen) sollten vor dem Verzehr mehrere Stunden, am besten über Nacht, eingeweicht werden, damit sich ihre enzymhemmende Schicht auflöst und sie leichter verdaulich werden.

Für die Umstellungsphase ist es in Ordnung, wenn du Mandelmilch, Mandelmehl und so weiter fertig kaufst, langfristig aber ist es besser, wenn du diese Dinge selbst herstellst. Dann sind sie einfach viel frischer und ihr Nährstoffgehalt ist viermal so hoch. Die Zubereitung dauert nur eine Minute ist auch deutlich billiger als der Kauf der fertigen Produkte.

---

* Seit Ende 2009 sind Chia-Samen auch in der EU als Novel Food anerkannt. Bezug über: www.shop.sachia.de (Anm. d. Übers.)

Anfangs wirst du wahrscheinlich noch häufig Appetit auf süße und salzige Speisen haben. Doch im Laufe der Zeit und je gesünder du wirst, wird sich dein Appetit verändern und du wirst dich immer besser fühlen. Als Salz nimmst du am besten so genanntes Celtic Sea Salt (graues Meersalz). Es wurde in der Sonne getrocknet und von Hand »geerntet«. Dieses Salz ist sehr mineralstoffreich. Ich persönlich mag am liebsten grobes Meersalz wegen seiner großen Kristalle.

Salz und Gewürze

Unser Körper braucht Natrium, doch gewöhnliches Tafelsalz ist blankes Natriumchlorid und nicht gut für die Gesundheit. Wir müssen dem Körper ein ausbalanciertes Gemisch von Mineralstoffen zuführen. In der Zeit, in der du deine Ernährung umstellst, kannst du graues Meersalz verwenden, das direkt aus dem Meer gewonnen wird und alle Mineralien, die der Körper braucht, in ausgewogener, natürlicher Form enthält. Wenn du dich erst einmal eine Zeit lang von Rohkost ernährt hast, kannst du alles, was du an Nährstoffen brauchst, direkt aus deiner Nahrung beziehen, ohne irgendwelche Nahrungsergänzungsmittel zu dir zu nehmen. Zu viel Natrium – egal, woher es kommt – führt zu Magenkrebs und Bluthochdruck, also decke deinen Bedarf besser mit Staudensellerie und Ähnlichem.

Für alle fertigen Gewürze gilt: mit Vorsicht zu genießen! Das Geheimnis sämtlicher Fertiggewürze ist die süchtig machende Kombination von Zucker und Essig. Dieses Duo findest du in allen Soßen und Gewürzen, auf die du so stehst: Ketchup, Senf, Relish, Mayonnaise, Sojasauce oder Teriyaki-Sauce und so weiter. Zucker in Verbindung mit Essig ist ein absoluter Turbotreibstoff für Hefepilze. Bist du oft müde? Fragst du dich, ob du vielleicht Candida hast? So wie Brot der Treibstoff für Hefepilze ist, wirkt das Zucker-Essig-Gemisch wie ein richtiger Brandbeschleuniger. Weißt du, wie in den Laboren Virenkulturen gezüchtet werden? Mit Zuckerwasser! Nichts gibt einen besseren Nährboden für Viren und Bakterien ab als Zucker. Destillierter, weißer Essig macht den Körper nicht nur sehr sauer, sondern tötet auch die roten Blutkörperchen ab.

Verwende richtige Gewürze wie Chilischoten, Zwiebeln, frischen Knoblauch oder was dir sonst das Wasser im Mund zusammenlaufen lässt, wenn du ein Gericht aufpeppen willst.

Olivenöl

Das beste Olivenöl ist das, das in einer Steinmühle gemahlen wird. Auch wenn auf vielen Ölen »kalt gepresst« steht, heißt das noch nichts, denn die Oliven werden zwischen riesigen mechanischen Walzen bei hohem Druck vermahlen, wobei sich Temperaturen bis zu 46 °C entwickeln können. So werden wertvolle Inhaltsstoffe zerstört. Auf der Flasche sollte also stehen, dass die Oliven mit einer Steinmühle vermahlen wurden. Du bekommst solches Öl in Naturkostläden oder Reformhäusern.* Es kostet zwar mehr, ist aber seinen Preis wert, also, was soll der Geiz. Und erst der Geschmack! Ich esse Olivenöl wie Suppe.

SÜSSMITTEL

Honig

Naturbelassener, roher Honig ist reich an Enzymen, Protein, Mineralien und anderen Mikronährstoffen. Honig hat einen so hohen Nährwert, dass du dich allein von ihm ernähren könntest. Honig soll auch antibakteriell wirken, was sehr merkwürdig ist, denn sämtliche Zuckerarten sind ein idealer Nährboden für Bakterien.

Stevia und Luo Han Guo

Es handelt sich hierbei um zwei Süßmittel, die weder den glykämischen Index in die Höhe treiben (wichtig bei Diabetes), noch wie andere Zuckerarten die Bauchspeicheldrüse unter Stress setzen.

---

* Wichtig ist dabei, nur biologisches Öl aus dem Naturkostladen zu kaufen, da auch »natives« Öl ganz offiziell bis zu 70 % raffiniertes Öl enthalten darf und es kaum Kontrollen gibt. Rein theoretisch würde die Deklaration »Natives Olivenöl Extra« die Anforderungen erfüllen. Siehe www.zentrum-der-gesundheit.de/extra-natives-olivenoel-ia.html – (Anm. d. Übers.)

Beide Süßmittel werden aus Pflanzenblättern gewonnen und sind eine natürliche Alternative zur Süßstoffindustrie. Sie schmecken erstaunlich süß und sind sogar noch gut für die Gesundheit.*

Ahornsirup
Hin und wieder einen Löffel ist in Ordnung. Er wird zum Eindicken zwar erhitzt, wird aber sonst nicht weiter behandelt.

Agavendicksaft
Agavendicksaft ist ein aus Wüstenpflanzen gewonnenes Süßmittel. Als er auf den Markt kam, war Agavendicksaft in Rohkostkreisen ein absoluter Renner. Doch die Begeisterung legte sich, als es zu Kontroversen über seine Herstellung kam. Bis dieser Punkt geklärt ist, würde ich empfehlen, dass wir uns entspannt zurücklehnen und abwarten, was dabei herauskommt.

Wenn du an einer lebensgefährlichen Krankheit leidest, solltest du von Salz und sämtlichen Süßmitteln die Finger lassen, also auch von grauem Meersalz, Agavendicksaft, Ahornsirup, Honig, Yaconsirup, und so weiter! Jeder Mensch würzt gern sein Essen, doch müssen wir auf diese Gewohnheit verzichten, solange wir an unserer Genesung arbeiten, denn alles, worauf wir starke Gelüste haben, sind genau die Dinge, worauf auch Parasiten, Krebszellen, Viren, Bakterien, Hefepilze und Konsorten Appetit haben. So holen sie sich die nötige Energie, um sich auszubreiten.

ROHE SCHOKOLADE

Schokolade wird aus Kakaobohnen, die eine gewisse Ähnlichkeit mit Kaffeebohnen besitzen, hergestellt. Rohen Kakao gibt es als Bohnen, Nibs (der von der bitteren, papierartigen Haut befreite

---

* Stevia ist in der EU noch nicht als Nahrungsmittel zugelassen. Händler deklarieren es zum Teil als Tierfutter um oder nennen es Süßkraut. Siehe www.schrotundkorn.de/2000/sk0005e7.htm (Anm. d. Übers.)

Kernbruch) und Pulver zu kaufen.* Naturbelassene Kakaobohnen ergeben eine hundertprozentige Vollbitterschokolade. Manche verputzen sie einfach so. Die meisten nehmen die Nibs und mahlen sie in ihrer Kaffeemühle. Dann vermischen sie das Kakaopulver mit Kokosöl, einem natürlichen Süßmittel und ein paar anderen Zutaten und fertig ist die selbstgemachte Schokolade. Sie verrühren die Zutaten von Hand und stellen sie zum Festwerden ins Gefrierfach. Nach einer Stunde holen sie ihre selbstgemachte Schokolade heraus und zerteilen sie in Stücke. Auf meiner Website habe ich ein tolles Rezept für rohe Schokolade, vielleicht bringe ich es später hier im Buch, falls ich daran denke.

Rohe Schokolade enthält im Gegensatz zu Schokolade aus dem Laden gute Öle und Fette. Handelsübliche Schokolade enthält gehärtete Fette (schlecht), sodass man sie bei Zimmertemperatur lange im Regal lagern kann. Die Öle in roher Schokolade hingegen schmelzen bei Raumtemperatur, darum muss man sie im Gefrierfach fest werden lassen, bevor man sie essen kann. (Diese Öle bleiben im Körper flüssig und verstopfen die Gefäße nicht.) Du kannst auch rohes Kakaopulver nehmen und es in Smoothies geben oder damit rohes Schokoladeneis, Desserts und so weiter machen.

Momentan wird – wegen der Art und Weise, wie er aus der Pflanze gewonnen wird – darüber gestritten, ob roher Kakao wirklich roh ist. Als ich begann, mich von Rohkost zu ernähren, hab ich zunächst viel Kakao verzehrt, dann aber immer weniger, weil ich im Laufe der Zeit nicht mehr so viel brauchte. Doch wenn du auf der Suche nach superleckerem Futter für die Zeit der Umstellung bist, dann liegst du mit Kakao absolut richtig.

Einige von diesen gesunden Leckerbissen können regelrecht süchtig machen.

* Rohe Kakaobohnen sind hierzulande eher selten zu bekommen. Es gibt einzelne Anbieter im Internet. (Anm. d. Übers.)

NAHRUNGSERGÄNZUNGEN

Würden wir noch im 19. Jahrhundert leben, könnten wir uns dieses Thema sparen. Doch alles, was wir heute an Obst und Gemüse kaufen können, ist, selbst wenn aus biologischem Anbau stammt, auf Böden gewachsen, denen es mittlerweile an wichtigen Nährstoffen fehlt. Damit du dieselbe Menge Eisen bekommst, die ein Teller Spinat in den 1950er-Jahren enthielt, müsstest du heute gleich 50 (!) Teller Spinat verdrücken. Magnesium, ohne das der Körper kein Kalzium aufnehmen kann, ist heute im Boden gar nicht mehr nachweisbar. Wenn wir unter Magnesiummangel leiden, wird unser Nervenkostüm ziemlich flattrig und ohne Magnesium stellt unser Herz den Dienst ein. Jod findet sich ebenfalls nicht mehr im Boden und ohne Jod funktioniert unsere Schilddrüse nicht. Würden wir in der freien Natur leben, würden wir eine Pflanze ungewaschen mit allen auf ihr lebenden Mikroorganismen essen und so unser Vitamin B_{12} bekommen. Aber das Gemüse im Laden ist sauber gewaschen und so bleibt uns nur das Regal mit den Nahrungsergänzungsmitteln.

Doch eins gleich vorne weg: Drei Viertel von dem Zeug, das dort angeboten wird, ist nutzlos. Dieselben isolierten toten chemischen Stoffe, die alle vom selben Hersteller stammen und nur in unterschiedliche Schachteln verpackt sind. Matt und ich haben uns mit diesem Thema auseinandergesetzt, als wir unsere eigenen Pflanzenpräparate entwickeln und vermarkten wollten. Wir fanden heraus, dass die einzelnen Hersteller die Inhaltsstoffe für ihre Produkte von Großhändlern bezogen, bei denen diese Stoffe oft jahrelang lagern. Dieses ganze Zeug ist einfach nur nutzloser Dreck. All diese Pillengläser, die du im Regal stehen siehst, kosten in der Herstellung höchstens zwei Euro – und zwar für alles zusammen: Flasche samt Schraubverschluss plus Inhalt. Ich aber wollte organische, wildwachsende Pflanzen in meinen Rezepturen. Damit stieg der Preis aufs Zehnfache. Ich erwähne das nur, damit du dir ein Bild davon machen kannst, was für billiges Zeug die meisten Nahrungsergänzungsmittel sind. Lass dich nicht von den fantastischen Bezeichnungen oder Herstellernamen blenden. Natürlich will man dir einreden, wie gesund und natürlich das ist, was da angepriesen wird. Die meisten Vitaminpräparate werden aus anorganischem Ausgangsmaterial wie Gesteinsmehl gewonnen. Die im Präparat enthaltenen Kräuter sind oft sehr billig. Sie werden mit allen möglichen Giftstoffen gespritzt und aus Ländern mit sehr laxen Gesundheitsvorschriften importiert. Das war ein weiterer Grund für mich, meine eigene Produktlinie aufzuziehen. (So erblickten meine BODY FORCE-Heilprodukte das Licht der Welt.) Doch zurück zu unseren Nahrungsergänzungsmitteln. Finger weg von den Multivitaminpräparaten. Sie sind überflüssig und belasten nur Leber und Nieren.

Zuerst brauchst du Magnesium. Heute haben die meisten Menschen gefährlich niedrige Magnesiumwerte, sogar so niedrig, dass Herzanfälle drohen. Ich verwende ein Präparat auf Magnesiumcitrat-Basis und nehme zwei- oder dreimal täglich einen Teelöffel in Wasser aufgelöst ein. Magnesium macht innerlich ruhig, ist gut für die Nerven und bei Stressbelastung. Es fördert einen gesunden Schlaf und tut Herz und Nieren gut. Hyperaktive Kinder werden durch Magnesiumgaben ruhiger. Magnesium hilft bei Diabetes, hohem Blutdruck, Arthritis, Migräne, Asthma, Störungen des Hormonhaushaltes, grauem beziehungsweise ausfallendem Haar, depressiven Verstimmungen, Gelenkproblemen, Schmerzen, Muskel- und Wadenkrämpfen. Magnesium stärkt die sexuelle Energie und schützt gegen Schlaganfall. Nach Sauerstoff ist Magnesium das Element, das unser Körper am nötigsten braucht – und wir brauchen davon nicht gerade wenig. Ohne Magnesium kann der Körper kein Kalzium aufnehmen. Wenn Therapien, die eigentlich helfen müssten, nicht anschlagen, deutet das häufig auf einen Magnesiummangel hin.

ENZYME, ENZYME UND NOCH MAL ENZYME

Keine unserer Körperfunktionen ist ohne Enzyme möglich. Enzyme sind der Lebensfunke. Je mehr es dir an Enzymen fehlt, desto früher stirbst du. Der Körper kann Vitamine nicht ohne Mineralien verwerten, Mineralien nicht ohne Protein (beziehungsweise Aminosäuren) und Protein nicht ohne Enzyme. Auch wenn du viel Rohkost isst, nimmst du wahrscheinlich immer noch zu wenig Enzyme zu dir, denn der Körper benötigt sie für alle möglichen Funktionen. Unser Körper muss ständig unzählige Enzyme neu synthetisieren, weil sie nur kurze Zeit funktionsfähig sind. Wir sollten ihn daher entlasten, indem wir ihm von außen möglichst viele Enzyme zuführen.

WAS DU SONST NOCH BRAUCHST

Blütenpollen

Blütenpollen sind das vollwertigste Nahrungsmittel, das Mutter Natur zu bieten hat. Sie enthalten alle 22 Aminosäuren, sind reich an Enzymen und Koenzymen, Vitaminen (darunter Vitamin B_{12}), Fetten und Mineralstoffen. Was genau sind eigentlich Blütenpollen? Es ist der von den Bienen gesammelte Blütenstaub, der mit Nektar aus ihrem Honigmagen vermischt und zu Kügelchen geformt wird. Bienenpollen sind heilkräftige Energiespender. Bienenerzeugnisse standen und stehen bei allen Religionen in hohem Ansehen, auch in der Bibel finden sich entsprechende Stellen. Sie verjüngen den Körper und verlängern das Leben. Russische Imker werden regelmäßig über 100 Jahre alt. Weltklasse-Athleten nützen Bienenpollen als Kraftspender. Wenn du an einer Pollen- oder Sporenallergie leidest, versuche es einmal mit Blütenpollen aus deiner Umgebung. Blütenpollen helfen bei Bronchitis, Nebenhöhlenentzündungen und Erkältungen. Sie gleichen den Hormonhaushalt aus, lindern Menstruations- und Prostatabeschwerden und helfen bei gutartiger Prostatavergrößerung und Problemen beim Wasserlassen. Blütenpollen helfen ferner bei Reizdarm (ständiger Wechsel von Verstopfung und Durchfall), wirken vorzeitigem Altern entgegen, aktivieren das Gehirn und geben Kraft. Du kannst jeden Tag ein paar Teelöffel über deinen Salat streuen oder sie in Smoothies trinken oder mit rohem Honig essen.

Propolis

Propolis wird auch als Bienenharz bezeichnet. Ein wahres Wundermittel! (Nicht unbedingt Pflicht, aber empfehlenswert, sofern es dein Geldbeutel erlaubt.) Bienen überziehen damit die Innenseite des Bienenstocks, um schädliche Bakterien abzutöten. Der Grundbestandteil von Propolis ist eine harzige Substanz, die die Bienen in der Rinde von Bäumen finden. Propolis hat eine stark antivirale, antibiotische und antibakterielle Wirkung. Mit bestimmten Bakterien und Viren wie Escherichia Coli oder Salmonellen wird es sogar besser fertig als so manches Antibiotikum. Propolis hilft gut bei Lungenentzündung, Geschwüren, beschleunigt die Heilung von Knochenbrüchen und unterstützt die Neubildung von Zellen. Und, man höre und staune, es wirkt auch bei Karies, hohem Blutdruck, Gefäßablagerungen, Hautkrebs, Warzen, Herpes und weiß Gott was noch alles. Bienen sind kleine Engel. Alles, was sie machen oder tun, ist reine Magie.

Hanföl

Hanföl ist noch hochwertiger als Olivenöl und reich an Omega-3-Fettsäuren (essentielle Fettsäuren). Schmeckt wunderbar in Salat. Mildert den scharfen, bitteren Geschmack von stark schwefelhaltigem grünem Blattgemüse wie Rucola und so weiter. Und: Der Gebrauch von Hanföl hat keine berauschende Wirkung. Statt Hanföl kann man auch so genannte »3-6-9 Öle« nehmen.

Wenn du es nicht so mit Ölen hast, solltest du viel Chia-Samen verzehren, damit du genügend Omega-3-Fettsäuren bekommst. Sie schmecken ein bisschen wie lösliche Haferflocken, wenn du sie mit Wasser mixt.

Ja, wir müssen Multivitaminpräparate zu uns nehmen, um den Mangel in unserer Ernährung auszugleichen, doch vergiss die bunten Vitaminpillen.

Chlorella

Chlorella ist eine Grünalgenart. Enthält 62 % Aminosäuren und gilt als eines der wertvollsten Lebensmittel überhaupt. Wir können es unbedenklich über längere Zeiträume zu uns nehmen. Chlorella enthält alle Aminosäuren (vollständiges Eiweiß), und davon mehr als jedes andere vollwertige Nahrungsmittel, sowie eine Vielzahl an Mineralien, Enzymen und Chlorophyll. Dazu Beta-Carotin (Vitamin A), die Vitamine C, E, K, B_1, B_2, B_6 und B_{12}, Niacin, Pantothensäure; DNS, RNS, Folsäure, Biotin, Cholin, Inosit; dazu noch Phosphor, Kalium, Magnesium, Germanium, Schwefel, Eisen, Kalzium, Mangan, Kupfer, Zink, Jod, Kobalt und Spurenelemente. Chlorella vermehrt sich so schnell, dass es sich alle 24 Stunden vervierfacht (erstaunliche Gene). Es vervierfacht auch unsere körpereigene Darmflora (die »freundlichen«, probiotischen Darmbakterien). Chlorella enthält außerdem einen natürlichen Wachstumsfaktor (Bodybuilder aufgepasst!). Es stärkt das Immunsystem (hilft Kindern, gesund zu bleiben, und unterstützt deren Wachstum), die Verdauung, macht den Körper basisch, saniert verschleimte Darmwände, leitet Umweltgifte, Schwermetalle und andere Chemikalien aus unserem Körper aus. Verbessert Gesundheit und Muskelwachstum. Erhöht die Hämoglobinkonzentration in den roten Blutkörperchen (zuständig für Eisen und Sauerstoff), senkt den Cholesterinspiegel, unterstützt die Entgiftungsfunktion der Leber. Am besten 20 Minuten vor dem Essen auf nüchternen Magen einnehmen.

Probiotika

Hierbei handelt es sich um lebende Bakterien, die sich in unserer Darmflora befinden und dort vielfältige Aufgaben wahrnehmen. Sie unterstützen zum Beispiel den Darm bei seinen Verdauungsaufgaben, bekämpfen Bakterien und halten das Darmmilieu frei von unliebsamen Elementen. Sie sind sehr wichtig für unsere Gesundheit. Wenn unser Körper sauer wird, weil wir schlechte Sachen gegessen haben oder einfach nur Stress hatten, dann werden die guten Bakterien in unserer Darmflora vernichtet, sodass diese ihren natürlichen Schutzschild verliert. Du musst Probiotika auch nach einer Darmspülung oder einem Klistier einnehmen, um die ausgewaschenen Bakterien wieder zu ersetzen. Nimm sie unmittelbar vor dem Schlafengehen ein.

Apfelessig

Unbehandelter Apfelessig reinigt den Körper von innen, macht basisch und regt auch die Bildung von Magensaft an. Apfelessig ist zwar Essig, aber durch seinen Gehalt an Kalium wirkt er basisch. Trink jeden Morgen ein Glas Wasser mit 2 Teelöffeln Apfelessig. Verwende ihn mit etwas Öl in Salatsoßen.

Grüner oder weißer Tee

Weißer Tee ist im Prinzip das gleiche wie grüner Tee, nur wirkt er stärker. Er ist ab jetzt dein Kaffee-Ersatz. Weißer Tee erweitert die Blutgefäße, steigert das Wohlbefinden, unterstützt die Heilung von diversen Krankheiten, sogar Krebs.

Tocotrienole

Tocotrienole sind natürliche Stoffe, die in hoher Konzentration in Reiskleie vorkommen. Sie ähneln sehr stark dem Vitamin E, haben aber eine 50 Mal stärker Wirkung. Du solltest sie unbedingt zu dir nehmen, denn du wirst den Unterschied sofort spüren. Außerdem schmecken Tocotrienole in Form von Reiskleie-Pulver einfach super. Neben Vitamin E enthält Reiskleie-Pulver die Vitamine des B-Komplexes und alle Aminosäuren, Mineralstoffe und essentielle Fettsäuren (Omega 3-6-9) sowie über 70 antioxidative Verbindungen. Tocotrienole wirken antiallergisch und sind leicht verdaulich. Der Cholesterinspiegel wird gesenkt, der Blutzuckerwert reguliert, Tumorzellen werden aufgelöst und die Immunabwehr verbessert. Sie verjüngen die Haut, vermindern die Kalziumausscheidung bei Nierensteinen und binden Gallensäure. Reiskleie-Pulver ist ein hochwertiges »Proteinpulver«, das eine komplette Mahlzeit ersetzen kann, wenn du mal wenig Zeit hast oder unterwegs bist. Es muss unbedingt ins Reisegepäck! Noch mal: Reiskleie-Pulver ist die beste Quelle für die B-Vitamine und Vitamin E, die wir bei Gesundheitsproblemen aller Art – Herz, Darm, Leber, Haut, Energie, Gehirn – benötigen. Bezugsquellen findest du im Internet.*

---

* Siehe www.purenature.de/shop/k224/a1272/reiskleie-fein.html (Anm. d. Übers.)

Huminsäure
Huminsäuren sind natürliche Abbauprodukte von Pflanzen (und du musst sie dir wahrscheinlich auch im Internet besorgen). Das Zeug ist wirklich super! Du findest sie auch unter der Bezeichung »Shilajit« oder »Mumijo«. Huminsäure ist das wirksamste natürliche Elektrolyt und stellt das Ladungs-Gleichgewicht in geschädigten Zellen wieder her. Huminsäure neutralisiert Giftstoffe im Körper und hilft bei Nahrungsmittelvergiftungen innerhalb weniger Minuten. Trifft Huminsäure auf freie Radikale (also Atome oder Moleküle mit ungepaarten positiv oder negativ geladenen Elektronen), so neutralisiert sie diese mit gegenpolig geladenen Elektronen. Sie verwandelt Mineralien in bioaktive, bioverfügbare, organische Stoffe. Zum Beispiel wird Kalzium für den Körper leichter verwertbar, was sich in verbessertem Knochenwachstum und der Regeneration des Knochengewebes bei Osteoporose ausdrückt. Mineralstoffmangel macht uns anfälliger für Krankheiten, lässt uns schneller altern und beeinträchtigt unser körperliches Wohlbefinden mehr als irgendein anderer Faktor. Mineralien sind in ihrer natürlichen »Gesteinsform« für den Körper wertlos, erst wenn sie von einer Pflanze aufgenommen und umgewandelt werden, kann er diese jetzt »organisch« gewordenen Mineralstoffe verwerten. Organische Huminsäure wird durch Mikroorganismen im Boden gebildet, um Mineralien und Nährstoffe aus dem Boden in die Pflanze zu bringen. Huminsäure bereitet Mineralien so auf, dass die Zellen sie aufnehmen und verwerten können. Gleichzeitig scheint sie auch Kalkablagerungen im Körper aufzulösen, die sich im Laufe der Jahre in Gelenken, Gefäßen und Muskeln bilden, was zu verbesserter Beweglichkeit und Gelenkigkeit führt und uns das Gefühl gibt, Jahre jünger zu sein. Huminsäure ist ein wirksames Antioxidans, das zuverlässig freie Radikale neutralisiert, ohne selbst zum freien Radikal zu mutieren. Sie kann außerdem die Blut-Hirn-Schranke überwinden.

Huminsäure beziehungsweise Shilajit erhöht die Kraft in unserer Mitte, die für unsere sexuelle und spirituelle Energie zuständig ist, und durch Stress und Angstzustände geschwächt wird. Shilajit verleiht uns neue Vitalität. »Shilajit« kommt aus dem Sanskrit und bedeutet »Bezwinger der Berge und Zerstörer der Kraftlosigkeit«. Viele, die es eingenommen haben, beschwören, dass es wahre Wunder wirkt. Sie berichten, dass sie danach mehr Energie und mehr sexuellen Appetit hatten. Es wirkt antioxidativ und entzündungshemmend, hilft ferner bei Verdauungsproblemen, Harnwegsproblemen, Allergien, Diabetes, Ödemen, Blutarmut, Arthritis, Gelenkschmerzen sowie zu hohem Cholesterin. Shilajit verbessert unsere Gehirn- und Gedächtnisleistung, hilft uns, mit Stress besser fertig zu werden und verbessert allgemein die Lebensqualität. Es scheint fast so, als seien Menschen, die Huminsäure eingenommen haben, all ihre Krankheiten losgeworden.

Wasch- und Putzmittel

Und wenn du schon mal im Biomarkt bist, kannst du auch gleich ein paar ökologische Wasch- und Putzmittel mitnehmen. Bleichmittel kannst du gut durch Natriumpercarbonat oder Wasserstoffperoxid ersetzen. Wenn du einen Wasserionisator hast, kannst du auf diese Dinge ganz verzichten.

Haarpflegeprodukte

Achte bei Haarpflegeprodukten darauf, dass sie frei von Natriumlaurylsulfat und ähnlichen Detergentien sind.

Pflege von Zähnen und Zahnfleisch

Zur Pflege von Zähnen und Zahnfleisch vertreibe ich ein spezielles Zahnpflegepulver, das desinfizierend und stimulierend wirkt. Du kannst es auch selbst herstellen, wenn du Lust dazu hast. Du brauchst dazu nur Backpulver, Meersalz und Cayennepfeffer – und tschüss, Zahnfleischbluten! (Zahnfleischbluten wird durch Bakterien in der Mundhöhle verursacht, die nebenbei auch noch eine Hauptursache für Herzkrankheiten sind und die Leute vorzeitig ins Grab bringen.)

Nicht alles, was im normalen Supermarkt in der Bio-Ecke angeboten wird, ist tatsächlich biologisch. Manchmal haben wir keine andere Wahl und müssen auf nicht-biologische Produkte zurückgreifen. In diesem Fall kannst du diese Dinge auch woanders kaufen, wo es sie billiger gibt, zum Beispiel in asiatischen Lebensmittelmärkten, wie man sie mittlerweile in jeder größeren Stadt findet. Dort hole ich mir meine jungen thailändischen Kokosnüsse und decke mich auch noch gleich mit einem ganzen Sack Ingwer ein. Außerdem gibt es im Asia-Markt auch die bereits erwähnten Durianfrüchte, ein wirklich merkwürdiges Obst von der Größe eines Truthahns und rundum voller Dornen. Der Geruch ist nichts für empfindliche Nasen, aber der Geschmack ist einfach göttlich. Das Fruchtfleisch sieht aus und schmeckt wie Vanillepudding. Wenn du es mit Kokosmilch und Kokosmark im Mixer pürierst, dann ist das die absolute Instant-Götterspeise – einfach himmlisch! Das Tolle an Rohkost ist, dass hier das Dessert zur Hauptspeise wird! Durianfrüchte haben einen hohen Eiweißgehalt, das ist gut für den Muskelaufbau – und noch besser für dich! Sie enthalten außerdem Tryptophan, das gut gegen depressive Verstimmungen und Schlaflosigkeit hilft. Und sie haben Suchtpotenzial! Ich verwende nur die tiefgefrorenen Früchte, weil sie nicht so müffeln wie die Rohware. Ich lasse sie über Nacht auftauen und bereite sie dann am Morgen zu.

In asiatischen Lebensmittelmärkten findet man überhaupt viele aufregende Obst- und Gemüsesorten, die es sonst nirgends gibt. Probiere sie alle aus! Das Leben sollte ein Abenteuer sein, keine Tretmühle. Ja ja, ich weiß schon, es stammt nicht alles aus biologischem Anbau, aber es ist immer noch besser, als sich mit Fritten und Currywurst vollzustopfen.

Kleiner Tipp am Rande: Kauf kein stärkehaltiges Wurzelgemüse. Versuche, so weit als möglich nur das zu essen, was über dem Boden wächst. Wurzelgemüse ist schwer verdaulich und hat einen hohen Kohlenhydratgehalt. Du brauchst das grüne Zeug, das oben auf der Pflanze wächst, nicht die stärkehaltigen Teile drunter.

So, nun lass uns mit unserem Grünzeug nach Hause gehen. Dort zeige ich dir, was du mit den Sachen anfangen kannst, die du gekauft hast. Nein, wir gehen nicht in das italienische Café auf ein

Schlückchen Cappuccino und ein Törtchen zwischendurch. Doch einen kleinen Zwischenhalt legen wir noch ein beim Sanitätshaus an der Ecke. Da kaufst du einen Klistierbeutel (sieht aus wie eine Wärmflasche mit Schlauch dran), und nicht diesen blöden kleinen Einwegklistier. Klistierbeutel sind aus Gummi und fassen gut anderthalb Liter Wasser. Am Ende des Schlauches sitzt eine Düse, die du auswechseln kannst. Eigentlich ist dieses Ding ein echtes Mehrzweckgerät: Du kannst es für Spülungen, Einläufe oder schlicht als Wärmflasche gebrauchen. Und wenn du schon mal da bist, kannst du auch gleich ein paar Kanister destilliertes Wasser mitnehmen.

TÖPFE UND GESCHIRR

Verwende nur Geschirr aus Glas (Pyrex o.ä.) und nichts mit einer Antihaftbeschichtung, denn diese ist hochgiftig. Wenn du eine Pfanne mit Antihaftbeschichtung erhitzt und dein Kanarienvogel sitzt zufällig in der Nähe, würden die Dämpfe ihn umbringen.

Verwende auch kein Geschirr aus Aluminium, denn dies ist einer der Hauptauslöser für Alzheimer. Schränke überhaupt den Gebrauch von metallischen Küchengegenständen so weit wie möglich ein. Edelstahltöpfe enthalten häufig giftiges Nickel. Unser Körper trägt ohnehin schon genug Schwermetalle mit sich herum.

MESSER UND GABEL

Dass Plastik nicht gut ist, dürfte wohl klar sein, doch Essbesteck aus Metall ist auch nicht viel besser. Der Körper reagiert sowohl chemisch wie elektrisch negativ darauf. Viele Menschen ziehen sich durch die Verwendung von metallischem Essbesteck eine Schwermetallvergiftung zu, während sie versuchen, sich gesund zu ernähren und den Körper zu entschlacken. Jedes Mal, wenn du einen Löffel oder eine Gabel aus Metall in den Mund steckst, nimmst du alle möglichen Metalle auf wie zum Beispiel Nickel, das bei der Herstellung von Edelstahl verwendet wird und sehr giftig ist.

Es gibt in letzter Zeit vermehrt Alternativen zu metallischem

Essbesteck, angefangen bei Bambus bis hin zu umweltfreundlichem und biologisch abbaubarem Besteck aus Kartoffel-Mais-Stärke.

WASSERFILTER

Der Mensch besteht zu drei Vierteln aus Wasser – na ja, in der Hauptsache eigentlich nur aus Energie und Luft, aber davon später. Hier beschränke ich mich auf das, was wir in der Schule gelernt haben und was jeder versteht.

Wasser, Wasser und noch mal Wasser. Im Grunde sind wir so was wie ein großer Knautschball, der schnell als kleines Mineralstoffkügelchen über den Fußboden kullern würde, entzöge man ihm das Wasser. Wasser ist weit mehr als nur H_2O, also ein Wasserstoff-Sauerstoff-Gemisch. Unser Körper ist eine große alkalische Batterie, die mit ca. 70 Litern Salzwasser gefüllt ist. Wasser leitet Elektrizität. Es ist ein universaler Supercomputer. Was die Wissenschaftler über das Wasser herausgefunden haben, reicht aus, um uns das staunend über Bord werfen zu lassen, was wir bislang über Gott und das Universum zu wissen glaubten. Wasser besitzt ein Gedächtnis. Wasser kommuniziert. Wasser hat Energie. Es ist im wahrsten Sinn des Wortes ein kosmischer flüssiger Supercomputer. Weltweit wurden zahlreiche Untersuchungen angestellt über die Dinge, die ich dir hier gleich erzählen werde.

Angenommen, du hast zwei Gläser voll Wasser. Das eine lädst du mit liebevollen Gedanken auf, in das andere schickst du hasserfüllte Gedanken. Gibst du nun letzteres einem anderen Menschen zu trinken, kann es sein, dass der Betreffende krank wird, während er, wenn er das erste Glas trinkt, sich wohl fühlt, ohne so recht zu wissen warum. Wasser kann Gefühle, Gedanken, Energie und Informationen quer durch Raum und Zeit transportieren. Du und ich, wir sind Wasser. Wasser verbindet alles, was auf diesem Planeten existiert. Mit deinem Atem atmest du Wasserdampf aus, den ich einatme. Unsere Atemluft enthält Wasser. Das Wasser, das wir trinken, ist irgendwann aus dem Körper eines Menschen ausgetreten, genauer gesagt, aus den Körpern von Milliarden von Menschen mit all ihren Gedanken, Gefühlen und Energien. Darum ist es so wichtig, dass wir von Gesundheit und Harmonie erfüllt sind, denn wir sind buchstäblich eins, was auch die Wissenschaft beweist. Lies hierzu das Buch Die neue Medizin des Bewusstseins von Dawson Church, das ich weiter oben bereits erwähnt habe. Das Buch ist echt revolutionär. Wir stehen an der Schwelle zu einer ganz neuen Form des Lebens und Seins. Die Epigenetik beweist, dass wir unsere DNS mithilfe unserer Gedanken verändern können. Wir erschaffen uns und unsere Zukunft tatsächlich selbst.

Wie dem auch sei, zurück zum Thema Wasser. (Dazu gibt es so viel zu sagen, dass ich mich manchmal nicht mehr bremsen kann.) Äh, also, Wasser. Kurz gefasst können wir sagen, dass wir kein Wasser trinken sollten, das chemisch oder energetisch oder in anderer Form verunreinigt ist, sonst werden auch wir verschmutzt. Und es gibt so einiges, was Wasser verunreinigen kann. Bei dieser Art der Wasserverschmutzung geht es nicht nur um Bakterien, Viren, Giftstoffe, Schwermetalle, Plastik und so weiter. Auch der pH-Wert spielt eine Rolle. Wenn das Wasser sauer ist (und der Großteil des Wassers ist sauer!), dann lässt es unseren Körper rosten wie Säure. Dann gibt es da noch die ionische Ladung des Wassers. Wasser besteht wie jedes Ding aus Atomen und Molekülen, die elektrisch geladen sind. Wenn zu wenig Elektronen vorhanden sind, holt es sich diese bei uns. Und auch die Molekularstruktur muss stimmen.

In der guten, alten Zeit, als die Natur noch nicht verschmutzt war, war Quellwasser stets jungfräulich reines, vollkommenes Heilwasser. Heute trinken wir Wasser aus Plastikflaschen und rostigen alten Leitungen, die neben Rost auch noch Schimmel, Bakterien, Gifte und sonstige Verunreinigungen enthalten. Selbst wenn wir es filtern, bleibt es totes, saures, unstrukturiertes Wasser, das nicht die richtige elektronische Ladung besitzt. Das war das Stichwort für unseren Wasserionisator. Ein Wasserionisator macht aus Brackwasser heiliges Wasser. Er gibt ihm Struktur, macht es elektrolytisch und lädt es mit Sauerstoff ionisch auf, sodass es zusätzliche Elektronen enthält. Außerdem kann man den gewünschten pH-Wert vorgeben. Aus einem zweiten Auslauf fließt das saure Wasser, das bei der Erzeugung des basischen Wassers anfällt. Dieses saure Wasser kannst du aber trotzdem verwenden, zum Beispiel, um Obst oder Gemüse zu waschen. Es ist auch gut für die Hautreinigung, denn die Außenseite der Haut ist ebenfalls sauer. Und man kann damit gut seine Wäsche und sein Geschirr waschen.

Das Trinken von basischem ionisiertem Wasser kann Wunder wirken! Viele, die nur ein paar Wochen lang ein solches Wasser getrunken haben, wurden von allen möglichen Krankheiten geheilt, von Darmproblemen bis hin zu Krebs. Schau dir mal ein paar Vorher-Nachher-Bilder von den Darmwänden jener Menschen an, die angefangen haben, basisches ionisiertes Wasser zu trinken. Schon erstaunlich, was Wasser alles bewirken kann. Basisches ionisiertes Wasser ist so kraftvoll, dass es sogar Anthraxsporen abtöten kann, ohne Mensch oder Umwelt zu schädigen. Auf amerikanischen Hühnerfarmen wird es verwendet, um Escherichia Coli und Salmonellen zu töten. Es reinigt und desinfiziert Toiletten und Abflüsse. In Russland wird basisches Wasser seit Jahrzehnten benutzt. Umweltbewusste Hotels benutzen es zur Zimmerreinigung. Auch Verbrennungen werden mit basischem ionisiertem Wasser behandelt. Es hat so erstaunliche Wirkungen, dass es in allen japanischen Kliniken quasi zur Pflichtausstattung gehört. Es kostet außerdem nur ein paar Cents pro Liter. Das basische ionisierte Wasser aus unserem Wasserionisator heilt, während das saure Wasser Bakterien 100 Mal zuverlässiger beseitigt als jedes Bleichmittel. Wer kein chloriertes Wasser in seinem Swimming-Pool haben will, verwendet saures Wasser. So ein Wasserionisator ist nicht billig, aber es werden auch Teilzahlungsmöglichkeiten angeboten. Wenn du wirklich gesund werden oder deine Lebensqualität steigern möchtest, solltest du dir die Anschaffung überlegen. Der Kauf eines billigeren Geräts lohnt sich nicht, weil die Elektroden leicht korrodieren und dann das Wasser vergiften. Qualität hat auch hier ihren Preis.

DÖRRGERÄTE

Ein Dörrgerät ist gewöhnlich das Erste, was die Leute sich kaufen, wenn sie auf Rohkost umstellen, weil man damit feste beziehungsweise trockene, knusprige Sachen wie Kekse, rohes »Brot«, Kokosmakronen, Kohlchips, rohe Burger und andere Leckereien machen kann, die das Verlangen nach kompakter Nahrung befriedigen. Wenn das Dörrgerät das Dörrgut nicht über 42 Grad Celsius erhitzt, bleiben sämtliche Enzyme erhalten. Das Dörren entfernt die gesamte Feuchtigkeit aus dem Dörrgut. Diese »Trockenplätzchen« kann man unterwegs, am Arbeitsplatz oder zu Hause vor dem Fernseher knabbern. Doch weil sie getrocknet sind, muss ihnen der Körper bei der Verdauung wieder Feuchtigkeit zuführen, und diese Feuchtigkeit nimmt er aus den Zellen. Folglich musst du viel trinken, um nicht auszutrocknen. Und da beginnt die Katze, sich in den Schwanz zu beißen: Wenn du zu viel Wasser trinkst, erweitert sich dein Magen, die Magensäure wird verdünnt, und schon sind wir wieder bei der halbverdauten Nahrung. Gedörrte Nahrungsmittel sollten meiner Meinung nach die Ausnahme bleiben, zu der man greift, wenn man darauf Appetit hat. Keinesfalls aber sollten sie regelmäßig genossen werden. Halte dich so weit wie möglich an naturbelassenes »Feuchtfutter«.

Gut, damit hätten wir die Grundlagen wohl durch. In der Küche sollte nun alles bereitstehen und auf seinen Einsatz warten. Doch bevor du deinem Körper all die guten Sachen zuführst, musst du ein bisschen Platz dafür schaffen, sonst bringt dir all das nichts.

Du musst also erst mal die schlechten Dinge aus deinem Körper rausschaffen. Schnapp dir das destillierte Wasser und ab geht's Richtung Klo ...

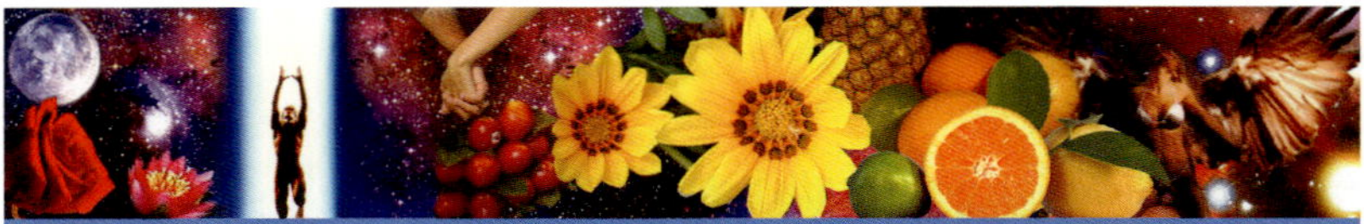

Entschlacken
Der wichtigste Schritt überhaupt

Ohne ein vorausgehendes Entschlacken und Entgiften des Körpers wird dir selbst die gesündeste Ernährung nichts nützen.

Das wäre ungefähr so, als würde man Raketentreibstoff in einen alten, verschmutzten Tank füllen. Du musst zuerst deinen Verdauungskanal durchpusten! Kein Wenn, kein Aber, kein »vielleicht später mal«. Das ist die Grundvoraussetzung, die du nicht umgehen kannst, wenn du Resultate sehen willst.

Am einfachsten wäre es, ein paar Esslöffel Bittersalz oder irgendein anderes Darmreinigungsmittel mit einem Glas warmen Wasser zu sich zu nehmen. Das funktioniert zwar auch, aber es geht einfach nichts über die gute, alte Darmspülung mit ordentlich viel Wasser.

Wasser ist nun mal das Universalreinigungsmittel schlechthin. Wir sollten uns außen und innen waschen.

Einläufe: die Power-Reiniger

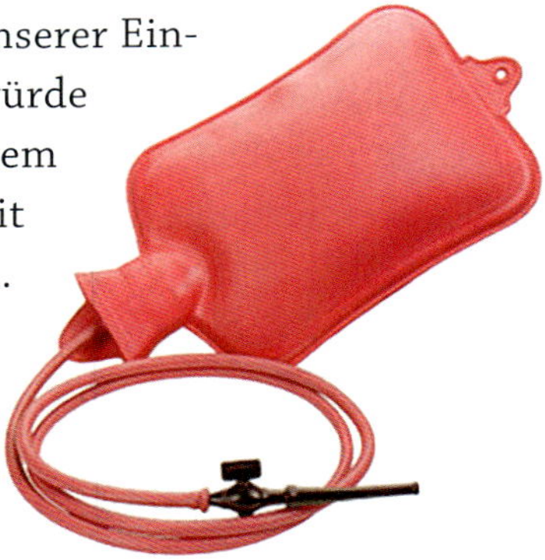

Wenn du mich fragst, welcher Posten auf unserer Einkaufsliste wichtiger als alles andere ist, würde ich sagen: der Klistierbeutel. Es ist außerdem das billigste »Heilgerät« weit und breit. Mit ein paar Euro kannst du dein Leben retten. Wenn du eine Lebensmittelvergiftung hast, rasende Kopfschmerzen infolge einer Nebenhöhlenentzündung, Verstopfung, Durchfall, wenn du dich müde, schlapp, niedergeschlagen fühlst, wenn du spürst, dass eine Erkältung im Anmarsch ist, oder dich sonst irgendwie unwohl fühlst, werden dich die Resultate des Einlaufs überraschen. Freilich mag dir die Vorstellung, Wasser in deinen Hintern zu pumpen, ein bisschen unangenehm sein, doch was soll die Aufregung, es ist doch nur Wasser! Du wäschst dein Auto und deine Unterwäsche, lässt die Kanalisationsrohre in deinem Haus säubern, lässt Einspritzpumpe und Benzinleitungen in deinem Auto durchblasen – wäre es da nicht an der Zeit, auch mal an dich selbst zu denken? Wann hast du zum letzten Mal deine körpereigene Kanalisation durchgespült? Noch nie? Und du wunderst dich, warum du dich so schlapp fühlst?

Nebenbei bemerkt: die Art von Darmspülung, von der ich rede, ist das Original, nicht diese kleinen Einweg-Klistiere mit giftigen Chemikalien. Und jetzt beginnt deine Heilung – auf der Toilette.

Folgendes brauchst du für einen Einlauf:

- Klistierbeutel aus Gummi
- Einlaufrohr aus Kunststoff
- mindestens zwei Liter destilliertes Wasser
- Kokos- oder Olivenöl zum Einfetten des Einlaufrohres
- eine Kloschüssel
- 30 Minuten Zeit

Hinweis: Falls du es dir leisten kannst, könntest du auch eine Darmtherapie in Angriff nehmen. Es gibt hierfür spezialisierte ärztliche Praxen beziehungsweise Kliniken. Das macht die Sache bequemer, kostet aber. Ein Einlauf in der Privatsphäre deines stillen Örtchens kostet dich hingegen nur ein paar Cent. Bei einer Darmtherapie werden deine Eingeweide eine Stunde lang regelrecht durchgespült, daher wirkt sie, zumindest theoretisch, besser als ein einfacher Einlauf. Doch wenn du dich an meine Anweisungen hältst, wirst du auch mit einem häuslichen Einlauf verdammt gute Ergebnisse erzielen, vor allem, wenn du ihn regelmäßig durchführst.

WIE DU EINEN EINLAUF MACHST – UND DIR DADURCH VIELLEICHT DAS LEBEN RETTEST

Du brauchst nichts weiter als den bereits erwähnten Klistierbeutel, etwa zwei Liter destilliertes oder gereinigtes Wasser und ein Gleitmittel, vorzugsweise naturbelassenes Kokos- oder Olivenöl.

Wenn der Klistierbeutel ganz neu ist, solltest du ihn vor Gebrauch ein paar Mal ausspülen, um eventuelle Materialverunreinigungen zu entfernen. Fülle den Beutel mit Wasser. Wenn das Wasser Körpertemperatur hat, ist die ganze Sache angenehmer. Setz den Schlauch auf und lass ein bisschen Wasser durchlaufen, um die Luft daraus zu entfernen. Dann klemmst du den Schlauch ab und fettest das Klistierrohr ein. Hänge den Klistierbeutel (der Auslauf zeigt nach unten) an der Öse auf, und zwar so, dass er höher hängt als dein Allerwertester. Eine gute Idee wäre es zum Beispiel, den Klistierbeutel an einem Handtuchhalter neben der Kloschüssel zu befestigen, sich dann auf den Boden zu knien, das Einlaufrohr vollständig (und vorsichtig) in den After einzuführen, dann den Kopf auf den Boden zu senken und den Hintern rauszustrecken. Dein verlängertes Rückgrat muss weiter oben sein als dein Magen, und der Klistierbeutel muss oberhalb deiner Rückfront hängen, sonst funktioniert die Sache nicht richtig. Eine andere Möglichkeit ist es, sich mit angewinkelten Beinen auf den Rücken zu legen und die Füße an der Wand abzustützen.

Möglicherweise musst du ein wenig herumprobieren, bevor du loslegen kannst. Halte eine Hand immer am Schlauch, damit du den Wasserzulauf falls nötig unterbrechen kannst. Wenn du vorher noch nie einen Einlauf gemacht hast, werden dir vielleicht ein paar schräge Gedanken durch den Kopf gehen, so wie damals, als du das erste Mal Sex hattest … »Mach ich das richtig so?«, »Mein Gott, gleich platze ich!« Doch es besteht keinerlei Grund zu Panik. Es ist nur Wasser und es besteht keine Explosionsgefahr. Denk an all die schwer Übergewichtigen, die draußen herumlaufen. Ein normaler Dickdarm hat einen Durchmesser von ca. 6 cm, bei stark übergewichtigen Menschen können es bis zu 20, ja 40 cm sein. Da wird dein Darm mit dem bisschen Wasser leicht fertig. Sobald das Wasser in den Darm läuft, wirst du zunächst einen sehr starken Stuhldrang empfinden. Widerstehe diesem Drang, so lange es geht. Schließe den Zulauf und entspanne dich einen Augenblick lang. Atme ruhig. Wenn du es absolut nicht mehr aushältst, zieh das Einlaufrohr heraus, spurte zur Toilette und lass den Dingen ihren Lauf. Dann machst du mit dem Einlauf weiter. Bei jedem Durchgang solltest du ein bisschen mehr Wasser einlaufen lassen. Nur munter weiter. Mach den Klistierbeutel wieder voll. Spüle so lange, bis du eine ganze Klistierbeutelfüllung (ca. 1,8 Liter) auf einmal einlaufen lassen kannst. Je besser dein Darm gereinigt ist, umso leichter geht das. Am Schluss bist du an einem Punkt, an dem das Wasser ganz schnell einläuft, ohne das du überhaupt was merkst.

Wenn du bereits nach dem ersten bisschen Wasser starken Stuhldrang verspürst, ist dein Darm verstopft und du bist nicht gesund. Entweder befinden sich Schlacken im Darm oder du hast einen sogenannten »Reizdarm«. Was auch immer die Ursache ist – lass so viel Wasser wie möglich in deinen Darm laufen, entleere dich, dann lass mehr Wasser hineinlaufen, und so weiter. Bei jedem »Spülgang« sollte dein Darm mehr Wasser aufnehmen können – das heißt, du erreichst immer höher gelegene Darmabschnitte und reinigst sie. Vergiss nicht, acht Meter Verdauungskanal wollen gesäubert werden! Da gibt es einiges an Unrat auszuwaschen. Mach so lange weiter, bis du einen ganzen Beutel auf einmal einlaufen lassen kannst. Mit jedem Mal sollte es leichter werden. Das ist ein klares Anzeichen, dass sich die Dinge bessern und dein Körper reiner ist.

Unter Umständen passiert auch erst mal gar nichts und das Wasser läuft nicht hinein. In dem Fall solltest du deinen Körper hin und her bewegen sowie ein bisschen am Schlauch und am Einlaufrohr wackeln, damit das Wasser den Weg durch deine Eingeweide findet. Mach so lange weiter, bis der ganze Beutel leer ist. Lass dich von dem Gefühl, jetzt gleich aufs Klo zu müssen, nicht aufhalten. Mach weiter, so lange es geht. Wenn du das ein paar Mal gemacht hast, kennst du das Gefühl und hast die Sache im Griff. Manche Menschen lenken sich selbst ab, indem sie sich etwas vorsingen oder ein paar dumme Witze erzählen. Andere machen laute Geräusche wie ein Baby. Hauptsache, es wirkt, und du bekommst diesen Beutel leer.

Vollständiges Ausatmen, als wolltest du einen Luftballon aufblasen, kann sehr hilfreich sein. Dadurch wird das Zwerchfell angehoben, wodurch im Darm ein Unterdruck entsteht, der das Wasser ansaugt. Noch mal wiederholen und mit lautem Huuu ausatmen, um das Wasser anzusaugen. Oder, wie gesagt, einfach singen. Ich persönlich ahme bei dieser Gelegenheit gerne bekannte Politiker nach. Schenk dir jetzt deine bissigen Bemerkungen. Wollen mal sehen, was du so alles treibst, wenn du mit einem Ohr am Badezimmerboden lauscht und dabei dein verlängertes Rückgrat in die Höhe reckst. ☺ Sobald das Wasser eingelaufen ist, was nicht länger als ein oder zwei Minuten dauern sollte, musst du nach dem Klistierbeutel sehen, ob er vollkommen leer ist.

Wenn alles Wasser eingelaufen ist, ziehst du das Einlaufrohr raus und lässt das Wasser so lang wie möglich den Darm durchspülen. Leg dich auf die Seite und schaukle hin und her. Reibe dir den Bauch. Hüpf auf und ab. Der Zweck der Übung ist es, das Wasser im Darm durchzuschütteln und so alle Verkrustungen, die sich im Darm im Laufe der Jahre gebildet haben, abzulösen. Du machst im Grunde nichts anderes, als würdest du einen Kochtopf mit angebranntem Essen sauber machen. Du weichst ihn in Wasser ein, damit sich die Kruste ablöst. Ich hänge mich zu diesem Zweck mit dem Kopf nach unten in ein Hängestreckgerät. So kann das Wasser durch den ganzen Verdauungskanal bis hinauf zum Magen laufen. Das ist mit »hoher Einlauf« gemeint. Ich wippe im Hängestreckgerät auf und ab, vor und zurück, sodass das ganze Wasser ordentlich in meinen Eingeweiden herumschwappt und Verkrustungen löst. Dann lasse ich mich herunter und massiere meine Bauchmuskeln.

Wenn du es dann absolut nicht mehr zurückhalten kannst, geh aufs Klo und lass alles raus. Bleib in der Nähe der Toilette, denn in den nächsten zehn bis 15 Minuten kommt es zu ungefähr fünf weiteren Darmentleerungen, die jedes Mal mit intensiven Bewegungen der Peristaltik einhergehen. Ja, genau, vier große Entladungen in einer halben Stunde! Du wirst staunen. Solche Resultate habe ich nicht mal mit einem Abführmittel erzielt.

An dieser Stelle geschehen wirklich wunderbare Dinge. Sobald die alten Schlacken den Körper verlassen, haben viele Menschen das Gefühl, gleich viel klarer im Kopf zu sein. Kopfschmerzen und verstopfte Nebenhöhlen verschwinden, das Gehirn wird besser mit Sauerstoff versorgt. Manchmal braucht es auch mehrere Sitzungen, damit sich dieser Zustand einstellt. Doch es ist wie mit dem Kochtopf, in dem etwas angebrannt ist – je länger und je öfter du ihn einweichst, desto mehr löst sich die Kruste. Denk immer dran: Schlacken, die sich in 40 Jahren angesammelt haben, wirst du nicht auf einen Tag los. Wasser ist jedoch ein Universal-Lösungsmittel. Es ist die einfachste, billigste und sicherste Methode, den Körper zu entgiften. Wenn du am Anfang den Stuhldrang nicht länger als fünf Sekunden zurückhalten kannst, ist das auch in Ordnung – aber warte damit, bis du auf dem Klo bist. Beim nächsten Mal schaffst du es wahrscheinlich schon ein bisschen länger und das Wasser läuft tiefer rein. Du kannst das ein halbes Dutzend Mal wiederholen, wenn du magst. Du tust nichts anderes, als dich mit Wasser zu waschen.

Wenn du deinen Einlauf gemacht hast, nimm Probiotika, um deine guten Darmbakterien wieder aufzubauen. Du solltest jeden Tag, bevor du ins Bett gehst, Probiotika einnehmen, egal welche.

WAS IST EINE DARMTHERAPIE?

Die Darmtherapie (auch Colon-Hydro-Therapie) ist die Bezahlversion des Einlaufs, sozusagen ein Luxuseinlauf. Du liegst auf einer Liege, hast einen Kittel an, und jemand führt dir diskret einen Spülschlauch ein. Eine Fachkraft überwacht das Darmreinigungsgerät und reguliert den Wassereinlauf. Das Wasser hat Körpertemperatur, sodass du kaum etwas spürst. Es läuft hinein, und du musst nichts weiter tun, als dich zu entspannen. Das »Spülwasser« fließt durch einen eigenen Schlauch ab, dann wird wieder frisches Wasser eingeleitet. Dieses Ein- und Ausleiten dauert in etwa eine Stunde. Eine Darmtherapie ist gründlicher und entspannender als ein Einlauf. Gedämpftes Licht und sanfte Musik schaffen ein angenehmes Ambiente, ähnlich wie bei einer Wellness-Massage. Falls du dich genierst, eine Darmtherapie zu machen: Die Leute dort sind Profis und tagtäglich mit der Kehrseite des Menschen konfrontiert. Vermutlich haben sie auch schon unattraktivere Rückansichten als die deine zu Gesicht bekommen. Mach dir also deswegen keine Sorgen. Sie haben sich bewusst für diesen Beruf entschieden, und du solltest dankbar sein, dass sie es getan haben, denn sie wollen anderen wirklich helfen. Darmtherapeuten sind in meinen Augen selbstlose Heiler, die zehn Mal mehr Gutes tun als so mancher Arzt, der bloß aufs Geld schielt und dir nur Pillen verschreibt, um die Symptome unter den Teppich zu kehren. Wenn du hingegen deinen Darm spülst, werden nicht einfach Symptome unterdrückt. Du befreist dich vielmehr von all dem Müll, der dich krank macht. Egal, um welche Art von Müll es sich handelt – Giftstoffe, minderwertige Nahrungsmittel, Bakterien, Viren, Gallensteine, Cholesterin oder Implantate von bösartigen Aliens. Dieser Abfall wandert nämlich regelmäßig in deine »Darm-Mülltonne«. Ist dein Darm nicht sauber, dann bleibt der ganze Müll in deinen Darmzotten hängen und setzt sich dort auf Jahre fest. Die Folge ist, dass du krank und müde wirst. Deine ganzen Körperfunktionen laufen nicht mehr optimal ab.

Wenn du das Wasser, das du für deinen Einlauf benutzt, mit

frisch gepresstem Weizengrassaft versetzt, hilft dies, den Körper tiefgehend zu entgiften und zu heilen. Darmprobleme werden beseitigt, Krankheitskeime bekämpft, der Körper wird entsäuert, besser mit Sauerstoff und dringend benötigten Mineralstoffen versorgt. Manche Menschen verwenden für ihre Einläufe beziehungsweise Darmspülungen auch Kräuter und dergleichen, um die Behandlung zu unterstützen. Sie nehmen am Tag vor der eigentlichen Darmreinigung Aktivkohle oder Bentonit (ein Tonmineral) ein, beides bindet Giftstoffe sehr gut. Tatsächlich wird Aktivkohle auch in Krankenhäusern verwendet, um Überdosen von bestimmten Drogen zu neutralisieren. Das Problem dabei ist nur, dass diese beiden Mittel so saugkräftig sind, dass sie sich im Körper wie Zement verklumpen. Du musst also sehr viel Wasser trinken, und manche verwenden zusätzlich noch abführend wirkende Kräuter, um die Darmpassage zu erleichtern. Durch die Darmspülung wird dann alles ausgewaschen. Verwende auf keinen Fall käufliche Abführmittel! Sie schaden dem Körper. Wenn du den Ausleitungsprozess unterstützen willst, dann benutze Mittel wie mein FREE-COLON (ein Gesamtverzeichnis meiner Nahrungsergänzungen findest du im Anhang). Es enthält Kräuter, die auf ihrem Weg durch den Darm die Peristaltik anregen, also die Darmmuskulatur zur selben Art von Bewegung stimulieren, die den Speisebrei durch den Verdauungskanal befördert.

Nach einer gründlichen Darmreinigung solltest du Probiotika einnehmen. Das sind Mittel, die natürliche Enzyme und Organismen enthalten, wie sie von Natur aus im Darm vorkommen. Sie unterstützen diesen bei seiner Verdauungsarbeit. Hast du mehrere Darmspülungen gemacht, dann helfen Probiotika, die gute Darmflora, die ebenfalls mit ausgespült wird, wieder aufzubauen. Mach dir keine Gedanken, dass Darmspülungen dich irgendwie »auslaugen« könnten. Wenn du dich, so wie du solltest, von frischem rohem Obst und Gemüse sowie von Säften ernährst, bist du mit allen guten Sachen reichlich versorgt.

Vielleicht hast du auch schon mal davon gehört, dass manche eine Art Turbo-Einlauf mit Kaffee machen. Die Methode ist wirklich verblüffend. Wenn du ein paar Tassen lauwarmen Kaffee durch deinen Darm hinauf schickst, dann werden Leber, Galle und Gallengänge so angeregt, dass sie sämtliche Gallensteine ausspucken. Das ist so, als würde ein Kind ein Säckchen voller Murmeln fallen lassen. Es könnte also sein, dass du innerhalb von Sekunden eine Salve von Schrotkügelchen abfeuerst. (Keine Bange, völlig schmerzlos!) Diese Kügelchen bestehen aus Cholesterin und Giftstoffen und haben sich im Laufe der Jahre in der Leber gebildet. Von dort wandern sie in die Gallenblase und verstopfen diese. Ich trinke keinen Kaffee, doch man kann diesen Vorgang auch nicht mit Kaffeetrinken vergleichen. Eine andere Möglichkeit, Gallensteine auszutreiben, besteht darin, einen ganzen Tag nichts anderes zu sich zu nehmen als Wasser mit Bittersalz. Das Zeug ist so ekelhaft, dass dein Körper die Gallensteine schon vor lauter Schreck ausspuckt. Warum nicht, solange es hilft!

Du kannst auch Chanca Piedra verwenden, um Gallen- beziehungsweise Nierensteine aufzulösen. Chanca Piedra ist eine südamerikanische Heilpflanze, deren Name so viel wie »Steinbrecher« bedeutet. Du musst dann die Steine nur noch ausspülen – ja genau, mit einem Einlauf oder einer Darmtherapie.

SCHNELLBEHANDLUNG

Wenn ich länger als drei Tage unterwegs bin, nehme ich immer einen Klistierbeutel mit, weil ich weiß, dass das hilft.

Wenn du aber ein bisschen zimperlich bist und dich mit dem Gedanken, Einläufe zu machen, nicht anfreunden kannst, kannst du immer noch eine Prise von meinem FREE-COLON nehmen (erhältlich über www.markusproducts.com).

Oder du besorgst dir in der Apotheke Bittersalz und nimmst ein paar Esslöffel davon in einem warmen Glas Wasser ein – und schon sprintest du in Rekordzeit zur Toilette. Bittersalz ist nichts anderes als Magnesiumsulfat, und dein Körper freut sich immer über Magnesium.

Je nachdem, wie schlimm dein Zustand ist, entscheidest du

über deinen nächsten Schritt. Hast du keine gravierenden Gesundheitsprobleme und willst einfach nur ein bisschen knackiger aussehen, genügen ein paar Darmspülungen, während du auf Rohkost umsteigst.

Allen anderen empfehle ich das zu tun, was im folgenden Abschnitt beschrieben wird. Wenn du dein Leben ernsthaft ändern willst, dann ist dies der Weg, auf dem du dein Ziel erreichst. Selbst wenn es dir an nichts mangelt, wird dich das, was nun folgt, auf neue Höhen von erstaunlicher Gesundheit, sexueller Vitalität und spiritueller Bewusstheit führen, die du nie für möglich gehalten hättest. Wie gesund du momentan auch sein magst, das Folgende wird dich noch gesünder machen, viel gesünder!

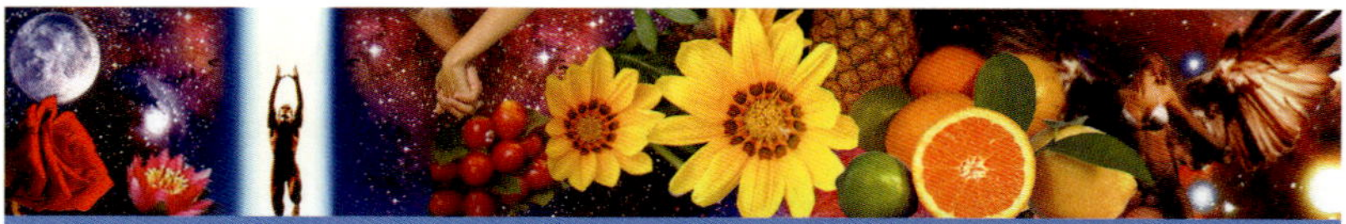

Fasten
Das Universalheilmittel

Wenn eine Krankheit durch Fasten nicht geheilt werden kann, kann sie wahrscheinlich überhaupt nicht geheilt werden.

– ÜBERLIEFERTE WEISHEIT

Jeder große Heiler, jede große Religion empfiehlt zu fasten. Irgendetwas muss da dran sein. Und ich kann dir versichern – das stimmt!

Die wenigsten Menschen machen sich einen Begriff davon, wie wichtig Fasten ist – ja, dass es mit das Beste ist, was wir überhaupt für uns tun können. Man sagt, dass Fasten nahezu jede Krankheit heilt. Was bedeutet Fasten? Es bedeutet, dass wir nichts essen und außer Wasser oder Gemüsesaft nichts trinken. Was bewirkt Fasten? Es verschafft unserer Verdauung Zeit zum Durchatmen. Da der Löwenanteil unserer Energie in die Verdauung fließt, kann der Körper diese Energie nehmen und auf den Hausputz verwenden.

Wenn wir nichts essen, konzentriert der Körper sich darauf,

Zellen und Gewebe von allen toxischen Schlacken, die sich dort angesammelt haben, zu reinigen. Während einer Fastenkur sterben Krankheitserreger, Tumore, Geschwülste und sogar Parasiten ab – sie verhungern, weil sie keine Nahrungsgrundlage mehr haben. Um uns müssen wir uns keine Sorgen machen, denn unsere Zellen haben für lange Zeit ausreichend Nährstoffvorräte gespeichert, besonders wenn wir genügend Wasser beziehungsweise frisch gepressten Gemüsesaft trinken. Angela Stokes ist mit ihren 93-tägigen Saftfastenkuren berühmt geworden. Die Teilnehmer wurden gesund, indem sie nur Gemüsesäfte tranken. Doch wir müssen nicht so radikal sein. Je nachdem, wie krank du bist, würde ich dir raten, eine Woche bis zu einem Monat zu fasten, bevor du auf im Mixer pürierte Drinks umsteigst.

Generell solltest du nichts essen, wenn du keinen Hunger hast, krank bist oder unter Schmerzen leidest. Trink nur Wasser und frischen Gemüsesaft. Das ist der beste und auch der natürlichste Weg, wieder gesund zu werden und es auch zu bleiben.

Das erste, was einem als Außenstehendem, der noch nie mit solchen Dingen zu tun hatte, beim Thema Fasten durch den Kopf schießt, sind Gedanken wie: »Oh je, da werd' ich wohl abmagern. Ich muss auf meine Leibspeisen verzichten, gehe ein wie ein Primelchen, habe keine Energie und kann nicht arbeiten. Ich werde ganz schwach und vielleicht sogar noch krank, bla bla bla.« Habe ich richtig geraten? Doch das ist nur dein Kopf, der zum Verfolgungswahn neigt. Er hat Angst und erfindet eine Million Ausflüchte, warum du besser die Finger von dieser Sache lässt. Nichts davon ist richtig, so viel mal vorweg. Sodann ist zu sagen, dass dein geschwätziger Geist schweigt, während du fastest. Wenn man fastet, wird man von einem wunderbaren Frieden erfüllt und alle Sorgen lösen sich auf. Der Geist stellt sein Geplapper ein. Wir sind im Einklang mit uns selbst, während ein wundervolles, heiteres Wohlgefühl unsere Seele durchzieht, so wie die Morgensonne die Dunkelheit durchwärmt.

Ja, du nimmst ab. Aber was du da verlierst, ist nichts, was dir fehlen wird: Fett, giftige Schlacken und was dein Körper sonst noch weder braucht noch haben will. Wenn du dich bisher von Pizza, Kaffee, Nudeln, Fleisch, Kartoffeln, Brot, Käse, Fastfood und kohlensäurehaltigen Getränken ernährt hast, dann wirst du einiges an Gewicht und Umfang verlieren. In diesem Fall bestehen die Zellen deines Körpers nämlich zum größten Teil aus Müll. Diesen Müll schaffen deine Zellen erst mal weg – sie tragen alles bis aufs Grundgerüst ab und bauen dann alles wieder ordentlich auf. Darum geht es beim Fasten: Du trägst alles bis auf das Grundgerüst ab, und dann renovierst du. Männer haben Angst, dass beim Fasten ihre prächtige männliche Muskelmasse auf der Strecke bleibt. Doch dieser eine Schritt zurück lässt dich zwei Schritte vorwärts machen. Du wirst staunen, wie schnell dein Bizeps wieder seinen alten Umfang hat – und diesmal ist es sogar richtige Muskelmasse, nicht dieser labbrige, hauptsächlich aus Wasser bestehende Muskel. Nach dem Training wirst du keinen Muskelkater mehr spüren und du wirst doppelt so viel Kraft haben wie vorher. Für ein, zwei Monate ein bisschen schmächtiger auszusehen ist ein vergleichsweise geringer Preis, den du zahlen musst, wenn du bedenkst, dass Jahre des guten Aussehens und guter Gesundheit vor dir liegen.

Nimmst du weder mit Fasten noch mit Rohkost ab, dann bedeutet das, dass in deinem Körper giftige Schlacken eingelagert sind. Wenn du auf Rohkost umstellst, entsorgt der Körper alles an Giftstoffen, was sich im Laufe des Lebens in deinen Zellen angesammelt hat. Bei diesem Großreinemachen fallen manchmal mehr Säuren und Schlacken an, als der Körper auf natürlichem Weg ausscheiden kann. Er bildet dann neue Fettzellen als Sicherheitsbehälter für diese Giftstoffe. Das Fett dient also als Schutzmechanismus. Wenn du dich ausschließlich von Rohkost ernährst und trotzdem die Pfunde nicht verschwinden wollen, bist du verschlackt und scheidest die Schlacken nicht aus. Das heißt, du machst keine Darmreinigungskuren (Einläufe, Darmtherapie und so weiter) und bewegst dich vermutlich auch nicht genug. In diesem Fall solltest du ausschließlich basische Lebensmittel essen, reichlich gutes Wasser und frische grüne Pflanzensäfte trinken, Stress abbauen und viel Huminsäure zu dir nehmen.

Was die Energiefrage angeht, so ist zu sagen, dass du während einer Fastenkur deutlich mehr Energie hast! Du wirst erstaunt sein. Die meisten Menschen wundern sich, dass sie es nach sechs Stunden Schlaf nicht mehr im Bett aushalten. Mit dem ersten Sonnenstrahl, der ins Zimmer fällt, hüpfen sie mit einem Elan, den sie seit Kindertagen nicht mehr verspürt haben, aus den Federn, und fragen sich: »Wie ist das möglich? Ich esse doch gar nichts. Wo kommt diese ganze Energie her?« Und bei dieser Gelegenheit dämmert es in den Köpfen der Leute. Sie beginnen zu verstehen, dass überschäumende Energie und Gesundheit nichts mit der Menge an Futter zu tun haben, die sie in sich hineinschaufeln. Tatsächlich ist genau das Gegenteil der Fall.

Was glaubst du, wie viel ein Kolibri frisst? Glaubst du überhaupt, dass ein Kolibri feste Nahrung zu sich nimmt? Mit seinem dünnen, nadelartigen Schnabel saugt er einfach den Nektar aus den Blüten. Was tust du, wenn du eine Saftfastenkur machst? Du saugst dich mit dem Saft der Pflanzen voll!

Fasten ist die beste Medizin. Versuch es wenigstens mal mit einem dreitägigen Fasten, und erhöhe dann schrittweise auf eine Woche. Viele wirklich Entschlossene ernähren sich monatelang von nichts anderem als Gemüse – und grünen Pflanzensäften. Damit heilt man so ziemlich jede denkbare Krankheit.

Fasten ist die beste Methode, den Körper von sämtlichen Giftstoffen und Schlacken zu befreien und ihm Gelegenheit zu geben, innere Wunden zu heilen. Wenn du nie fastest, erhält der Körper auch nie die Möglichkeit, sich tiefgehend zu reinigen. Wenn du fastest, müssen sich Krankheiten, Parasiten, Tumore, Geschwülste und sonstiger Müll plötzlich mit deinen Organen ums Futter streiten. Doch der Körper sorgt dafür, dass die Organe gewinnen. Studien belegen, dass bei einem eintägigen Fasten keinerlei Eiweiß abgebaut wird, sondern nur Fett und andere Schlacken. Durch Fasten werden wir unseren Zellmüll los und die Bildung neuer Zellen wird angeregt. Wenn du dir wirklich ein jugendliches Aussehen und gute Gesundheit bewahren willst, dann solltest du in Zukunft einmal pro Woche einen Tag lang fasten. Manche empfehlen, nach dem Mittagessen damit zu beginnen und bis zum Mittag des nächsten Tages zu fasten.

Ich kann jedem, der an Übergewicht leidet und wieder gesund oder einfach ein neuer Mensch werden möchte, nur dringend zum Fasten raten. Das Einzige, was du während einer Fastenkur zu dir nimmst, sind Wasser, Tee, Saft und ein paar Kräuter. Sonst nichts. Die Säfte versorgen dich mit allen notwendigen Mineralstoffen, Vitaminen und Enzymen.

Meine persönliche Empfehlung für eine Fastenkur lautet, mit einem zweitägigen Wasserfasten anzufangen und daran ein einwöchiges bis einmonatiges Saftfasten anzuschließen, je nachdem, welche Krankheit man ausheilen will. Danach nimmt man für ein paar Wochen nur im Mixer pürierte Drinks (mit allen Ballast- und Faserstoffen) zu sich. Nach dieser Phase beginnt man, allmählich auch wieder rohes Obst und Gemüse in fester Form zu essen, behält aber die Mixerdrinks bei.

Zwei oder drei Stunden, bevor du zu Bett gehst, solltest du keinerlei Säfte mehr trinken, sondern nur noch Wasser. Sorge dafür, dass du während einer Fastenkur genügend Schlaf bekommst. Um einen maximalen Effekt zu erzielen, solltest du um zehn Uhr abends im Bett liegen. Zwischen zehn Uhr abends und zwei Uhr früh schüttet der Körper heilende Hormone aus. Damit dieser Mechanismus ungestört funktioniert, musst du schlafen.

Während der gesamten Zeit deiner Fastenkur reinigst du regelmäßig deinen Darm, denn dein Körper baut nun sämtliche Schlacken ab, die sich im Laufe der Jahre festgesetzt haben. Diese Giftstoffe wandern nun ins Blut, in die Lymphflüssigkeit und in die Ausscheidungsorgane. Wenn du deinem Körper nicht dabei hilfst, diesen ganzen Müll loszuwerden, kommt es zu einer Rückvergiftung.

Zu Beginn einer Fastenkur kommt es vielleicht zu gewissen Entgiftungsreaktionen wie Kopfweh, Benommenheit, Schwächegefühlen, Übelkeit, Erbrechen, Magenkrämpfen, Körpergeruch, Mundgeruch, Nierenschmerzen und Rückenschmerzen. Je länger du deinen Körper missbraucht hast, desto mehr von diesen Reaktionen wird er vermutlich zeigen. Mach dir in diesem Fall bewusst, dass nicht das Fasten daran schuld ist, dass es dir schlecht geht, sondern der Müll, den dein Körper gerade ausscheidet. Freue dich, dass diese ganzen Altlasten jetzt herauskommen und dir nie wieder zu schaffen machen. Selbst negative Gedanken, Angst, Unsicherheit, unterdrückte Emotionen und Wut verabschieden sich jetzt. Am Ende wirst du dich um vieles leichter fühlen. Du wirst staunen, wie unbeschwert ein Mensch sich fühlen kann. Du wirst das Gefühl haben, ein Teil der Luft zu sein. Und jedes Geräusch, das du hörst, ist wie die Musik des Himmels, die in deinem Herzen erklingt.

Fasten reinigt deine Zellen nicht nur auf materieller, sondern auch auf energetischer Ebene, das heißt, alle Spielarten negativer Energie werden gereinigt. Genau – es geht um unsere Emotionen. Das Fasten gibt Zellen, Nerven, Gehirn – kurz: dem ganzen Körper – eine physiologische Verschnaufpause. Dr. Juri Nikolajew therapierte in Moskau ein halbes Jahrhundert lang Patienten mit psychiatrischen Störungen mit Fastenkuren und gesunder Ernährung. Wenn du dich also mit Depressionen, Krankheit, Antriebslosigkeit, geistigen oder seelischen Verwirrungszuständen oder Übelkeit herumschlägst, dann faste! Gib dem Körper Gelegenheit, sich auf den Hausputz zu konzentrieren. Dein Kopf wird klarer, deine Gedanken werden schärfer, und du wirst ruhiger und zentrierter sein.

Fasten führt zu einer wundervollen persönlichen Bewusstwerdung. Die Leute sind oft völlig überrascht und sprachlos angesichts dieser für sie neuen Erfahrung. Darum ist es gut, wenn man sich während einer Fastenkur in die Stille der eigenen vier Wände zurückzieht. Mach keine Pläne fürs Ausgehen oder irgendwelche Partys. Triff dich nicht mit lauten, hektischen Leuten. Und bitte lass deinen Fernseher ausgeschaltet. Fasten ist eine Zeit tiefen Nachdenkens, des Erwachens und der Erneuerung. Wenn deine Umwelt nicht versteht, was du tust, und deinen persönlichen Freiraum nicht respektiert, dann vermeide für die Zeit des Fastens den Kontakt. Dies ist eine Zeit tiefer Heiligkeit. Du bist auf dem Wege der Wiedergeburt.

Fasten ist nicht nur für den Körper eine Zeit der Ruhe und Reinigung, sondern auch für Gehirn und Nervensystem. Viele physiologische Probleme sind durch Fasten geheilt worden. Schizophrenie zum Beispiel lässt sich auf ein biochemisches Ungleichgewicht zurückführen, das durch Fasten beseitigt werden kann. Während einer Fastenkur machen Körper (und Gehirn) einen gründlichen Hausputz und rücken alles wieder dorthin, wo es hingehört. Fasten leistet Erstaunliches bei der Behandlung von Angstzuständen, Neurosen und Depressionen, wenn alle anderen Mittel versagt haben. Der Geist wird durch Fasten kristallklar. Ein wunderbares Gefühl des Friedens durchströmt uns. Wir sind wieder zentriert.

Fasten und das Absetzen von Medikamenten

Wenn dir dein Arzt Medikamente verschrieben hat, die du nehmen musst, dann besprich dich vorher mit ihm. Ich sage das aus zweierlei Gründen: Erstens, weil das Gesetz mich dazu verpflichtet. Zweitens, weil ich hoffe, dass dein Arzt zumindest ein bisschen Mitgefühl und Verständnis zeigt für deinen Wunsch, gesund zu werden. Der Knackpunkt ist, dass viele Ärzte es nicht gern sehen, wenn ihre Patienten Eigeninitiative ergreifen. Was ist, wenn etwas schiefgeht und man sie dafür verantwortlich macht? Oder noch schlimmer: Der Betreffende wird gesund und der Arzt verliert einen Patienten? Südseeurlaub ade! Der Einzige, der dir sagen sollte, wie es dir geht und was du tun sollst, bist du. Ich fasse nur zusammen, was im Laufe der Geschichte Millionen von Menschen geholfen hat. Ärzte verschreiben Medikamente, die es gerade mal seit 20 Jahren gibt und die darüber hinaus starke Nebenwirkungen haben. Medikamente heilen nicht, sie schaffen noch mehr Probleme. Versuche so schnell wie möglich von Medikamenten wegzukommen. Ein anderer Grund für eine ärztliche Kontrolle ist, dass manche verschreibungspflichtigen Medikamente nicht auf nüchternen Magen genommen werden sollten. Du kannst nicht vollkommen gesund werden, solange du noch Medikamente nimmst. Dein erstes Ziel sollte also sein, dich von den Medikamenten zu befreien. Anfangs hast du vielleicht noch Entzugserscheinungen, doch wenn du erst mal deinen Körper gereinigt hast, wird sich auch dein Gesundheitszustand verbessern. Du musst es zumindest einmal versuchen!

Wenn du rezeptpflichtige oder -freie Medikamente einnimmst, solltest du diese langsam absetzen, sodass es ohne Risiko für deine Gesundheit geschieht. Nimmst du sehr starke Medikamente, die du nur schrittweise absetzen kannst, ist es besser, in dieser Zeit nicht zu fasten, denn die Entzugserscheinungen wären zu heftig. Iss also normal weiter, während du dich zuerst aus deinen Medikamenten »ausschleichst«, denn Essen schwächt die Entzugserscheinungen ab. Wenn du von den Medikamenten weg bist, solltest du eine gründliche Fasten- und Entgiftungskur machen, um die ganzen Giftstoffe aus deinen Zellen hinauszubefördern. Und das werden nicht wenige sein, denn Zellen und Gewebe sind wie kleine Schwämme, die sich mit giftigem Zeug vollgesaugt haben.

Instandhaltungsfasten

Wenn du dir wirklich ein jugendliches Aussehen und gute Gesundheit bewahren willst, dann solltest in Zukunft einmal pro Woche einen Tag lang fasten. Manche empfehlen, nach dem Mittagessen damit zu beginnen und bis zum Mittag des nächsten Tages zu fasten. Studien belegen, dass durch eintägiges Fasten kein Eiweiß abgebaut wird, sondern nur Fett und andere unerwünschte Stoffe.

Zweimal pro Jahr, und zwar im Frühling und im Herbst, wenn die Witterung wechselt, solltest du eine einwöchige Fastenkur machen. Der Grund: Generalüberholung!

Eine Fastenkur ist außerdem eine gute Gelegenheit, jenen Parasiten den Garaus zu machen, die den menschlichen Körper bevölkern. Parasiten sind die versteckte Ursache für die Hälfte aller Gesundheitsprobleme, an denen Menschen leiden.

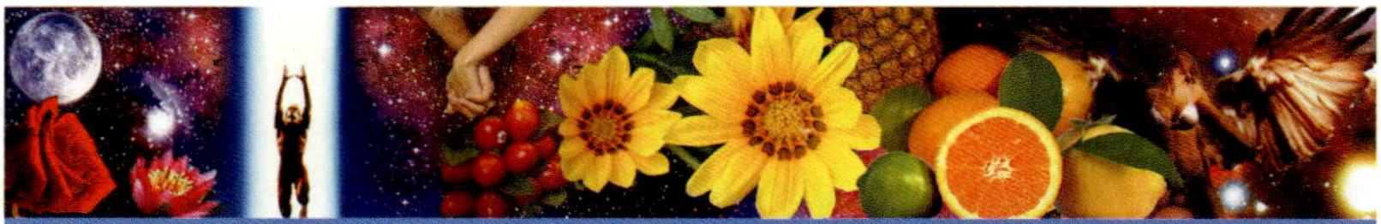

Parasiten

Jeder hat sie

Ja, auch du hast Parasiten. Es ist praktisch unmöglich, nicht mit Parasiten in Berührung zu kommen. Selbst Menschen, die sich gesund ernähren, leiden an Parasiten. Darum sollte jeder Mensch ein oder zwei Mal jährlich eine Art »Entwurmungskur« machen. Parasiten tummeln sich quasi überall: an Türgriffen, Tastaturen, Toiletten, Einkaufswägen, an Händen und unter Fingernägeln, im Wasser, in der Luft, im Essen, auf unseren Haustieren, im Gras und so weiter. Sobald sie sich in unserem Körper angesiedelt haben, vermehren sie sich wie verrückt. Spulwürmer legen bis zu 300.000 Eier täglich. Bandwürmer können bis zu zehn Meter lang werden. Es gibt bestimmte einzellige Amöben, die gern am menschlichen Hirn knabbern. Niemand ist hundertprozentig sicher vor Parasiten, nicht einmal der gesündeste Mensch. Darum sollten wir uns wenigstens einmal pro Jahr gegen Parasiten behandeln. Parasiten schnappen sich manchmal mehr von unserer Nahrung als wir selbst. Ihre Exkremente scheiden sie in die Blutbahn aus. Sie entleeren sich in unsere Lunge und andere Organe, sodass wir schließlich krank werden. Parasiten können die Ursache vieler ungeklärter Krankheiten sein. Bist du oft müde? Fühlst du dich nicht so richtig wohl? Du hast einen Wahnsinnsappetit auf Lebensmittel, von denen du genau weißt, dass sie dir nicht gut tun? Du bist reizbar? Hast Krämpfe? Leidest an Völlegefühl und Blähungen? Du hast Gelenkprobleme, musst dich oft jucken und verfügst über ein schlechtes Gedächtnis? Rate mal, wer schuld daran ist! Nahezu jedes bekannte gesundheitliche Problem kann durch Parasiten verursacht sein. Unser Körper ist ein guter Nährboden für Bakterien, Hefe- und Schimmelpilze, Viren und Parasiten. Von außen betrachtet hältst du dich vielleicht für ziemlich sauber. Aber warte mal ab, wie's drinnen aussieht. Wenn du mal was richtig Ekliges sehen willst, dann geh auf diese Website: www.NastyParasites.com.

Gekochte Nahrung enthält zwar keine Parasiten, aber sie versorgt sie mit Futter. Was du isst, hängt eng damit zusammen, wie Parasiten am besten überleben können. Sie wollen leben. Die ekligen Bilder auf der eben erwähnten Website, auf denen spaghettiförmige Würmer aus den Mägen der Patienten gezogen werden, wurden alle in einer chinesischen Klinik gemacht. Die Menschen auf diesen Bildern haben sich von gekochtem Gemüse und Reis ernährt.

Parasiten fressen langsam die Organe ihres Wirts auf und entleeren ihre Exkremente in seinen Körper. Parasiten sind überall und jeder hat sie. Bei einem einfachen Händedruck können eine halbe Million Mikroorganismen übertragen werden. (Sie vermehren sich unter den Fingernägeln.) Die meisten gesundheitlichen Probleme werden durch Parasiten verursacht. Würmer können täglich je nach Art bis zu einer Million Eier legen. Sie leben von dem, was du isst, und sie leben von dir. Du solltest vor dieser Tatsache nicht die Augen verschließen, bis es schließlich zu spät ist.

Spulwürmer zum Beispiel können täglich bis zu 300.000 Eier legen. Magst du Sushi? Ein etwa drei Zentimeter großes Stück roher Fisch, wie man es beim Sushi isst, kann bis zu 10.000 Parasiteneier und -larven enthalten. Nicht alle Parasiten sind so groß wie Bandwürmer. Manche sind so klein, dass man sie mit bloßem Auge nicht erkennen kann. Diese Biester sind überall in unserem Körper: im Blut, unter der Haut und in den Organen. Sie verstopfen unser Verdauungssystem, sodass Speisebrei und Abfallstoffe nicht richtig durch den Darm transportiert werden.

Aber es wird noch lustiger. Hast du gewusst, dass ein Drittel deines großen Geschäfts gar nicht von dir stammt? Ganz genau, es ist Wurmkacke! Diese Biester fressen wie verrückt, erledigen ihr Geschäft in deinem Inneren und der ganze ekelhafte Dreck wandert in dein Blut, deine Lymphflüssigkeit und somit einfach überall hin, sogar in dein Gehirn. Jetzt weißt du, warum du dich dauernd so müde und abgeschlafft fühlst. Die Giftstoffe beeinträchtigen dein zentrales Nervensystem. Immer reizbar? Hast du dich schon mal gefragt, warum?

Das Wurmzeug ist widerlich, da sind wir einer Meinung. (Wie gesagt, ein Bandwurm kann schon mal zehn Meter lang werden.) Noch mehr Sorgen solltest du dir allerdings über die bereits erwähnten einzelligen Amöben machen, die eine Vorliebe für das Gehirn und andere Organe haben.

Hast du gewusst, dass Leberegel sogar Krebs verursachen können? Gewöhnlich merkt man nicht einmal, dass man von ihnen befallen ist, außer es sind so viele, dass die Symptome nicht zu übersehen sind.

Schlafen deine Haustiere mit bei dir im Bett? Küsst du sie vielleicht sogar ab? Juckt dein Hintern? Isst du gerne Kohlenhydrate? Dann hast du Parasiten.

Oft sind überhaupt keine Symptome festzustellen. Du kannst jahrelang Parasiten haben, bis es dann eines Tages nicht mehr zu übersehen ist.

Anzeichen für Parasitenbefall

- Lethargie, ständige Müdigkeit (Chronisches Erschöpfungssyndrom)
- Depressionen, Vergesslichkeit, Unkonzentriertheit, unklares Denken
- starkes Verlangen nach Süßem und Fettem, nach Kohlenhydraten und Brot, Obst, Fruchtsäften oder Alkohol
- häufiges Hungergefühl trotz überdurchschnittlicher Nahrungsaufnahme
- Verdauungsprobleme wie Blähungen, Völlegefühl, Verstopfung oder Durchfall; die Beschwerden kommen und gehen, verschwinden aber nie richtig
- Reizdarmsyndrom (RDS)
- brennendes Gefühl im Magen
- Blutarmut oder Eisenmangel als Folge der durch Wurmerkrankungen verursachten Blutverluste
- was man auch versucht, man nimmt weder zu noch ab
- Gelenk- und Muskelschmerzen, arthritis-ähnliche Schmerzen; Schmerzen in Rücken, Schultern und Oberschenkeln
- diverse Hautleiden wie Nesselsucht, Ausschläge, Ekzeme, Juckreiz, Akne, Geschwüre, Risse, Schrunden, Entzündungen und Schwellungen
- allergieähnliche Reaktionen ohne erkennbaren Auslöser
- Juckreiz in Ohren, Nase, After
- häufige bakterielle oder virale Infektionen
- wiederkehrende Candida-Infektionen
- Zahnfleischbluten
- Kopfschmerzen
- Unruhe- und Angstzustände oder Nervosität; Ursache sind die Ausscheidungsprodukte von Parasiten
- schneller Puls, Herzbeschwerden
- geschwächtes Immunsystem
- Schlaflosigkeit, häufiges Erwachen in der Nacht (speziell zwischen zwei und drei Uhr morgens)

- Zähneknirschen und Speicheln im Schlaf, Unruhe, dunkle Augenringe
- Kraniomandibuläre Dysfunktion (CMD).*
- häufiger Husten und Erkältung
- Lebensmittelallergien und -unverträglichkeiten, Unverträglichkeit von Umweltreizen (Rauchen, Parfüm, Chemikalien) oder Überempfindlichkeit ihnen gegenüber
- Appetitlosigkeit
- sexuelle Dysfunktion beim Mann, Menstruationsstörungen bei der Frau

Übersicht der bekanntesten Parasiten und der von ihnen verursachten Störungen

Spulwürmer

Spulwürmer legen bis zu 200.000 Eier pro Tag. Etwa 22 % der Weltbevölkerung sind von ihnen befallen. Symptome sind Oberbauchschmerzen, Asthma, Schlaflosigkeit, Blinddarmentzündung, Bauchfellentzündung und Ausschläge, die von Absonderungen oder Ausscheidungsprodukten der Würmer verursacht werden. Starker Befall kann Darmblockaden und Darmblutungen zur Folge haben, wenn die Würmer sich in die Darmwand bohren. Weitere mögliche Folgen: Abszesse der Leber, hämorrhagische Pankreatitis, Appetitlosigkeit und schlechte Nährstoffverwertung. Ausgewachsene Exemplare können bis zu 40 cm lang werden.

Hakenwürmer

Die Larven bohren sich durch die Haut. Sobald sie ausgewachsen sind, können sie Kraft, Vitalität und allgemeines Wohlbefinden des

---

* CMD ist ein Überbegriff für Fehlfunktionen im Kiefergelenksbereich, die Auswirkungen auf den ganzen Körper haben können. (Anm. d. Übers.)

Opfers massiv beeinträchtigen. Die jungen Würmer saugen Blut aus der Darmwand. Symptome für Hakenwurmbefall sind Eisenmangel, Bauchschmerz, Appetitlosigkeit, Eiweißmangel, trockene Haut und Haare, Hautreizungen, Ödeme, aufgetriebener Bauch, Dumpfheit und schließlich Herzversagen. (Ja, eine Infektion kann tödlich verlaufen!)

Madenwürmer (Aftermaden)
Sie befallen eines von fünf Kindern. Symptome sind Jucken und Reizung von Anus oder Vagina, Verdauungsstörungen, Schlaflosigkeit, Reizbarkeit und Nervosität. Die Weibchen des Wurmes kriechen aus dem Anus, um ihre Eier abzulegen, etwa 15.000 täglich. Die Eier können bis zu zwei Tage nach dem Ablegen in unserem Wohnumfeld überleben. Weltweit sind etwa 500 Millionen Menschen von Madenwürmern befallen. Der Wurm ist weiß und kann bis zu dreizehn Millimeter lang werden.

Peitschenwürmer
Man schätzt, dass mehrere Hundert Millionen Menschen weltweit von Peitschenwürmern befallen sind. Symptome sind Blut im Stuhl, Unterbauchschmerzen, Gewichtsabnahme, Analprolaps (Enddarm tritt aus dem After aus), Übelkeit und Blutarmut. Zu den Blutungen kommt es, wenn die Würmer sich in die Darmwand bohren. Gewöhnlich schließen sich daran bakterielle Infektionen an. Die Würmer können bis zu 50 mm lang werden.

Amöben
Amöben sind Einzeller, die sich im unteren Ende des Dünndarms und im Dickdarm ansiedeln. Sie sondern ein Enzym ab, das Darmgeschwüre verursacht. Sie können sich auch in die Darmwand bohren und über die Blutbahn in andere Organe (Leber, Gehirn) gelangen und dort Abszesse verursachen.

Trichomonas vaginalis
Einzeller, der sich bei der Frau in Scheide und Harnröhre festsetzt,

beim Mann in Nebenhoden und Prostata. Bei Frauen zeigt sich bei Befall ein gelblicher, juckend-brennender Ausfluss.

Bandwürmer
Bandwürmer können bis zu zehn Meter lang werden und zehn Jahre im Darm ihres Wirtes leben. Manche Bandwürmer legen täglich bis zu einer Million Eier. Ihr Körper gliedert sich in Segmente, am Vorderende haben sie einen saugnapfartigen Mund mit hakenartigen »Zähnen«.

Plattwürmer, Saugwürmer
Sie befallen Blase, Blut, Leber, Lunge, Niere und Darm. Weltweit sind über 250 Millionen Menschen betroffen. Plattwürmer können schwerwiegende Erkrankungen des Magen-Darm-Traktes, der Blase und der Leber verursachen sowie Blutzellen zerstören. Sie werden 10 bis 25 Millimeter lang.

Spirochäten
Spirochäten sind spiralförmige Bakterien und vermehren sind im Blut und im Lymphsystem. Zu dieser Abteilung gehören die Gattungen Spirochäten (die größten Vertreter), Saprospira, Cristispira und Treponema (die kleinsten Vertreter). Als Wirt oder Überträger fungieren gewöhnlich Läuse, Zecken, Flöhe, Milben und Insekten, die den Menschen damit infizieren. Spirochäten verursachen Rückfallfieber, infektiöse Gelbsucht, Lyme-Borreliose, offene Stellen, Geschwüre, Tonsillitis ulcerosa (auch Angina Plaut-Vincent, eine seltene Form der Mandelentzündung) sowie die Weil-Krankheit oder Leptospirose.

Ich habe hier nur einige wenige von mehreren Tausend Parasiten aufgezählt. Du kannst dir ziemlich sicher sein, dass auch du welche hast!

Einige Parasiten haben Möglichkeiten gefunden, den Körper so auszutricksen, dass er sie für körpereigenes Gewebe oder Organe hält. Darum greift das Immunsystem sie nicht an. Sobald sich diese Eindringlinge erst einmal in unserem Körper breitgemacht haben, machen sie sich gleich ans Werk und verwandeln die Organe unseres Körpers in Emmentaler. Würmer bohren Löcher in Darm, Leber, Lunge und andere Organe ihres Wirts und schädigen so seine körperliche Gesundheit massiv.

Würmer rauben uns wichtige Vitamine, Mineralstoffe und Aminosäuren, die zur Verdauung benötigt werden. Die Betroffenen werden anämisch. Nach dem Essen fühlen sie sich müde, weil die Parasiten ihre Exkremente in den Körper des Wirtes abgeben und ihn so vergiften. Das Immunsystem wird geschwächt, was zu einer weiteren Verschlechterung des Gesundheitszustandes, zu noch mehr Müdigkeit und schließlich zu Krankheit führt. Würmer zerstören Körperzellen schneller, als sie gebildet werden können.

Bestimmte körperliche Probleme wie starke Verschleimung, gestörte Darmflora, chronische Verstopfung und Schadstoffbelastung leisten Wurmerkrankungen Vorschub. Wurmbefall äußert sich in Völle- beziehungsweise Hungergefühl, Müdigkeit, Allergien, Asthma, Blähungen, Verdauungsstörungen, unklarem Denken und dem Gefühl, irgendetwas Unangenehmes mit sich herumzuschleppen. Bei anderen wiederum zeigen sich überhaupt keine Symptome.

Kleine Randbemerkung: Parasiten stehen auf Schokolade, Agavendicksaft, Obst, Kohlenhydrate und Süßigkeiten ebenso sehr wie du. Was du gern magst, mögen sie ebenfalls. Was du nicht magst, mögen sie auch nicht. Das ist ihr Überlebenstrick. Darum ist ihnen so schwer beizukommen.

Und: Reduziere den Stress in deinem Leben, am Arbeitsplatz und in deinen Beziehungen. Stress übersäuert den Körper und diese Übersäuerung nährt Parasiten.

Hilfe! Wie werde ich diese Quälgeister wieder los?

Die Biester mal schnell totzumachen, bringt rein gar nichts. Das hat zwei Gründe. Erstens: Wenn du Parasiten hast, dann befinden diese sich in den unterschiedlichsten Entwicklungsstadien. Mit einer Behandlung erwischt du vielleicht die voll ausgewachsenen Exemplare, aber nicht die halbe Million Eier, die sie in deinem Körper abgelegt haben. Folglich überleben diese. Zweitens: Stell dir die Parasiten als deine interne Müllabfuhr vor. Ihre Aufgabe ist es, den Müll in deinem Körper zu verputzen. Wenn du deine Müllmänner umlegst, bleibt der Müll in deinem Körper liegen und häuft sich zu Müllbergen, bis du schließlich an Selbstvergiftung stirbst. Die erste Gegenmaßnahme besteht also darin, den Körper von innen zu reinigen und so den Biestern die Nahrungszufuhr abzuschneiden. Iss keine industriell verarbeiteten Lebensmittel mehr. Tatsächlich ist es am besten, wenn du überhaupt nichts isst und ein einmonatiges Saftfasten machst, begleitet von regelmäßigen Darmspülungen, damit der ganze Schmutz aus deinen Eingeweiden rausgewaschen wird. Das bringt die Biester zum Ausflippen und sie wecken in dir ein starkes Verlangen nach all den minderwertigen Nahrungsmitteln, die du bisher zu dir genommen hast. Doch lass dich nicht kleinkriegen. Lass diese Biester verhungern!

Die Devise heißt: Entweder du oder sie. Wenn sie durch deine Reinigungskur geschwächt sind, kommt der Moment, den Hammer hervorzuholen und voll zuzuschlagen: eine Breitseite mit stark wirkenden Kräutern, die ihnen den weiteren Aufenthalt in deinem Körper verleiden. Dein Körper muss so rein und makellos werden, dass sie absolut nichts zu beißen finden. Und wenn du dann deinen Körper mit antiparasitär wirkenden Kräutern tränkst, werden sie Reißaus nehmen wie Dracula vor der Knoblauchzehe. Wenn du dann dein großes Geschäft machst, sieht es vielleicht aus wie auf einem Teller mit Spaghetti. Im nächsten Schritt musst du auch die Larven und Eier der Parasiten erledigen. Das ist nichts, was man kurz mal innerhalb einer Woche schafft. Das nimmt viele Monate in Anspruch. Daher musst du die Parasitenbekämpfung zu deinem Lebensstil machen.

Es gibt kein Universalmittel, das alle Parasiten beseitigt. Am besten ist es, wenn man ihnen durch Fasten die Nahrungszufuhr sperrt und sie zugleich mit wurmtreibenden beziehungsweise antiparasitär wirkenden Kräutern bekämpft. Matt und ich haben zu diesem Zweck ein spezielles Präparat entwickelt, das alle wichtigen Kräuter enthält (zu beziehen über www.ParasiteFree.net). Wenn du aus irgendeinem Grund nicht fasten kannst, dann solltest du wenigstens die Kräuter nehmen und nichts essen, was Parasiten nährt. Mach Einläufe oder eine Darmtherapie, um sie herauszuwaschen. Trink viele Säfte, vor allem Gurkensaft. Würmer hassen ihn regelrecht, denn er enthält Erepsin (Peptidase), ein Enzym, das Eiweiß spaltet und Bandwürmer gleich mit. Trink auch viel Wasser, und wie gesagt: Darmspülungen nicht vergessen!

Parasiten sind überall, du kannst den Kontakt gar nicht vermeiden. Sie kommen auf jeder Oberfläche vor, sogar in der Luft. Der einzige Schutz ist, dass dein Körper stark basisch und gut mit Sauerstoff versorgt ist und dass du ein starkes Immunsystem und einen sauberen Verdauungstrakt hast. Ist dein Blut übersäuert, dann bekommst du Parasiten. Schleim ist ein idealer Nährboden für Bakterien und Parasiten. Was führt zu Verschleimung? Ein übersäuerter Körper. Und wie kommt es zu Übersäuerung? Durch den Verzehr von industriell verarbeiteten gekochten Lebensmitteln, Brot, Käse, Alkohol, Milch und Milchprodukten, Stress und allem, was nicht aus sich heraus natürlich ist. Durch die Bildung von Schleim versucht der Körper, das empfindliche Zellgewebe vor Verbrennung durch Säure zu schützen. Der moderne Lebensstil sorgt für eine starke Übersäuerung. Der körperwarme, zähflüssige Schleim schafft ideale Entwicklungsbedingungen für Parasiten. Von daher heißt es: Sauber bleiben!

Ein ausgiebiges Saftfasten mit Darmspülungen, im Anschluss wurmtreibende Kräuter, und weg sind die Biester. Vermeide vor allem Fleisch, Milchprodukte, Süßigkeiten und alle minderwertigen Lebensmittel. Stichwort Junkfood.

Du musst dir dessen bewusst werden, was in dir vorgeht. »Aus den Augen, aus dem Sinn« ist nicht die richtige Haltung. Was du nicht weißt, kann dich trotzdem heiß machen. Erziehe dich selbst zu wahrer Gesundheit. Pharmazeutische Entwurmungsmittel sind keine Lösung, weil sie unterschiedslos gute wie schlechte Bakterien abtöten. Außerdem gibt es kein Medikament, das alle Bakterien abtötet. Medikamente sind Gift für den Körper. Du brauchst ein sicher wirkendes, natürliches Mittel, das viele verschiedene Kräuter enthält und unterschiedliche Typen von Parasiten beseitigt. Die einzige Lösung ist, dass du nicht länger wartest und dich selbst von innen reinigst. Du solltest auf deinen Körper achten und die ungebetenen Gäste nicht länger mit minderwertiger, industriell verarbeiteter Nahrung füttern. Tust du das nicht, werden sie zur Übermacht und gewinnen am Ende noch. Es gibt nur dich oder sie. Hungere sie aus und wenn sie geschwächt sind, gibst du ihnen mit PARASITE-FREE den Rest.

Je länger ein Wurmbefall besteht, desto schwerer ist ihm beizukommen. Nicht nur die Menschen werden im Laufe ihres Lebens immer stärker und meistern immer größere Schwierigkeiten, sondern auch die Parasiten. Beharrlichkeit ist der Schlüssel zum Erfolg und nichts kann dem ständigen Ansturm starker Heilkräuter und wirkungsvoller Heilmittel am Ende widerstehen.

Parasitenfrei durch die Sachen, die man sowieso im Haushalt hat!

Das Beste gegen Parasiten ist Flüssigfasten (mit Gemüsesäften aus Karotte, Sellerie, Gurke, Ingwer, Knoblauch), oder ein achttägiges Fasten nach der Master-Cleanse-Methode (Saft frisch gepresster Zitronen, Ahornsirup und Cayennepfeffer sowie Abführtee).

Wenn dein Budget es erlaubt, solltest du dir unbedingt einen Wasserionisator zulegen. Er wirkt wahre Wunder. Dein Körper enthält knapp 70 Liter Salzwasserlösung. Nimmst du nicht genügend basisches Wasser auf, kannst du nicht vollständig gesund werden.

Iss oder trink nichts, was Parasiten nährt. Schwäche sie, hungere sie aus und sie werden von selbst verschwinden. Iss keine Süßigkeiten, kein Brot, kein Fleisch, keinen Reis, keine Nudeln, keine Getreideprodukte oder irgendetwas, das aus Weizen oder Mehl hergestellt wurde. Iss ausschließlich Rohkost.

Mach regelmäßig Darmspülungen oder Einläufe. Du musst diese Biester rausspülen, sobald sie geschwächt sind. Die Frau meines Freundes ist nur mit Saftfasten sämtliche Würmer und Wurmeier losgeworden.

Gut gegen Parasiten wirkt:

Knoblauch
Iss viel frischen Knoblauch. Knoblauch tötet mehr als 60 Pilzarten, 20 Arten von Bakterien und sogar einige der stärksten Viren ab. Er ist ein altbewährtes Mittel gegen Parasiten, hilft bei sekundärer Pilzinfektion, entgiftet und regt sanft die Ausscheidung an. Knoblauch schützt vor einer oxidativen Schädigung des Gewebes durch parasitäre Giftstoffe. Für die antiparasitäre Wirkung sind die Inhaltsstoffe Allicin und Ajoene verantwortlich. Sie wirken auch gegen Amöben sowie Maden- und Hakenwürmer. Allicin kommt in natürlicher Form nicht im Knoblauch vor. Erst durch Schneiden oder anderweitige Verarbeitung wird das Alliin in der Knoblauchzehe durch das Enzym Alliinase in Allicin umgewandelt. Allicin hilft gegen Parasiten. Nimm frisch gepressten oder entsafteten Knoblauch, wenn du eine maximale Wirkung erzielen willst.

Gurke
Iss reichlich Gurken. Sie enthalten ein Enzym, das Bandwürmern den Garaus macht.

Papaya
Papayas enthalten ein Enzym, das die Eiweißverdauung unterstützt (Parasiten sind Eiweiß). Iss vor allem die Papayakerne. Sie sehen aus wie Pfefferkörner und sind hochwirksam.

Wassermelone

Iss die Kerne mit, sie enthalten die Wirkstoffe.

Gewürznelke

Sie enthalten Eugenol, das stärkste pflanzliche Antiseptikum überhaupt. Ferner Caryophyllene, die stark antimikrobiell wirken. Diese Wirkstoffe werden durch die Blutbahn transportiert und töten mikroskopisch kleine Parasiten sowie deren Eier und Larven ab. Gewürznelken sind höchst wirksam bei der Bekämpfung von Malaria, Tuberkulose, Cholera, Krätze und anderen Parasiten, Viren, Bakterien und Pilzen einschließlich Candida. Sie töten auch alle Arten von Shigellen, Staphylokokken und Streptokokken ab.

Rote Kürbiskerne

Sie enthalten ein natürliches Fett, das für Parasiteneier giftig ist und sie daher abtötet. Das in den Kürbiskernen enthaltene Cucurbitin lähmt Würmer, sodass sie sich von der Darmwand lösen. Chinesische Wissenschaftler haben mit Kürbiskernen akute Fälle von Bilharziose (Schistosomiasis) und Bandwurmbefall behandelt. Viele Wurmmittel enthalten Kürbiskerne, aber nur ein paar solcher Kapseln richten nicht viel aus. Du musst jedes Mal eine halbe Tasse voll essen, damit es hilft. Mahle die Kerne in der Kaffeemühle und gib sie über den Salat oder in die Smoothies.

Muskatnuss

Sie enthält ebenfalls Eugenol, das Parasiteneier und -larven wirksam abtötet.

Kurkuma

Kurkuma bekämpft Krebs. Es wirkt auch entzündungshemmend, fördert die Wundheilung, treibt Würmer aus und hat eine grundlegend reinigende Wirkung.

Cayennepfeffer

Er vernichtet Pilze, Schimmel und Parasiten, sobald er mit ihnen in Berührung kommt. Stärkt den Kreislauf und die allgemeine Gesundheit. Verstärkt die Wirkung anderer Heilkräuter.

Ingwer
Ingwer stärkt den Kreislauf und hilft bei Verdauungsproblemen. Gut bei Blähungen sowie bei Übelkeit infolge einer Entwurmungskur.

Bittermelone
Bittermelone hilft gegen Madenwürmer.

Ananas
Eine Fastenkur mit Ananas ist gut gegen Bandwurmbefall.

Ebenfalls empfehlenswert: Peperoni, Zwiebeln und Äpfel. (Keinen Apfelsaft aus dem Supermarkt, das ist reiner Zucker; der entscheidende Wirkstoff ist das Pektin, das im menschlichen Körper als Ballaststoff wirkt.) Ferner wildwachsende Gewürzpflanzen wie Brauner Senf oder Fenchelsamen. Gut hilft auch Oregano-Öl, Olivenblätter-Extrakt, Grapefruitkern-Extrakt, Aloe vera, Katzenkralle, Myrrhe und kolloidales Silber.

Außerdem gegen Parasiten zu empfehlen:

Probiotika
Nimm abends vor dem Schlafengehen Probiotika, denn die antiparasitären Kräuter töten alles ab (leider auch die guten Bakterien).

Ballaststoffe
Nimm während einer Reinigungskur reichlich Ballaststoffe zu dir. Gut sind auch Darmspülungen, um tote Parasiten auszuwaschen. Verwende mein COLON-FREE.

Wasche deine Hände gründlich und benütze eine Fingernagelbürste. Wasche Obst und Gemüse, bevor du es isst.

Enzyme
Nimm zusätzlich Enzyme zu dir, speziell Protease. Es baut Eiweiß ab, und Parasiten, Bakterien und Viren sind Eiweiß. Nicht einnehmen bei Magen- oder Darmgeschwüren.

Weitere hochwirksame Parasiten-Killer:

(Die nachfolgend aufgelisteten Kräuter sind Bestandteil meines Präparates PARASITE-FREE. Du kannst es unter folgender Adresse bestellen: www.parasitefree.net. Achtung: Nicht für Schwangere und Stillende geeignet!)

Grüne Fruchtschale der Schwarznuss
Sie beseitigt zuverlässig viele verschiedene Arten von Parasiten. Die getrocknete und gemahlene Schale der Schwarznuss enthält Tannin, ein organisches Jodmolekül und Juglandin. Die Schwarznuss findet seit Jahrhunderten Verwendung als wurmtreibendes Mittel. Sie hilft auch bei Dermatophytose, einer Pilzinfektion der Haut. Sie reichert das Blut mit Sauerstoff an, was ebenfalls Parasiten entgegenwirkt. Schwarznuss ist sehr wirksam bei Bandwurm, Dermatophytose, Candida albicans (Hefepilzinfektionen) und Malaria. Sie senkt den Blutzuckerspiegel und unterstützt die Selbstentgiftung des Körpers.

Graviola
Diese unscheinbare Frucht leistet Erstaunliches bei der Bekämpfung von Parasiten und ist einer der Hauptbestandteile unseres Präparats. Graviola ist besonders erfolgreich bei der Beseitigung von Darmparasiten. Es beruhigt die Nerven, senkt den Blutdruck und hilft bei Arthritis sowie Herz- und Leberbeschwerden (www.graviolaleaves.com).[*] Bei manchen wurden bereits einen Tag, nachdem sie angefangen hatten, Graviola einzunehmen, Parasiten mit

* Siehe dazu auf deutsch: www.brasilien.de/land/florafauna/fruechte/graviola.asp (Anm. d. Übers.)

dem Stuhl ausgeschieden. Graviola wird bereits seit den 1970-er Jahren wissenschaftlich untersucht. Die Tests haben gezeigt, dass Graviola gezielt bösartige Zellen von zwölf verschiedenen Krebsformen abtötet, darunter Darm-, Brust-, Prostata-, Lungen- und Bauchspeicheldrüsenkrebs. Graviola wirkt zehntausend Mal stärker als Adriamycin (Doxorubicin), ein häufig in der Chemotherapie verwendetes Krebsmittel. Es filtert gezielt Krebszellen heraus und tötet sie ab, während es, im Gegensatz zur Chemotherapie, gesunde Zellen nicht schädigt. Die antiparasitäre Wirkung von Graviola ist auf den Wirkstoff Annonaceous Acetogenins zurückzuführen.

Bitterholzbaum (Quassia)

Der Bitterholzbaum ist in Mittel- und Südamerika sowie zunehmend auch auf den karibischen Inseln beheimatet. Er wird traditionell als Mittel gegen Spulwürmer und als Schädlingsbekämpfungsmittel verwendet. Als »Magenbitter« hilft er bei Verdauungsproblemen. Er bekämpft Parasiten und Kopfläuse.

Butternuss-Rinde

Der Butternussbaum ist im mittleren Westen und im Nordosten der USA verbreitet. Seine Rinde findet seit Anfang des 19. Jahrhunderts speziell bei der Bekämpfung von Parasiten Verwendung. Sie dient auch als Abführmittel. Butternuss-Rinde unterstützt außerdem die gesunde Leberfunktion. Die Butternuss wird zum Teil auch als Weiße Walnuss bezeichnet. Sie ist eher ein wurmtreibendes als wurmtötendes Mittel.

Wermutkraut (Artemisia)

Die bitter schmeckende Heilpflanze ist bekannt für ihre Eigenschaft, Parasiten auszutreiben. Sie besitzt stark keimtötende Wirkung und ist eines der stärksten pflanzlichen Mittel gegen Parasiten überhaupt. Wermutkraut ist höchst wirksam gegen Spulwürmer, Hakenwürmer, Peitschenwürmer und Madenwürmer. Es enthält Thujon und Iso-Thujon, welche für die antiparasitäre Wirkung verantwortlich sind, ferner Santonin, ein wirksames Heilmittel gegen Wurmbefall. Wermutkraut ist unter den bekannten Heilkräutern das zweitbitterste und hat sich auch bei der Behandlung von Malaria bewährt. Die im Wermutkraut enthaltenen Sesquiterpenlactone haben eine den Peroxiden ähnliche Wirkung – sie greifen die »Außenhülle« der Parasiten an und töten sie auf diese Weise ab. Wermutkraut regt auch den Gallenfluss an und unterstützt so die Funktion von Leber und Galle.

Mahonienwurzel

Sie enthält Berberin, einen Stoff, der die meisten Arten von Bakterien, Viren, Pilzen und Parasiten abtötet.

Mariendistel-Samen

Mariendistel ist ein Leberschutzmittel. Sie hilft gegen die Übelkeit, die sich im Gefolge einer Entgiftungskur einstellt und durch das Absterben der Parasiten verursacht wird. Der in der Mariendistel enthaltene Stoffkomplex Silymarin entgiftet die Leber. Mariendistel-Samen unterstützen die Regeneration der Leberzellen. Ihre antioxidative Wirkung schützt diese vor einer Schädigung durch Giftstoffe. Die Mariendistel hilft zudem, den Körper von den giftigen Ausscheidungen der Parasiten zu reinigen.

Kieselgur

Kieselgurmehl besteht aus den Schalen fossiler Kieselalgen und wirkt als Parasitenvernichter. Es wirkt wie ein Rasiermesser, das über die Haut streicht. Die empfindliche Außenhaut der ausgewachsenen Parasiten wird aufgeschlitzt. Für Menschen ist dieser Vorgang völlig ungefährlich. Es wirkt darüber hinaus wie ein Trockenmittel. Es durchdringt die Haut der Parasiten und trocknet sie aus. Man kann Kieselgur für Mensch und Tier anwenden. Wenn du es auf dem Boden verstreust, hält es Ameisen und Käfer fern.

Olivenblätter

Bereits in der Bibel werden die Blätter und Früchte des Ölbaums erwähnt. »Die Früchte werden als Speise und die Blätter als Heilmittel dienen.« (Ezechiel/Hesekiel 47:12) Aktuelle Forschungen belegen, dass Olivenblätter gegen Bakterien, Pilze, Viren, Mikroben und Parasiten wirken.

Rhabarber

Rhabarber unterstützt die Ausscheidung der durch die Reinigungskur getöteten Parasiten, Eier und Larven. Rhabarber hat nicht den Gewöhnungseffekt wie andere Mittel, welche die Darmtätigkeit anregen und ist auch in geringer Dosierung wirksam.

Gewürznelke

Gewürznelken enthalten Eugenol, das stärkste pflanzliche Antiseptikum überhaupt. Ferner Caryophyllene, die stark antimikrobiell wirken. Diese Wirkstoffe werden durch die Blutbahn transportiert und töten mikroskopisch kleine Parasiten sowie deren Eier und Larven ab. Gewürznelken sind höchst wirksam bei der Bekämpfung von Malaria, Tuberkulose, Cholera, Krätze und anderen Parasiten, sowie von Viren, Bakterien und Pilzen einschließlich Candida. Sie töten auch alle Arten von Shigellen, Staphylokokken und Streptokokken ab.

Kürbiskerne

Kürbiskerne enthalten ein natürliches Fett, das für Parasiteneier giftig ist und sie daher abtötet. Das in den Kürbiskernen enthaltene Cucurbitin lähmt Würmer, sodass sie sich von der Darmwand lösen. Chinesische Wissenschaftler haben mit Kürbiskernen akute Fälle von Bilharziose (Schistosomiasis) und Bandwurmbefall behandelt.

Himbeerkerne

Normalerweise werden Himbeerkerne unverdaut ausgeschieden. Werden sie jedoch vermahlen, kommt der Körper an das in ihnen enthaltene Ellagitannin (Ellagsäure), welches eines der wirksamsten bekannten Anitoxidantien ist. Neben guten Erfolgen in der Krebsbehandlung zeigt sich Ellagitannin auch hochwirksam gegen Parasiten. Es besitzt eine starke antibakterielle, antivirale und antifugale (pilztötende) Wirkung. Ellagitannin senkt außerdem den Cholesterinspiegel und schützt unsere DNS. Der Wirkstoff ist nur mit hohem finanziellem und technischem Aufwand zu gewinnen, doch seine positiven Eigenschaften sind jede Mühe wert.

Aloe vera
Die Ägypter nannten sie Pflanze der Unsterblichkeit. Ihr Gel regt die natürliche Darmbewegung an. Aloe wirkt gegen Bakterien und Pilze. Keine andere bekannte hypoallergene Pflanze hat eine vergleichbare antibakterielle Wirkung.

Papain
Ein Eiweiß spaltendes Enzym, das in Verbindung mit Heilkräutern die weitere Nährstoffverwertung harmonisch unterstützt. Papain hilft bei der Wiederherstellung der Darmgesundheit und schafft ein Darmmilieu, in dem sich keine Parasiten einnisten können. Wenn du Papain 30 Minuten vor oder nach einer Mahlzeit einnimmst, dann hilft das, Würmer abzutöten.

Katzenkralle
Die Pflanze findet auch Verwendung bei Magengeschwüren, Gastritis, Ekzemen, Denguefieber und Erkrankungen der Leber. Seit den 1980er Jahren wird Katzenkralle in der modernen Kräuterheilkunde in erster Linie als Immunstimulans eingesetzt. Die Oxindolalkaloide der Pflanze stärken das Immunsystem und haben durch ihre blutdrucksenkende Wirkung eine positive Wirkung auf den Kreislauf. Leslie Taylor, die führende Spezialistin für Regenwald-Heilpflanzen, hat mit Tees und Tinkturen aus Katzenkralle bemerkenswerte Erfolge bei der Behandlung von Krebs und HIV erzielt.

Geißraute
Die Pflanze aus der Familie der Leguminosen wurde im Mittelalter zur Behandlung von Pesterkrankungen eingesetzt. Durch ihre schweißtreibende Wirkung wirkt sie fiebersenkend. Sie wurde auch verwendet, um Wurmbefall und Schlangenbisse zu behandeln.

Geißraute hat ferner eine blutzuckersenkende Wirkung und harmonisiert den weiblichen Hormonhaushalt. Die Pflanze ist völlig geruchlos. Zerreibt man aber den Stängel oder ein Blatt, gibt sie einen strengen Geruch ab, daher der Name »Geißkraut«. Die Pflanze kann für die Behandlung von Mensch und Tier verwendet werden.

Knoblauch
Knoblauch wirkt gegen mehr als 60 Arten von Pilzen, 20 Arten von Bakterien und sogar gegen einige der stärksten Viren und tötet sie ab. Knoblauch ist ein altbewährtes Mittel gegen Parasiten, hilft bei sekundärer Pilzinfektion, entgiftet und regt sanft die Ausscheidung an. Knoblauch schützt vor einer oxidativen Schädigung des Gewebes durch parasitäre Giftstoffe. Für die antiparasitäre Wirkung sind die Inhaltsstoffe Alliin und Ajoene verantwortlich. Sie wirken auch gegen Amöben sowie Maden- und Hakenwürmer. Allicin kommt in natürlicher Form nicht im Knoblauch vor. Erst durch Schneiden oder anderweitige Verarbeitung wird das Alliin in der Knoblauchzehe durch das Enzym Alliinase in Allicin umgewandelt, das gegen Parasiten hilft.

Afrikanischer Cayennepfeffer
Hierbei handelt es sich um die wirksamste Sorte Cayennepfeffer. Zerstört Pilze, Schimmel und Parasiten, sobald er damit in Kontakt kommt.

Was du sonst noch tun kannst

Du kannst dir auch deine eigenen Rizinusöl-Kapseln herstellen. Gieß das Öl dazu in kleine Förmchen oder in einen Strohhalm, dessen Inhalt du später in Kapseln aufteilst, und friere alles ein. Nimm 3 bis 6 Kapseln (je nach Körpergewicht) mit einem Glas Wasser zu dir. Durch das Einfrieren wird sichergestellt, dass das Öl in den Darm (den Parasiten-Nährboden) gelangt, ohne vorher von der Magensäure verdaut zu werden. Du kannst den Kapseln auch größere Mengen Grapefruitkern-Extrakt beimischen, denn dieses Nahrungsergänzungsmittel ist auch in hochkonzentrierter Form unschädlich. Jede Art von Parasit ist gegen etwas anderes allergisch, also ist es sinnvoll, ein großes Wirkungsspektrum abzudecken. Darum haben wir unserem Präparat auch so viele verschiedene Heilkräuter beigemischt, denn es ist schier unmöglich, sämtliche Arten von Parasiten mit einigen wenigen Pflanzen unschädlich zu machen. Ich würde auch versuchen, einen (Glycerin-) Auszug aus Gewürznelken herzustellen. Alternativ kannst du einfach ein paar Gewürznelken in der Kaffeemühle mahlen und deinen Tees oder Smoothies beimischen oder über deinen Salat streuen.

Zahnfleischbluten: ein ernstes Warnsignal

Zahnfleischbluten und Herzanfall – Menschen mit Zahnfleischerkrankungen haben ein dreimal höheres Risiko, einen Herzanfall zu erleiden, als Menschen mit gesundem Zahnfleisch. Bei Zahnfleischblutungen gelangen krankmachende Bakterien in den Blutkreislauf und somit ins Herz und schädigen die Gefäße. Die für die Zahnfleischerkrankung verantwortlichen Bakterien produzieren toxische Abfallstoffe und lösen Entzündungen aus, welche die Leber zur Bildung und Ausschüttung von C-reaktivem Protein (CRP) veranlassen. Und ob du es glaubst oder nicht, der CRP-Pegel gibt sehr viel genauer Auskunft über dein Herzinfarktrisiko als deine Cholesterinwerte. Eine erhöhte Konzentration von CRP spielt auch bei verstopften Blutgefäßen, Blutgerinnseln, Bluthochdruck und Herzinfarkt eine Rolle und ist zudem verantwortlich für ein doppelt so hohes Darmkrebsrisiko sowie für Alzheimer und alle möglichen schweren Fälle von chronischer Immunschwäche. Lass deine CRP-Werte untersuchen! Wenn du empfindliches oder blutendes Zahnfleisch hast, dann geht jetzt sofort zum Zahnarzt und lass deinen Kauapparat reinigen. Iss keine gekochten, industriell verarbeiteten, zucker- oder kohlenhydrathaltigen Lebensmittel mehr und auch keine Produkte tierischen Ursprungs. Spüle deinen Mund mit Wasserstoffperoxid und nimm eine natürliche Zahnpasta. Benütze Zahnseide oder noch besser eine Munddusche. Mache eine gründliche Blut- und Leberreinigungskur mit Fasten, Heilkräutern und Darmspülung. Nimm Zahnfleischbluten nicht auf die leichte Schulter, es ist ein wirklich ernst zu nehmendes Warnzeichen. Zusätzlich kannst du eine probiotische Kapsel aufmachen, den Inhalt auf die Zunge streuen und dann über Zähne und Zahnfleisch verteilen. Die probiotischen Kulturen bekämpfen ebenfalls Bakterien.

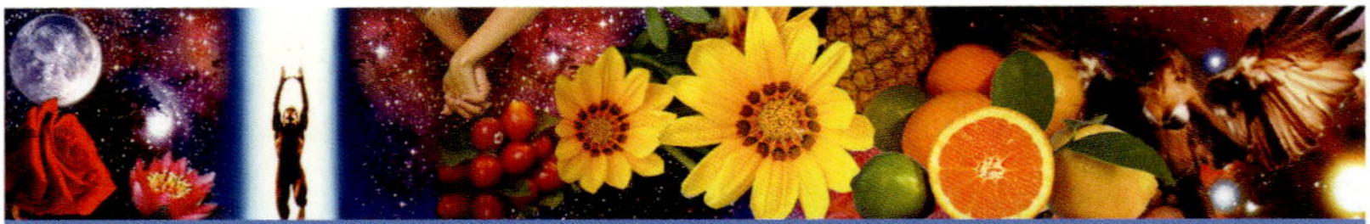

Dein Fahrplan zu neuer Gesundheit

Was du am Anfang beachten solltest

Mach mindestens einen Monat lang jeden zweiten Tag einen Einlauf oder eine komplette Darmreinigung. Wenn du schwer krank bist, solltest du sogar täglich mehrere Einläufe machen. Wenn möglich, gib dem Einlauf Weizengrassaft hinzu. Nimm abends Probiotika, um deine Darmflora (die guten Bakterien) wieder aufzubauen.

Nimm keine feste Nahrung mehr zu dir. Nein, du wirst nicht vor Hunger sterben. Dieser Schritt ist sehr wichtig. Achtung: Wenn du irgendwelche verschreibungspflichtigen Medikamente einnimmst, besprich dich vorher mit deinem Arzt. Vermutlich wird er Einwände erheben, weil viele dieser Medikamente nicht auf nüchternen Magen genommen werden sollen. Außerdem sind viele Ärzte nicht mit dieser jahrhundertealten Methode der Naturheilkunde vertraut.

Trink wenigstens zwei Tage lang nur Wasser, davon aber so

viel, wie du möchtest. Auf drei, besser vier Liter täglich solltest du schon kommen. Diese Prozedur ist gemeinhin unter dem Namen Fasten bekannt und wird weltweit von vielen Religionen und vielen überlieferten Schriften zur Naturheilkunde propagiert. Dehne das Wasserfasten so lange aus, wie du kannst, auf eine oder auch zwei Wochen, wenn du es schaffst. Dieses ausgedehnte Wasserfasten ist nur dann empfehlenswert, wenn du keine Medikamente nimmst; im Fall einer Medikamenteneinnahme solltest du nach den ersten beiden Tagen mit Saftfasten weitermachen. Mein Freund Jack hat vierzehn Tage lang nur von Wasser gelebt und sagte, er habe sich in seinem ganzen Leben noch nie so wohl gefühlt. Don Tolman veranstaltet 40-tägige Wasserfastenkuren wie in der Bibel. Für die meisten Menschen ist das zu krass. Ich empfehle dir daher, mit Wasser zu fasten, solange du kannst, und dann auf Saftfasten umzusteigen.

Vergiss nicht: Wenn du fastest, ist dein Körper mit Hochdruck am Entgiften. Jede einzelne Zelle deines Körpers entsorgt jetzt ihren Müll und dieser Müll landet in deinem System. Daher ist Darmreinigung (Einläufe, Spülungen) während einer Fastenkur so wichtig. Wenn du während deiner Fastenkur sehr müde wirst und Kopfweh bekommst, bedeutet das, dass dein Körper voll von Giftstoffen und Schlacken ist. Dann solltest du unbedingt eine Darmreinigung machen! Und keine faulen Ausreden!

Der Tagesplan für deine Fastenkur

Dieser Plan gilt für Wasserfasten, Saftfasten und Fasten mit grünen Smoothies.

- Am Morgen nach dem Aufstehen ein Glas Wasser mit dem Saft einer ausgepressten Zitrone (oder Limette) und einer Prise Cayennepfeffer trinken. Dasselbe noch mal am Nachmittag.
- 20 Minuten später ein Glas Wasser mit 2 Esslöffeln rohem Apfelessig.
- Einlauf oder Darmspülung mindestens jeden zweiten Tag.

- Gehe, sofern möglich, eine halbe Stunde in der frischen Luft und an der Sonne spazieren.
- Trink morgens und abends grünen oder weißen Tee. Nach Sonnenuntergang keine Säfte mehr, nur noch Wasser und Tee.
- Trink tagsüber (zwischen 12 und 18 Uhr) frisch gepresste Gemüsesäfte. Davon kannst du so viel trinken, wie du möchtest.
- Nachmittags dann wieder das bereits erwähnte Glas Wasser mit Apfelessig.
- Gib deinem Trinkwasser Magnesium, MSM (Methyl-Sulfonyl-Methan, eine organische Schwefelverbindung) oder ein bis zwei Tropfen Jodtinktur zu. (Die Jodtinktur nicht bei Überfunktion der Schilddrüse verwenden.)
- Mach Yoga oder Stretching (siehe Seite 187–189).
- Wenn du ein Trampolin zuhause hast, solltest du es täglich eine Viertelstunde lang benutzen. Wenn du kein Trampolin hast, spring einfach so auf und ab. Hör dir inspirierende Musik an und tanze jeden Tag, wenn du ungestört bist. Jetzt ist der Moment, um Seele und Körper ganz zu öffnen.
- Atme lang und tief, durchlüfte deine Lunge jeden Tag so gut wie möglich.
- Bleib entspannt. Stehe über den Dingen.
- Sag den Menschen, dass du sie magst.
- Halte dich weitgehend innerhalb der eigenen vier Wände auf. Du operierst jetzt sozusagen im »Abschottungsmodus«. Die Raupe muss sich in ihren Kokon einspinnen, um ein Schmetterling zu werden.
- Keine Nachrichten, kein Fernsehen. Die Welt kommt auch mal eine Zeitlang ohne dich zurecht. Halte alles von dir fern, was dir irgendwie die Stimmung vermiesen könnte – seien es Nachrichten, bestimmte Menschen und so weiter. Höre nur sanfte, inspirierende und heilende Musik. Wenn du nichts dergleichen im Plattenschrank hast, kaufe dir ein paar CDs mit Entspannungsmusik.
- Nimm lange, heiße Bäder mit Bittersalz (erhältlich in Apotheken oder Drogeriemärkten).

- Um 22 Uhr heißt es Zapfenstreich und ab ins Bett! Keine Ausnahmen. Der Körper schüttet seine heilenden Hormone zwischen 22 Uhr abends und 2 Uhr morgens aus. Wenn du ihre wohltuenden Gaben empfangen willst, musst du um diese Zeit schon schlafen. Jede zusätzliche Stunde Schlaf vor Mitternacht macht dich gesünder; jede Stunde, die du nach Mitternacht ins Bett gehst, macht dich kränker.

Vorschläge für Obst- und Gemüsesäfte

Es empfiehlt sich, immer ein bisschen Staudensellerie mitzuverwenden. Dieser ist wegen seines hohen Elektrolyt-Gehalts eines der heilkräftigsten Lebensmittel überhaupt. Ingwer ist ebenfalls ein wahres Wundermittel, vor allem für Verdauung und Kreislauf. Wenn du krank bist, solltest du noch Knoblauch hinzufügen.

- Staudensellerie, Gurke, Apfel, Petersilie
- Staudensellerie, Gurke, Karotte, Spinat, Ingwer
- Staudensellerie, Gurke, Ingwer, Apfel
- Staudensellerie, Grünkohl, Apfel, Ingwer, Knoblauch, Zitrone
- Staudensellerie, Gurke, Rote Bete, Spinat, Ingwer, Knoblauch
- Staudensellerie, Brunnenkresse, Karotte, Ingwer
- Staudensellerie, Karottengrün und Rote Bete, Ingwer
- Staudensellerie, Petersilie, Löwenzahn, Karotte, Ingwer
- Staudensellerie, Gurke, Grünkohl, Apfel, Knoblauch
- Staudensellerie, Gurke, Knoblauch, Zitrone
- Gurke, Rote-Bete-Blätter, Heidelbeeren, Zitrone
- Staudensellerie, Gurke, Trauben, Zitrone
- Staudensellerie, Brunnenkresse, Zitrone

Trink jeden Tag 60 bis 150 ml Weizengrassaft. Das beschleunigt den Heilungsprozess.

Entsafte kein süßes Obst. Diese Säfte enthalten zu viel konzentrierten Zucker und bilden somit einen guten Nährboden für

Viren, Bakterien, Candida-, Hefe- und Schimmelpilze sowie Parasiten. Speiseäpfel sind erlaubt.

WEIZENGRAS: DEIN HELFER IN DER NOT

Eine der wirksamsten Heilmethoden besteht darin, so viel Weizengrassaft zu trinken wie nur irgend möglich. Gib ihn sowohl deinen Getränken zu als auch dem Wasser für deine Darmspülungen. Wenn du Zeit und Geld sparen willst, dann kauf dir einen Weizengrasentsafter (es gibt auch recht preiswerte Modelle mit manueller Bedienung) und ein paar Weizenkeimschalen (Reformhaus, Naturkostladen). Du musst dann nur noch das Weizengras durch den Entsafter drehen und fertig. (Du brauchst einen speziellen Entsafter, normale Entsafter funktionieren nicht). Ich würde dir empfehlen, mindestens 125 ml Saft zu machen. Die Hälfte davon trinkst du, der Rest kommt in den Klistierbeutel. Und wenn du schon dabei bist, kannst du auch gleich noch eine Knoblauchzehe dazugeben und entsaften. Knoblauch besitzt ebenfalls große Heilkraft. Keine Angst, du wirst nicht nach Knoblauch riechen. Das Ganze kommt schließlich in den Darm, nicht in den Mund. Wenn du überzeugende Resultate sehen willst, solltest du mehrmals pro Tag Einläufe mit Weizengrassaft machen. Das ist der schnellste Weg zum Gesundwerden! Zahlreiche Fälle von Krebs konnten so geheilt werden.

Wenn du deinen Körper von allen giftigen Schlacken befreit hast und jede Zelle wieder blitzblank ist und du ab jetzt deinem Körper nur Wasser, frische Gemüsesäfte (vor allem aus chlorophyllreichem grünen Blattgemüse), Weizengrassaft und ein paar Kräuter zuführst, dann schaffst du ein Milieu, in dem Viren, Bakterien, Krebszellen und Konsorten nicht überleben können.

Weizengras ist reich an Sauerstoff, Mineralien und Enzymen, die auf krankmachende Organismen genau die gleiche Wirkung haben wie ein Salzsäurebad auf uns Menschen.

SAFTFASTEN: WIE LANGE?

Du solltest so lange mit Säften fasten, wie es dein Körper erlaubt. Mit jedem weiteren Tag geht die Heilung tiefer. Manche Menschen fühlen sich nach einem einmonatigen Saftfasten so großartig, dass sie noch einen zweiten und dritten Monat dranhängen. Viele fasten drei Monate und sind total verändert. Vielleicht siehst oder spürst du keine Veränderung, aber tief in deinem Innern, auf einer grundlegenden Zellebene, passiert so einiges. Das kannst du mir glauben. Du kannst nicht erwarten, dass der Müll von 30 oder 40 Jahren, in denen du einen ungesunden Lebensstil gepflegt hast, sich in ein paar Tagen oder Wochen entsorgen lässt. Je mehr Zeit du deinem Körper gibst, desto besser wird seine Feinabstimmung. Mehr dazu später im Kapitel »Gradmesser für Entgiftung und Gesundheit«.

Lass dich nicht durch Druck aus deinem persönlichen Umfeld von deinem Vorhaben abbringen. Vergiss nicht: Du entgiftest deinen Körper und könntest – wie ein Haus beim Frühjahrsputz – zunächst einmal noch »unaufgeräumter« aussehen als sonst. Wenn die Leute dich in diesem Zustand sehen, raten sie dir wahrscheinlich, mit diesem »ungesunden Unfug« sofort wieder aufzuhören, weil du dich sonst noch zugrunde richten wirst. Das Einzige, was hier zugrunde gerichtet wird, sind die »Früchte« einer jahrelangen ungesunden Lebensweise. Vielleicht siehst du während dieser Zeit ja wie ein Häufchen Elend aus. Lass dich nicht kopfscheu machen und zum Aufhören überreden. Bleib bei der Stange und höre auf deine innere Stimme! Zieh die Sache einen Monat lang konsequent durch, vor allem, wenn du ernsthaft erkrankt bist. Solltest du dazu nicht in der Lage sein, dann faste wenigstens eine Woche oder 14 Tage. Die Gier nach bestimmten Nahrungsmitteln verschwindet nach zwei bis drei Tagen und du erreichst einen Zustand wundervoller Leichtigkeit – wie ein Flugzeug, das in 10.000 Meter Höhe dahinschwebt, wo es keine Turbulenzen mehr gibt, sondern nur noch den grenzenlosen Himmel. Ab diesem Punkt wird Fasten zur spirituellen Erfahrung. Du wirst dich wunderbar fühlen, vollkommen ruhig. Gib deinem Körper die Zeit, die er braucht, um sich von den Auswirkungen lebenslanger schlechter Gewohnheiten zu reinigen. Deine Leber ist vermutlich größer als dein Kopf und voller Toxine, die dort jahrzehntelang eingelagert wurden. Das alles wieder fortzuschaffen, braucht seine Zeit. Doch der Lohn für diese Mühe ist ein neues, längeres und gesünderes Leben – ein Leben, wie du es noch nie zuvor gekannt hast.

NÄCHSTER SCHRITT: GRÜNE SMOOTHIES

Im Anschluss an das Wasser- und Saftfasten machst du mit grünen Smoothies weiter. Feste Nahrung ist noch verboten! Aber die pürierten Drinks sind ein erster Schritt in diese Richtung. Küchentechnisch bedeutet diese Phase einen Übergang vom Entsafter zum Mixer und den Verzehr der ganzen Frucht mit Haut, Kernen und Fruchtfleisch. Nur verzehrst du Obst und grünes Blattgemüse im Moment noch in flüssiger Form und sozusagen vorverdaut, was dem Körper eine Menge Energieaufwand spart. Ein kleiner technischer Tipp am Rande: Eine Wassermelone samt Schale und Kernen zu mixen geht in Ordnung, doch bei Pfirsichen entfernst du vor dem Mixen besser den Stein.

Die Faustformel für grüne Smoothies lautet: eine Hälfte (mindestens) grünes Blattgemüse, eine Hälfte (oder weniger) Obst. Verwende nicht ausschließlich Smoothies mit Obst, sonst nimmst du zu viel Fruchtzucker zu dir. Die wahren Heilmittel verbergen sich in den grünen Blättern. Ja, ich weiß, dass du sie nur zu gern in die Biotonne werfen möchtest, aber gerade sie sind am nahrhaftesten. Und schließlich besteht ein grüner Smoothie ja zur Hälfte aus süßen Früchten, also stell dich nicht so an.

Grüne Smoothies sind vollwertige Nahrungsmittel. Sie enthalten alles, was der Körper zum Leben braucht. Du kannst dich auf unbegrenzte Zeit von ihnen ernähren und verzehrst auf diese Weise die ganze Frucht und das ganze grüne Blattgemüse, so wie die Natur sie hervorbringt. Der einzige Unterschied liegt darin, dass du Obst und Pflanzengrün im Mixer verflüssigst, was deinem Körper eine ganze Menge Verdauungsenergie spart. Damit kommt es auch nicht zu den Verwertungsproblemen, die die meisten Rohköstler haben, die sich von Salaten ernähren.

Wir sollten täglich ein bis zwei große Bünde grünes Blattgemüse verzehren. Mir ist bewusst, dass den wenigsten von uns bei dieser Vorstellung das Wasser im Munde zusammenläuft, doch dafür haben wir uns ja unseren Vitamix angeschafft! Der ganze Trick bei der Sache ist, dass wir das Pflanzengrün zusammen mit Obst mixen. Hierbei werden die grünen Blätter »verdünnt«, sodass wir sie nicht mehr kleinkauen müssen. Nur noch Mund auf, trinken ... und wir fühlen uns rundum wohl.

Vielleicht wirst auch du, so wie andere vor dir, die Erfahrung machen, dass plötzlich Muttermale, Warzen und sonstige »Schönheitsflecken« verschwinden, wenn du täglich einen grünen Smoothie trinkst. Manche Menschen berichten sogar, dass sich unter der Dusche Geschwüre ablösten und sich darunter gesunde Haut gebildet hatte.

Grünes Blattgemüse enthält nahezu alle Aminosäuren, Mineralstoffe, Enzyme und sekundären Pflanzenstoffe, die unser Körper braucht. Das Dumme ist nur, dass diese Schätze in der Pflanze in Zellen eingeschlossen sind, die aus Zellulose bestehen. Und Zellulose ist so ziemlich das Zäheste und Unverdaulichste, was Mutter Natur zu bieten hat. Damit wir an diese Nährstoffe gelangen können, muss die Zellulose aufgebrochen werden, was uns ein sehr gründliches Kauen abverlangt. Darum sind Kuh und Pferd auch den lieben langen Tag mit Kauen beschäftigt. Das ist einer der Gründe, warum diese Tiere so groß werden. Wir Menschen hingegen kauen unsere Nahrung kaum und unsere Magensäure ist normalerweise nicht annähernd so stark, dass sie mit der Zellulose fertig werden würde. Infolgedessen können wir den Nährstoffgehalt von Pflanzen nicht voll nutzen. Die mangelhafte Nährstoffverwertung ist der Grund, warum viele Vegetarier, Veganer und Rohköstler so mager sind und oft graue Haare und Falten haben. Sie leiden an Mangelerscheinungen, obwohl sie eigentlich die richtigen Sachen essen. Des Rätsels Lösung ist, dass sie mehr Magensäure benötigen und ihre Nahrung besser aufschließen müssen. Sie müssen entweder ihren Salat so lange kauen, bis er im Mund zu einem cremig-flüssigen Brei wird, oder ihn schlicht mixen! Und rate mal, was passiert, wenn du viele grüne Smoothies trinkst? Deine Magensäure wird wieder so stark, wie sie sein sollte!

Du kannst ganz einfach testen, ob deine Magensäure ausreicht. Trink Rote-Bete-Saft. Wenn sich Urin und Kot danach verfärben, ist deine Magensäure zu schwach. Darum bekommst du auch Blähungen und andere gesundheitliche Probleme. Da die Magensäure zudem die Aufgabe hat, Parasiten in unserer Nahrung abzutöten, werden die meisten Menschen aufgrund zu schwacher Magensäure ihre »Schmarotzer« nicht los. Tatsächlich tummeln sich deswegen in unserem Magen und Darm so viele Parasiten, weil sie dort ein so reichliches Nahrungsangebot vorfinden. Die Kombination schwache Magensäure und Parasiten kann die Ursache von vielen Erkrankungen sein.

Bis sich bei dir wieder ausreichend Magensäure gebildet hat, kannst du Hydrochlorsäure-Kapseln schlucken und zweimal täglich ein Glas Wasser mit Apfelessig trinken. Nimm auch reichlich Enzyme, vor allem solche Präparate, die Protease (zur Eiweißverdauung) und Cellulase (zur Zelluloseverdauung) enthalten. Letztere kann der Körper nicht selbst herstellen.

Wenn du Bedenken haben solltest, ob du grünes Blattgemüse und Obst zusammen essen kannst, kann ich dich beruhigen. Die Blätter der Pflanze sind kein Gemüse im eigentlichen Sinn und können (und sollten!) daher mit allen frischen Nahrungsmitteln kombiniert werden. Mische jedoch niemals Karotten, Rote Bete, Kohlrabi und anderes Wurzelgemüse mit Obst. Wurzelgemüse ist stärkehaltig und verträgt sich nicht gut mit Früchten. Das Grün von Karotten, Roter Bete und Kohlrabi ist hingegen in Ordnung. Im Grund spielen wir immer ein bisschen verkehrte Welt: Wir sollten den grünen Teil der Pflanzen essen und von den stärkehaltigen Wurzeln die Finger lassen. Das Grün der Pflanze hat einen 100 Mal höheren Nährwert als der Teil, der unter der Erde wächst. Wenn du Vitamin A willst, dann mixe das Karottengrün und nicht die Wurzel.

Rezeptvorschläge für grüne Smoothies

Variante 1

1 Bund Spinat oder Grünkohl
250 g Papaya
½ l Wasser oder Kokoswasser

Variante 2

½ Salatgurke
3 Stück Staudensellerie
1 Bund Spinat
2 Tomaten
Saft einer ½ Zitrone
½ l Wasser

Variante 3

6 Grünkohlblätter
1 Banane
1 Mango
1 Blatt Aloe vera
½ l Wasser

Variante 4

1 Bund Spinat oder Grünkohl
2 entkernte Pfirsiche oder Nektarinen
½ l Wasser oder Kokoswasser

Variante 5

1 Romana-Salat oder Grünkohl
250 g Erdbeeren
1 Banane
½ l Wasser

Variante 6

½ Romana-Salat
3 Stück Staudensellerie
½ Salatgurke
250 g Heidelbeeren
1 Blatt Aloe vera
½ l Wasser

Ich denke, du hast das Prinzip verstanden: die eine Hälfte grüne Pflanzen, die andere Hälfte frisches Obst. Kein Wurzelgemüse wie Karotten, Rote Bete oder Kohlrabi, sondern nur ihre grünen Blätter.

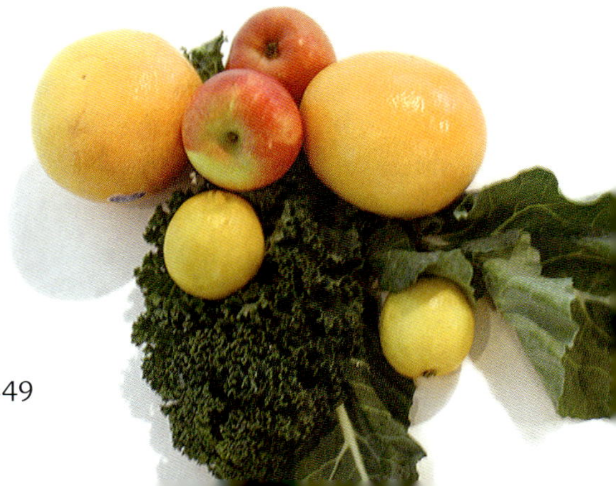

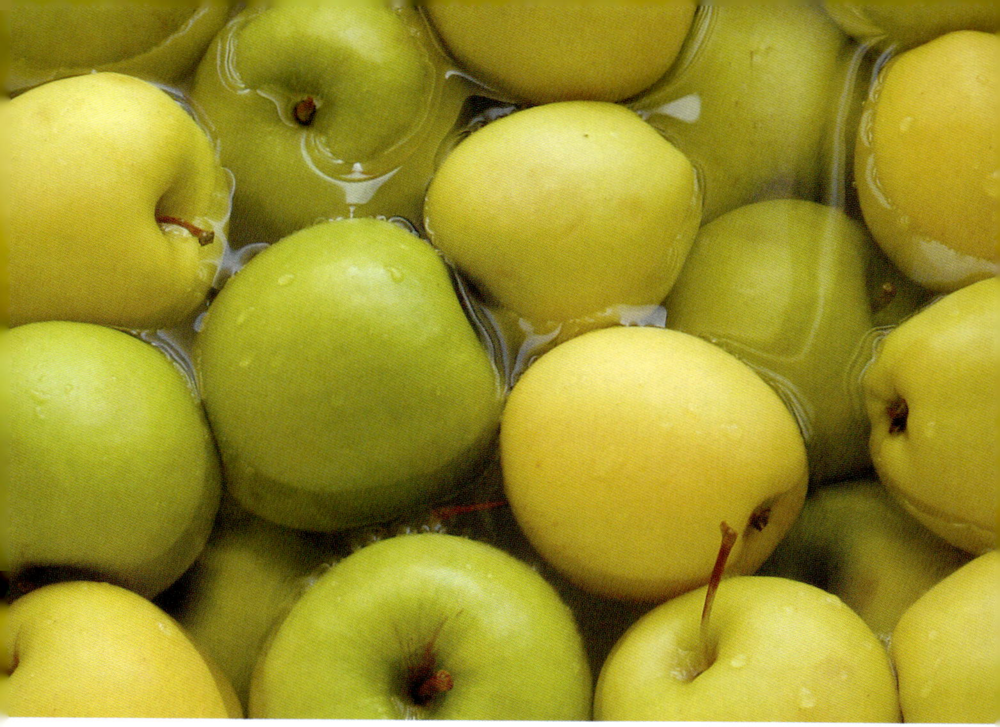

Weitere Tipps:

- Trink täglich auch 60 bis 150 ml Weizengrassaft. Er beschleunigt die Genesung und Heilung.
- Vergiss nicht, regelmäßig deine Einläufe beziehungsweise Darmspülungen zu machen. Nimm abends regelmäßig Probiotika.
- Sorge während deiner Entschlackungskur für genügend Ruhe und Schlaf, andernfalls machst du die positiven Effekte wieder zunichte.

Nach einer oder zwei Wochen (oder wie lange auch immer du durchgehalten hast), wenn du dir sicher bist, dass du wieder gesund bist, kannst du wieder auf feste Nahrung umstellen. Doch es soll rohe, nicht gekochte Nahrung sein! Je höher der Wasseranteil, wie bei saftigem Obst beispielsweise, desto besser. Reduziere Nüsse, Samen und getrocknete Lebensmittel auf ein Minimum. Trink täglich mindestens ein oder zwei grüne Smoothies, am besten bis ans möglichst ferne Ende deiner Tage. ☺

Ab jetzt nur noch roh!

Endlich sind wir wieder bei der festen Nahrung gelandet. Dreh deswegen nicht gleich durch und bleib auf dem Teppich. Nimm anfangs nur frische Sachen zu dir.

Du solltest stets versuchen, dich weitestgehend von Nahrungsmitteln mit hohem Wassergehalt zu ernähren, wie zum Beispiel Obst und ähnlichen Dingen, die du in der Natur von einem Busch oder Baum pflücken kannst. Anders ausgedrückt: Äpfel und Brunnenkresse sind natürlicher als Cracker aus gedörrtem Obst oder Gemüse oder roher Käsekuchen aus Cashewnüssen und Agavendicksaft. Letzteres wächst nicht in der freien Natur auf Bäumen. Reduziere süße und salzige Nahrungsmittel auf ein Minimum. Roher Honig ist natürlicher als Agavendicksaft. Algen und Sellerie sind eine bessere Salz- und Mineralstoffquelle als einfaches Meersalz.

Wenn du deinen Leinsamen in einer Kaffeemühle selbst schrotest, ist das besser, als ihn fertig geschrotet zu kaufen oder als Leinsamencracker zu verzehren. Sobald du etwas mahlst oder schrotest, werden die Vitalstoffe innerhalb einer halben Stunde durch Oxidation zerstört. Das daraus entstehende Nahrungsmittel ist tot und schmeckt fade. Das gilt für alles, was du mahlst, entsaftest oder pürierst (mit Ausnahme des grünen Smoothies, der kaum oxidiert). Mach möglichst viel selbst.

Wenn du Obst entsaftest, dann trinke nie den puren Presssaft, sondern verdünne ihn stets zur Hälfte mit Wasser, andernfalls ist die Zuckerkonzentration zu hoch und der Blutzuckerspiegel schießt in die Höhe. Außerdem fütterst du auf diese Weise alle möglichen Krankmacher (Viren, Bakterien, Hefe- und Schimmelpilze und Geschwüre). Am besten ist es, wenn du Obst stets mit grünem Blattgemüse kombinierst. Tiere in freier Wildbahn verzehren ebenso viele Blätter wie Früchte.

Es ist außerdem sehr wichtig, welche Nahrungsmittel du miteinander kombinierst, besonders, wenn du an Reizdarm oder Blähungen leidest. Wenn du Nahrungsmittel kombinierst, die unterschiedlich lange Zeit brauchen, bis sie verdaut sind (z. B. Nüsse und

Obst), bekommst du Blähungen und der Nahrungsbrei beginnt in deinem Darm zu gären.

Wenn du Obst zu dir nimmst, dann iss (außer grünem Blattgemüse) nichts anderes dazu. Keine Sojamilch, kein Müsli, keinen Joghurt. Tatsächlich solltest du Joghurt und Sojaprodukte am besten ganz weglassen. Iss nicht Gemüse zusammen mit Obst (das Grün der Pflanzen zählt nicht zum Gemüse). Zitrone, Limette und Apfel sind aber in Ordnung.

Iss Obst erst ein paar Stunden nach der letzten Mahlzeit. Früchte werden sehr schnell verdaut. Wenn du Obst isst und es befindet sich noch etwas von deiner letzten Mahlzeit im Magen, dann fermentieren die Früchte den Speisebrei im Magen, worauf dieser zu gären anfängt. Dies ist keine besonders appetitliche Vorstellung.

Versorge dich, wenn möglich, mit frisch gepflücktem, voll ausgereiftem Obst. Das Obst im Laden wurde geerntet, als es noch nicht reif war. Es wird nicht mehr richtig nachreifen – einfach, weil es nicht mehr am Baum hängt und mit Nährstoffen versorgt wird. Unreifes Obst aber macht sauer und tut uns nicht gut.

Die Umstellung auf Rohkost: Lebensmittel für die Übergangszeit

Was die meisten Menschen für Rohkost halten, ist nicht wirklich rohe, lebendige Nahrung. Die gesündeste Nahrung ist die, die noch lebt. Damit meine ich, dass sie wächst (und nicht zu Kompost wird), wenn du sie in die Erde pflanzt. Wenn du Tomaten- oder Apfelkerne aussäst, sprießen daraus Tomatenpflanzen oder Apfelbäumchen aus der Erde. Steckst du Kürbiskerne in den Boden, bekommst du Kürbisse. Viele vermissen die gewohnte süße, süchtig machende kohlenhydratreiche Ernährung, an die sie gewohnt sind. Darum möchten sie weiter Dinge essen, die wie Hamburger, Brot, Kuchen, Kaffee, Schokolade etc. schmecken. Und so verwenden sie einiges an Erfindungsgabe darauf, Geschmack, Aussehen und Beschaffenheit dieser Dinge »nachzubauen«. Das ist soweit auch ganz in Ordnung. Alles, was in Richtung mehr Gesundheit geht, ist gut. Und es gibt phantastische rohe Käsekuchenrezepte, die genauso gut, wenn nicht sogar besser als normaler Käsekuchen schmecken. Statt mit Milchprodukten werden sie aus Zutaten wie Cashewkernen und Kokosöl hergestellt, der Boden besteht aus gemahlenen Nüssen und Datteln. Doch sobald ein Nahrungsmittel zu Mus oder Mehl vermahlen wird, lebt es nicht mehr. Die Vitalstoffe sind vielleicht noch eine Stunde vorhanden, dann setzt der Oxidationsprozess ein und übrig bleibt nur ein noch totes, fad schmeckendes Nahrungsmittel. Allerdings ist sogar das besser als der ganze Müll aus dem Supermarkt, der in erster Linie aus Konservierungsmitteln, gehärtetem Fett und anderem Giftzeug besteht.

Wenn du es nicht ohne schaffst, dann iss Übergangslebensmittel wie gedörrte Cracker, vegetarische Burger, Kekse und so weiter. Doch es muss dir klar sein, dass diese Dinge nicht denselben positiven Effekt auf deine Gesundheit haben wie der Verzehr von frisch geerntetem (und eventuell püriertem) Obst und Gemüse. Mir ist klar, dass heutzutage nur wenige Menschen einen Obst- und Gemüsegarten hinterm Haus haben, doch versuche, dich weitgehend auf Bauernmärkten oder in einem Gemüseladen mit möglichst frischen Produkten einzudecken, die du möglichst wenig weiterverarbeitest. Du kannst beispielsweise Erdbeeren und Bananen in eine Schale schnippeln, ein bisschen Zimt darüber streuen – und schon ist dein Frühstück fertig. Zum Mittagessen gibst du Staudensellerie, Mango und Grünkohl mit ein wenig Wasser in den Mixer – das war's! Am Nachmittag kannst du Salat mit Apfelessig und Hanföl essen. Zum Abendessen gibt es Papaya mit Zitronensaft, iss aber auch die Kerne mit. Siehst du, worauf ich hinaus will? Diese Art zu essen ähnelt der eines Tieres in der freien Wildbahn, freilich mit einer Prise menschlicher Kulturleistung.

So zu »kochen« ist sehr einfach und erfordert nicht viel Zeit, was gerade heutzutage sehr wichtig ist. Wir sollten nicht den Hauptteil unseres Tages mit der Essenszubereitung verbringen müssen. Unsere Nahrung soll uns Energie schenken, statt uns müde oder krank zu machen. Sie soll keine Blähungen verursachen, uns nicht belasten oder schlapp machen. Unsere Nahrung soll unser Wohlbefinden stärken, uns den ganzen Tag lang ohne Hochs und Tiefs mit Energie versorgen, unseren Verdauungskanal innerhalb weniger Stunden passieren und dann unseren Körper verlassen, ohne dabei Gerüche oder andere unangenehme Dinge hervorzubringen.

Rohe Schokolade und roher Käsekuchen sind Wohlfühlhäppchen, die ich mir gelegentlich gönne. Sie gehören aber nicht zu meinem täglichen Speiseplan. Wenn ich Besuch habe, trage ich diese Dinge zur Feier des Tages auf. Man lernt sich kennen, kann den Gästen zeigen, wie gut bestimmte Sachen schmecken und sie so vielleicht für eine gesündere Lebensführung gewinnen. Was mich selbst angeht, so verwende ich nicht viele Gedanken oder Energie auf das Essen. Ich empfinde das eher als lästige Pflicht. Ich möchte Kunst schaffen, Liebe machen und in der Welt herumreisen. Es gibt viel zu viele schöne Dinge, die man auf dieser Welt tun kann. Ich habe keine Zeit, mir ständig um Frühstück, Mittag- und Abendessen Gedanken zu machen.

ISS MÖGLICHST NATURBELASSENE NAHRUNG!

Wenn du eine Heil- und Entschlackungskur machst, so rate ich dir dringend, die Finger von getrockneten Lebensmitteln sowie Desserts, Kuchen, Schokolade und Hamburger-Ersatz zu lassen, bis du wieder gesund bist. Iss nur solche Lebensmittel, die du auch in der Natur finden würdest: grüne Pflanzen, wasserreiches Obst und Gemüse und ab und zu ein paar eingeweichte Samen (sie sind bekömmlicher als Nüsse). Kombiniere Samen nicht mit Obst, es sei denn, es sind die Samen der Frucht. Die Heilkraft liegt im Pflanzengrün. Das Mixen ist die beste Methode, es für den Körper verfügbar zu machen.

GEDÖRRTE LEBENSMITTEL

Durch das Trocknen verlieren Lebensmittel Vitalstoffe und Lebenskraft. Auch Rohköstler gehen in die Dörrobst- und Dörrgemüsefalle, weil gedörrte Lebensmittel durch ihre Kompaktheit und Knackigkeit das Verlangen nach Kohlenhydraten befriedigen. Aber gedörrte Nahrung zieht viel Feuchtigkeit aus dem Körper und trocknet ihn aus. Sie belastet zudem die Verdauung, denn alles was in unseren Körper gelangt, muss in Flüssigkeit (Blut) verwandelt werden. Erschwerend kommt hinzu, dass die wenigsten Menschen ihr Essen so lange kauen, bis es sich in einen cremigen Brei verwandelt hat, sondern es vorher hinunterschlucken. Doch gedörrte Lebensmittel haben oft scharfe, spitze Fasern, die auf dem Weg durch den Verdauungskanal kleine Verletzungen verursachen, die dann bluten und sich entzünden können. Es ist daher wesentlich bekömmlicher, Obst und Gemüse mit hohem Wassergehalt (wässriges Obst, Staudensellerie und grundsätzlich jedes rohe Obst oder Gemüse) zu essen. Am besten ist frisch pürierte Nahrung. Iss möglichst viel wässriges Obst und Gemüse und wenig gedörrtes.

BALLASTSTOFFE

Ballaststoffe sorgen dafür, dass der Blutzuckerspiegel nicht so schnell ansteigt. Außerdem reinigen sie den Körper von Giftstoffen. Sie wirken wie ein Schwamm, der den ganzen Giftmüll in unserem Körper aufsaugt. Ballaststoffe sind sehr wichtig für Wohlbefinden und Gesundheit, vor allem, wenn jemand Zuckerprobleme hat. Pürierte Drinks sind besser als Säfte, weil sie noch Ballaststoffe enthalten, obwohl frischgepresste Säfte in der Flüssigfasten-Phase unseres Gesundheits-Fahrplans ihren Sinn haben, wenn der Körper mit Ballaststoffen noch überfordert ist.

Leinsamencracker stehen bei Rohköstlern hoch im Kurs, doch ich finde, sie schmecken wie Pappe. Außerdem verlangt ihre Verdauung dem Körper einiges an Arbeit ab. Wie ich bereits erwähnt habe, muss der Körper alles, was wir zu uns nehmen, verflüssigen.

Die wenigsten kauen so gründlich, dass sich die Nahrung in einen glatten, cremigen Brei verwandelt.

Leinsamen ist ein wertvolles Nahrungsmittel, aber wir sollten ihn erst in der Kaffeemühle schroten und dann Wasser oder Smoothies zufügen. Leinsamen ist reich an essentiellen Omega-Fettsäuren und natürlich an Ballaststoffen.

Chia-Samen sind noch besser als Leinsamen und für den Körper leichter verwertbar. Sie sind gute Lieferanten von Ballaststoffen, essentiellen Fettsäuren – du weißt schon, die Omega-Öle – und B-Vitaminen. Einfach ein paar Löffel in ein Glas geben und trinken. Natürlich kannst du das Ganze auch vorher mixen. Chia-Samen sind leicht verdaulich.

SAMEN UND NÜSSE

Pflanzen produzieren Samen und Nüsse, damit Tiere sie fressen und irgendwo anders wieder ausscheiden, sodass daraus neue Pflanzen entstehen. Die Samen und Nüsse sind so klein, dass sie von Tieren problemlos geschluckt werden können. Enzymhemmer in der Schale schützen sie vor der Verdauung durch die Magensäure der Tiere. Diese Schutzschicht ist säurefest, löst sich aber in Wasser auf. Mit diesem Trick überlebt der Same beziehungsweise die Nuss die Reise durch den Verdauungskanal des Tieres. Wird der Same oder die Nuss wieder ausgeschieden, warten beide in aller Seelenruhe in einem Scheißhaufen (auch »Dünger« genannt) darauf, dass es zu regnen beginnt. Und schwupp – die Schutzschicht löst sich auf und unser Same oder unsere Nuss beginnt zu sprießen.

Was hat nun aber dieser faszinierende Ausflug in die Welt des Wissens mit dir zu tun? Was ich durch meine plastische Schilderung vermitteln wollte, ist Folgendes: Du kannst nicht erwarten, dass du dir nur ein paar Nüsse und Samen in den Mund stecken musst und schon steht dir deren geballter Nährwert zur Verfügung. Sie werden dir eher Magen- und Darmprobleme verursachen – es sei denn, du hast sie über Nacht eingeweicht. Dann steht das magische Lebenselixier dir ganz zur Verfügung. Nebenbei bemerkt sind

Samen dem menschlichen Körper zuträglicher als Nüsse. Wildlebende Schimpansen fressen keine Nüsse, aber gelegentlich Samen. Schimpansen fressen auch kein Wurzelgemüse (Karotten, Rüben usw.), wohl aber das Grün der Pflanze. Nur so als Hinweis.

ES LEBE DIE ABWECHSLUNG!

Wir sollten uns so abwechslungsreich und vielseitig wie möglich ernähren. Jede Pflanze hat bestimmte Nährwerte, die sich von anderen Pflanzen unterscheiden. Wenn wir ständig nur dieselben 15 Nahrungsmittel zu uns nehmen, stellt sich ein Mangel an bestimmten Nährstoffen ein, was früher oder später zu gesundheitlichen Problemen führt. Je abwechslungsreicher du dich ernährst, desto größer ist die Wahrscheinlichkeit, dass du alles bekommst, was du brauchst. Das ist eine weitere Falle, in die viele Rohköstler tappen. Sie kaufen immer nur das Obst und Gemüse, das sie gern essen. Nach einer Weile kommt es zum Nährstoffmangel und sie wundern sich warum. Liebe Leute, mehr Abwechslung im Speiseplan!

WAS WIRD WIE VERARBEITET?

Als Faustregel kann gelten:

- Entsafter: Gemüse und nicht-süßes Obst
- Mixer: alles

Grundsätzlich solltest du Obst nur mixen, nicht entsaften. Du brauchst die Ballaststoffe der Frucht, um ihren Zuckergehalt zu puffern. Die meisten Früchte sind weich und saftig – iss die Dinger einfach!

Du kannst auch eine Handvoll Weizengras in den Mixer geben, wenn du deine Smoothies machst. Da kannst du nichts falsch machen und bekommst alles, was du an Ballaststoffen, sekundären Pflanzenstoffen, Mineralien, Vitaminen und Enzymen brauchst.

WAS DEN KÖRPER BEI DER VERDAUUNG UNTERSTÜTZT

- Enzyme (das Präparat sollte auch Protease und Cellulase enthalten)
- Apfelessig
- Hydro-Chlor-Kapseln, um die Magensäurebildung anzuregen (Mach den Rote-Bete-Test, den ich weiter oben beschrieben habe, um herauszufinden, ob deine Magensäure zu schwach ist.)
- Celtic Sea Salt (graues Meersalz), wenn es zu bekommen ist; jedoch nur in geringen Mengen
- Probiotika wie Acidophillus (vor dem Schlafengehen einnehmen)

MINERALIEN

Für 95 Prozent unserer Vitalfunktionen benötigen wir Mineralien. Leider sind heute die Böden der meisten Anbauflächen völlig ausgelaugt und damit auch die Pflanzen, die auf ihnen wachsen. Aus diesem Grund müssen wir unseren Bedarf an Mineralien anderweitig decken. Die beste Mineralstoffquelle sind Algen. Iss jeden Tag 2 bis 3 Esslöffel. Du kannst sie mit der Schere kleinschneiden und die Schnipsel über Salat oder Suppe streuen oder sie in den Mixer geben, wenn du deine Smoothies machst.

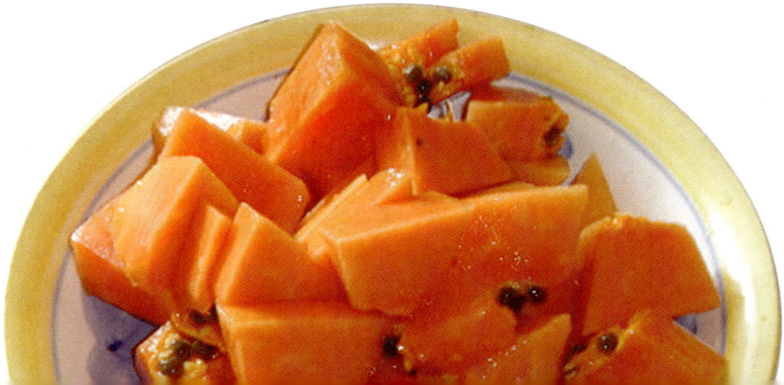

Anregungen für deinen täglichen Speiseplan

Eigentlich habe ich keinen festen Speiseplan oder fixe Essenszeiten. Ich esse, wenn ich hungrig bin. Habe ich keinen Hunger, esse ich nichts. Wenn ich mal einen halben Tag lang nichts zu mir nehme, mache ich mir deswegen auch keine Gedanken. Ich weiß, dass mir diese Art von Fasten gut tut. Wenn es dir ähnlich geht, solltest du jedoch darauf achten, dass du genügend Wasser oder Saft trinkst, denn dann wirst du dich gesund und glücklich fühlen und bist bereit zum Bäume-Ausreißen.

Für all meine Leser, deren Tagesablauf mehr vom Kopf beziehungsweise von der Uhr gesteuert ist, dennoch ein kleiner Überblick, wie mein Tag gewöhnlich abläuft.

Nach dem Aufwachen gibt's erst einmal ein Glas Wasser mit frischem Zitronensaft und einer Prise Cayennepfeffer. 20 Minuten später ein Glas Wasser mit zwei Teelöffeln Apfelessig.

Frühstück

Dein Frühstück sollte leicht sein. Es ist eine Art Fastenbrechen, nachdem du die Nacht über nichts gegessen hast. Ein paar Anregungen:

- eine Schale Obst, z. B. Papaya mit Zitronensaft und Knoblauch (Iss möglichst viele Papayakerne mit!)
- ein Teller mit Erdbeeren und Bananen, in Scheibchen geschnitten und mit Zimt bestreut
- ein grüner Smoothie aus Erdbeeren, grünem Blattgemüse, Zitronensaft und einem halben Liter Wasser.

Grüne Smoothies gibt es bei mir eigentlich immer. Sie sind mein Frühstück, mein Mittag- und Abendessen. Oft rühre ich noch ein paar Enzyme darunter, denn Enzyme kann man wirklich nicht genug haben.

FRÜHSTÜCKSDRINKS

Frühstücksdrink Nr. 1
1 geschälter Granatapfel
1 Zitrone, die Hälfte der Schale mit verwerten
1 Handvoll frischer Rosmarin
Aloe vera (ein ganzes Blatt mit Haut, aber ohne Stacheln)
½ l Kokoswasser

Frühstücksdrink Nr. 2
Saft von 3 Grapefruits
Saft von 1 Zitrone
Saft von 1 Limette
1 geschälter Granatapfel
1 Pok Choi (Senfkohl, Blätterkohl)
1 Handvoll Spinat
3 EL Leinsamenöl
3 entsteinte Datteln

Frühstücksdrink Nr. 3
3 Grapefruits
1 Pok Choi
1 Handvoll Basilikum
3 entsteinte Datteln

Frühstücksdrink Nr. 4
1 großes Bund Koriandergrün
4 entsteinte Datteln
3 EL Leinsamenöl
3 EL Chia-Samen
½ l Kokoswasser

Frühstücksdrink Nr. 5
1 großes Bund Basilikum
350 g frische Papaya
½ l Kokoswasser

Frühstücksdrink Nr. 6
250 g Moosbeeren (Cranberry)
1 Pok Choi
2 entsteinte Datteln
½ l Kokoswasser

Frühstücksdrink Nr. 7
Mixer zur Hälfte mit grünen Wildkräutern füllen (Löwenzahn, Disteln, Gras, Brennnessel, Malve)
4 entsteinte Datteln
1 Apfel
2 EL Tocotrienole (aus Reiskleie-Pulver)
1 ½ EL Kokosöl
½ l Kokoswasser

Frühstücksdrink Nr. 8
2 Orangen
1 Grapefruit
1 Zitrone
1 Limette
150 g Ananas
2 frische Blätter Aloe vera
125 g Kelp
⅓ Weißkohl
3 EL Tocotrienole
3 EL Brennnesselpulver
250 ml Wasser

Frühstücksdrink Nr. 9
300 g Papaya
250 g Spinat
5 Erdbeeren
1 Salatgurke mit Schale
½ l Kokoswasser

Zweites Frühstück

Im Laufe des Vormittags gibt es bei mir wahlweise:

- 60 ml Weizengrassaft mit grünem oder weißem Tee
- ein Glas Wasser mit 4 Esslöffeln Tocotrienole (Reiskleie-Pulver) oder Chia-Samen
- eine Schüssel Durian mit Kokoswasser und Kokosfleisch, garniert mit Erdbeeren

Am späten Vormittag gehe ich ins Fitnessstudio, sodass es anschließend gleich Mittagessen gibt.

Mittagessen (Hauptmahlzeit des Tages)

Das Mittagessen kannst du nach meinen Rezeptvorschlägen weiter unten zubereiten. Es gibt auch viele »Koch«-Bücher über Rohkost, in denen du dir Anregungen holen kannst. Hier ist ein spezieller Vorschlag: rohe Suppe aus Karottensaft, Avocado, Ingwer, Knoblauch, Staudensellerie und Cayennepfeffer (im Mixer zubereitet), dazu pikante Thai-Nudeln mit Erdnusssauce oder ein einfacher Salat aus Rucola, Hanföl, Zitrone, Hefeflocken und einer Prise Salz.

Früher Nachmittag

Am frühen Nachmittag trinke ich einen grünen Smoothie (halb Obst, halb grünes Blattgemüse) mit beispielsweise folgenden Zutaten: Ananas, Mango, Staudensellerie Grünkohl und Kelp. Weitere Rezepte siehe »Rezeptvorschläge für grüne Smoothies« auf Seite 149.

Später Nachmittag

Zu dieser Tageszeit nehme ich einen rohen Imbiss zu mir, zum Beispiel getrocknetes Löwenzahnbrot mit Apfelsauce (einfach zwei Äpfel und zwei Birnen mit ein bisschen Wasser mixen) oder ich esse einfach nur zwei Bananen oder drei Tomaten, die ich halbiere und mit Zwiebelringen garniere, dazu ein bisschen Salz und Cayennepfeffer.

Abendessen

60 ml Weizengrassaft zu einem der Rezeptvorschläge weiter unten.

Wenn du nicht ohne eine gekochte Mahlzeit auskommen kannst, dann belohne dich damit zum Abendessen für dein gutes Verhalten, das du tagsüber gezeigt hast. Nimm dazu reichlich Enzyme und vorher ein paar Magensäurekapseln. Ich selbst bevorzuge eher etwas Leichtes wie grüne Smoothies.

Früher Abend

Ich trinke wahlweise grünen oder weißen Tee oder ein Glas Wasser mit vier Esslöffeln Tocotrienole (Reiskleie-Pulver) und Chia-Samen.

Abend

Nur noch Wasser und sonst nichts mehr.

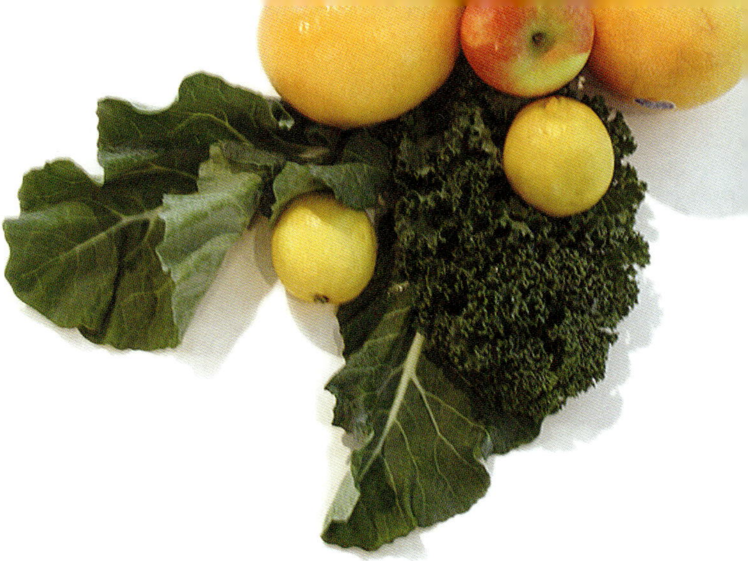

Ideen für Rezepte

Die Sache ist ganz einfach. Kauf beim Obst- und Gemüsehändler alles, was appetitlich aussieht (nicht nur das süße Obst) und kombiniere das, worauf du Hunger hast. Die Geschmäcker sind bekanntlich verschieden. Hör also auf deinen Körper, der dir sagt, was er braucht. Du musst nur darauf achten, dass du jeden Tag genügend grünes Blattgemüse isst. Und ob du's glaubst oder nicht: Das Zeug passt zu allem. Ich mixe mir meinen täglichen Morgen-Frucht-Smoothie immer mit Grünkohl und Gras, und er schmeckt einfach super. Iss nicht zu viel süßes Obst, auch wenn es natürlicher Zucker ist. Es sollte alles ausbalanciert sein.

Kommen wir nun zu ein paar Beispielen, wie ich mich so ernähre. Ich habe nicht viel Zeit, also verwende ich nur solche Zutaten, die ich kurz und schmerzlos in einen Topf werfen kann. Kochen ist überflüssig, einfach alle Zutaten in eine Schüssel geben und auslöffeln! Vergiss Begriffe wie »Hauptgericht« und »Nachspeise«. Wenn du dich von Rohkost ernährst, kann alles dein Hauptgericht sein, auch Obst. Nimm das sozusagen als Arbeitsgrundlage, von der du alles ableitest, was für dich stimmig ist. Verwende einen Hochleistungsmixer wie den Vitamix. Er verflüssigt alles in ein paar Sekunden. Viel Spaß!

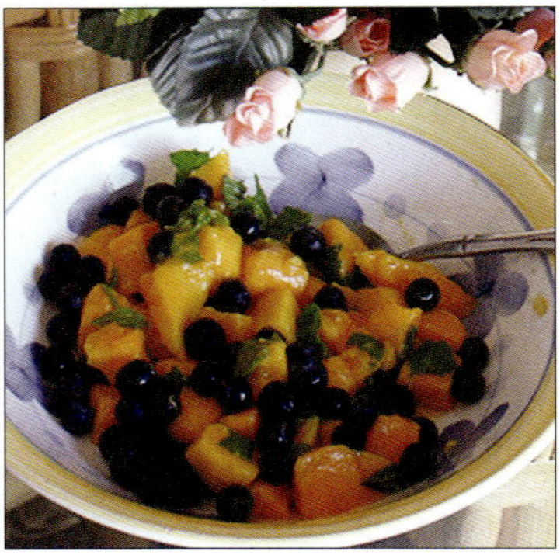

Mango-Heidelbeer-Minze

Mango
Heidelbeeren
frische Minzeblätter
gehackte Jalapeño-Schoten
frisch gehackter Ingwer
Saft von 1 Limette
Meersalz

Schmeckt auch ohne Heidelbeeren wunderbar!

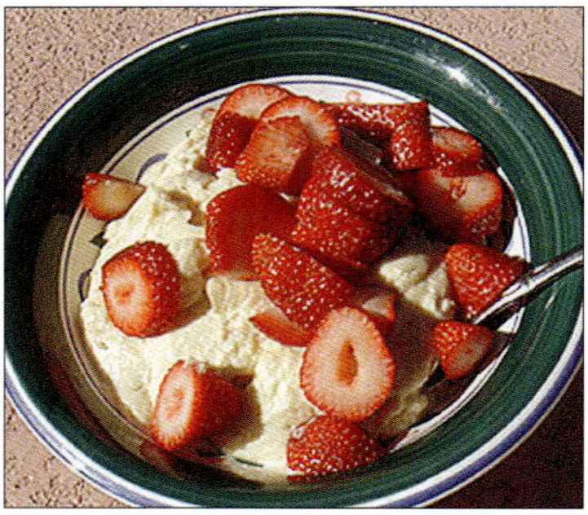

Durian-Pudding

Durian mit dem Wasser und Fruchtfleisch einer Kokosnuss in den Mixer geben.
Verwende möglichst die ganze Durianfrucht.

- Hinterher mit Früchten garnieren.

Hmm! Die meisten meiner Mahlzeiten mixe ich einfach aus den Sachen zusammen, die ich gerade zuhause habe.

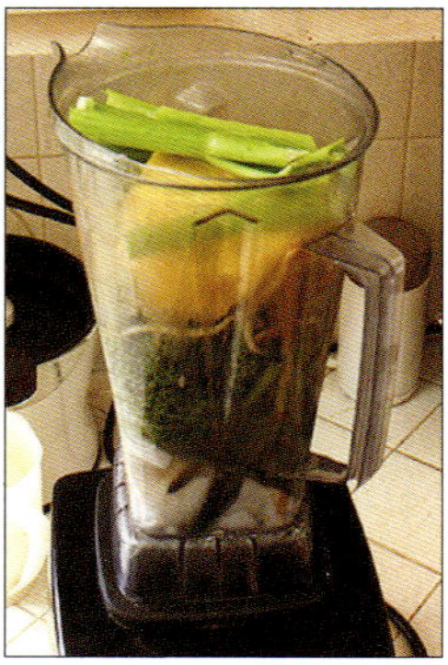

Quick-Mix 1

Kokosnuss (Wasser und Fruchtfleisch)
Eichblatt-Salat oder Grünkohl
Ananas, Spargel, Petersilie, Sprossen
Staudensellerie, ein bisschen Nama Shoyu (rohe, nicht wärmebehandelte Sojasauce*)

Nimm einfach alles, was du gerade da hast, und gib es in den Mixer. Kokoswasser bildet die süße Grundlage für jede Zubereitung.

* Erhältlich unter www.rohkoestlich-shop.de (Anm. d. Übers.)

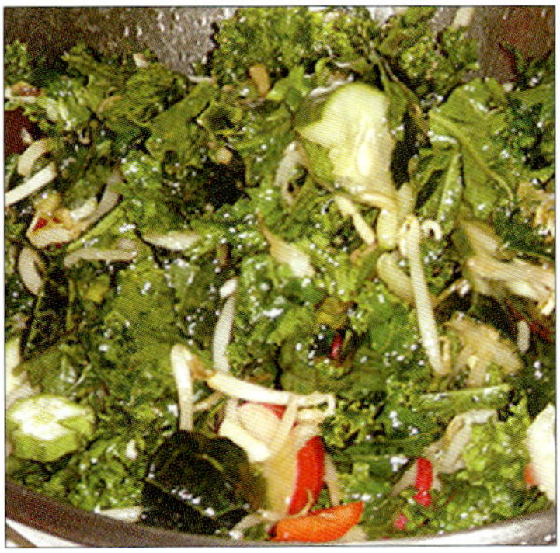

Kohlsalat

Grünkohl (und eventuell andere Kohlsorten)
Alles, was dich anmacht: Radieschen, Sprossen, Gurke, Avocado, roter Paprika, Zwiebel, fein gehackter Knoblauch und Chili
Meersalz
■ **Dazu ein echt starkes Dressing:** frisch gepresster Orangensaft, Nama Shoyu, Olivenöl

Verrühren und eine Stunde im Kühlschrank ziehen lassen, damit der Kohl weicher wird.

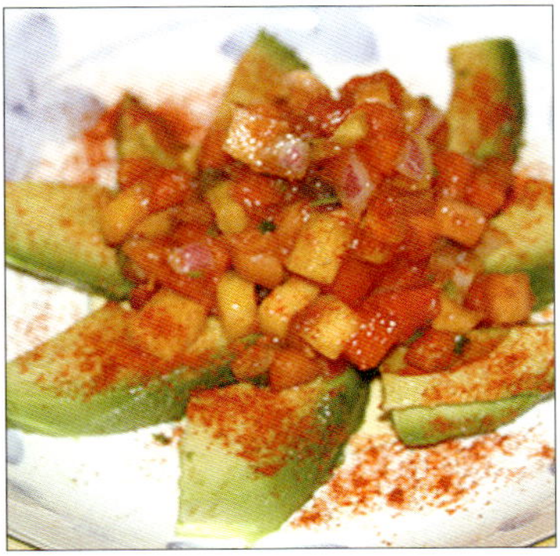

Avocado mit tropischer Salsa

Avocado
Papaya
Mango
rote Zwiebel
Olivenöl
Apfelessig
Koriandergrün
Meersalz
Pfeffer

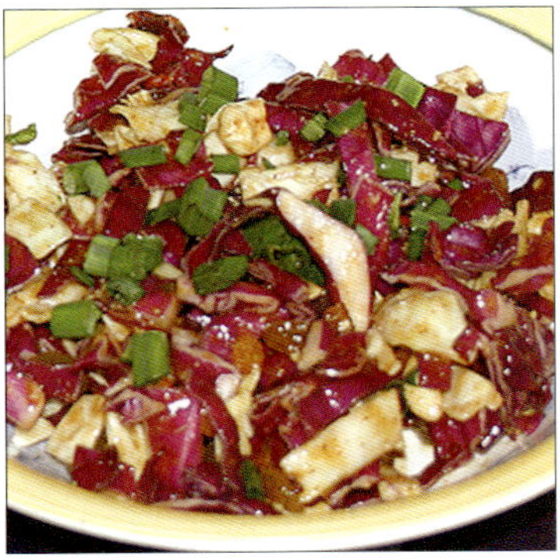

Pikanter Kohl auf thailändische Art

Rotkohl
rohe Cashewnüsse
Frühlingszwiebeln
Rosinen
Koriandergrün
Meersalz
■ **Als Dressing:** rohes Nussmus, Apfelessig, Chili-Öl, Sesamöl

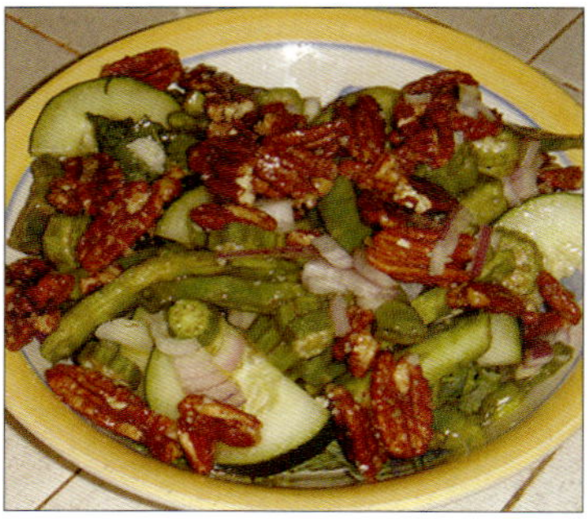

Silicea-Salat

(Kieselsäure ist u. a. gut für Haut, Knochen, Gelenke, Haare, Zähne und Lunge)

Eichblatt-Salat
Gurke
Okraschoten
Nopal (Feigenkaktus)
Zwiebeln
■ **Als Dressing:** Orangensaft, Nama Shoyu, Olivenöl

■ **Nüsse zum Drüberstreuen:** Werden in einer Tasse mit naturbelassenem Honig, Meersalz und Cayenne durchgerührt.

Ein kleiner Hinweis: Gib Okra und Nopal erst unmittelbar vor dem Essen zu, denn durch ihren hohen Kieselsäuregehalt werden sie nach einer Stunde schleimig. Das ist aber ganz natürlich und unschädlich.

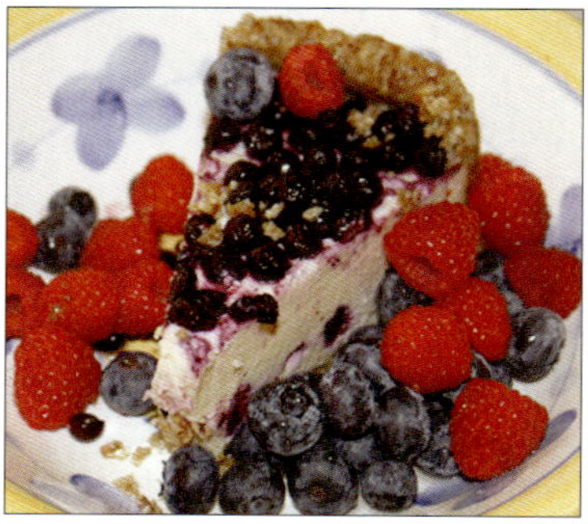

Roher Obstkuchen

(Kein Kochen oder Backen, die Zutaten werden einfach roh zusammengerührt.)

Heidelbeeren
Kokosöl
Agavendicksaft
Cashewnüsse
Zitronensaft
Vanille
Meersalz

■ **Boden und Rand** bestehen aus gemahlenen Nüssen und Datteln.

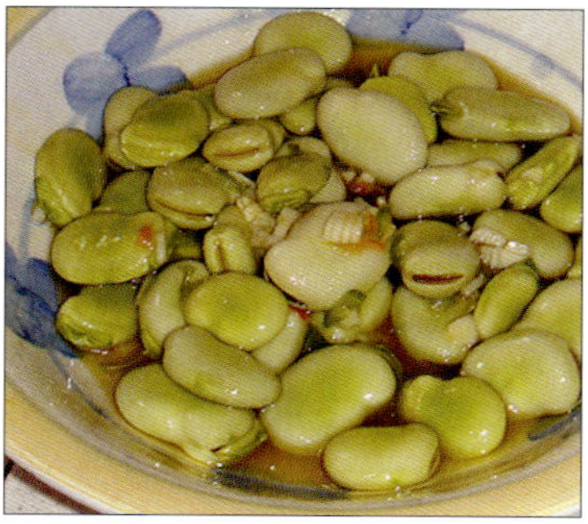

Puffbohnen

(Puffbohnen haben einen positiven Einfluss auf Wachstumshormone und Prostata.)

frische, rohe Puffbohnen
Olivenöl
gehackter Knoblauch
gehackte Chilischoten
eine kleine Idee Apfelessig
Meersalz

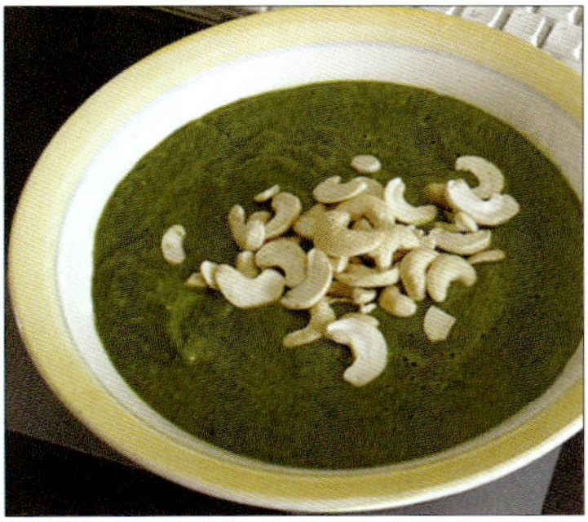

Quick-Mix 2

Kokosmilch*, Avocado, Eichblatt-Salat, Petersilie, Meersalz

In den Mixer geben und anschließend mit Cashew-Kernen garnieren. Du kannst auch Staudensellerie, Chili, einen Apfel oder was du sonst gerade zur Hand hast, dazugeben.
Jeder Tag bringt etwas Neues!

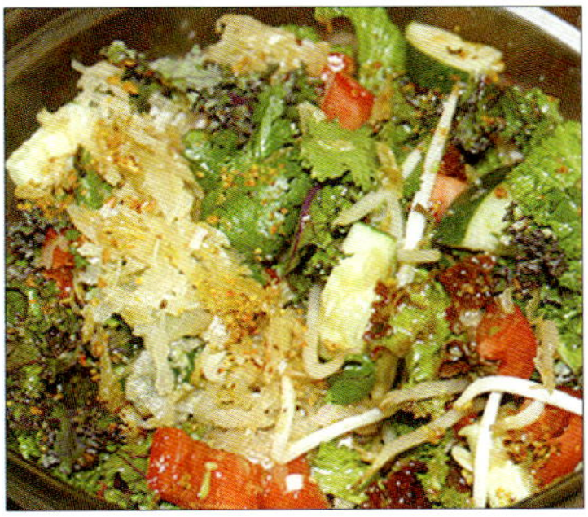

Kraut-Mix

Tomaten, Sprossen, Gurke, Lollo rosso, Brauner Senf, Zwiebeln, Koriandergrün, Knoblauch, Radieschen, Meersalz, Sauerkraut.

■ **Dressing:** frischer Orangensaft, Nama Shoyu und Olivenöl zu gleichen Teilen.

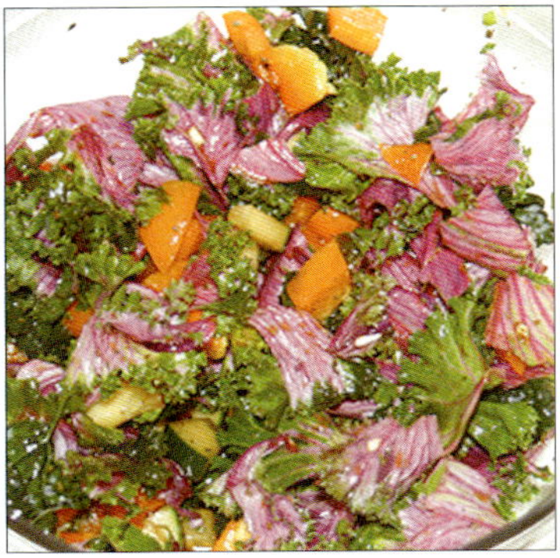

Zierkohl-Salat

Zierkohl
gelber oder roter Paprika
Gurke
Basilikum
Oregano oder Petersilie oder Koriandergrün
gehackter Knoblauch

■ **als Dressing:** Olivenöl, Apfelessig, Nama Shoyu

* Am besten von frischen Kokosnüssen, die allerdings in Europa schwer zu bekommen sind. Kokosmilch aus Dosen ist nicht zu empfehlen. Eine gute Alternative ist jedoch Kokosmilch, die man selbst aus rohem Kokosmus und Wasser herstellt. (Anm. d. Übers.)

Rohe Schoko-Leckereien

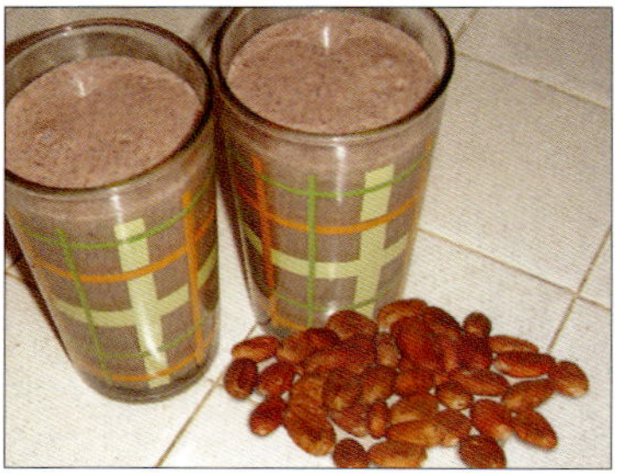

Rohe Schoko-Milch

12 Kakaobohnen
Wasser und Fruchtfleisch von einer frischen Kokosnuss
7 rohe Cashewnüsse
1 großer EL Kokosöl
3 TL Agavendicksaft
1 Prise Zimt
1 Prise Meersalz

In den Mixer geben, pürieren – und mmmh! Gibt's bei uns ziemlich oft.

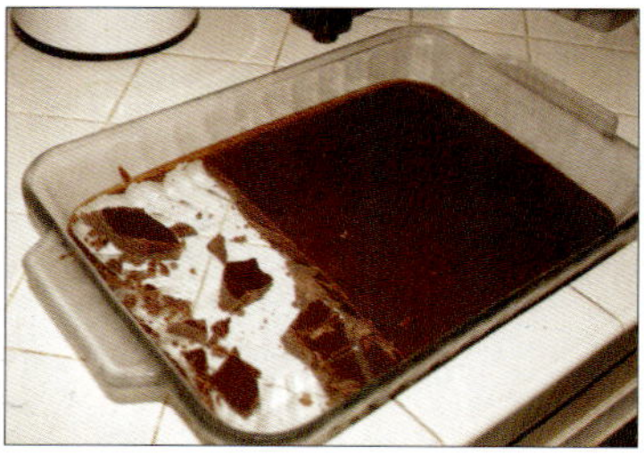

Rohe Schokolade

Kakaobohnen
rohes Carobpulver
rohes Nussmus
naturbelassener Honig
Kokosöl
Pfefferminzöl
Vanille

Du musst nur die Kakaobohnen mahlen, alles miteinander verrühren und kaltstellen. Die genaue Anleitung dazu gibt's auf den nächsten Seiten.

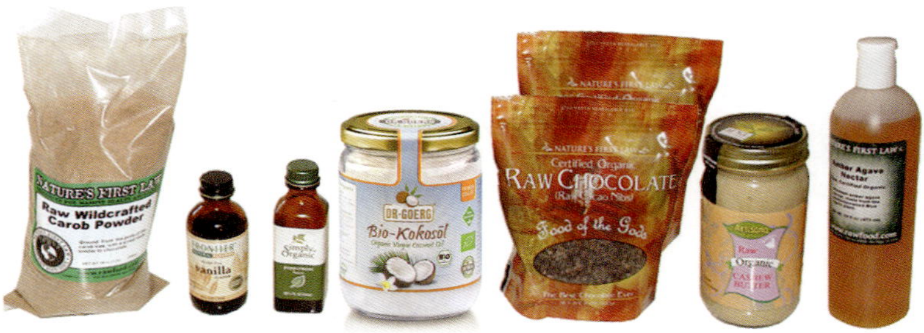

ZUTATEN FÜR DIE SCHOKOLADENHERSTELLUNG: 1 kg rohe Kakaobohnen, 250 g Carobpulver, 500 ml Kokosöl, 500 g rohes Nussmus, 250 g Agavendicksaft oder naturbelassener Honig, natürliche Vanille oder Minzöl

Zugegeben, die Zutaten sind nicht billig, aber sie ergeben auch eine Menge Schokolade. Die Mischung reicht leicht für einen Monat, vorausgesetzt, du betrachtest Rohschokolade nicht als Hauptgericht, sondern nur als gelegentliche Leckerei. Die Zutaten bekommst du normalerweise in jedem Naturkostladen, wenn nicht, findest du sicher Bezugsquellen im Internet. Lies aber genau, was auf dem Etikett steht, denn oft ist Carobpulver geröstet, und auch Nussmus und Honig sind nicht immer naturbelassen. Ich verwende Pfefferminz- und Vanilleöl ohne Alkohol. Kokosöl wird in verschiedenen Qualitäten angeboten. Nimm nur kalt gepresstes, unbehandeltes Öl. Preislich liegt es über den anderen Sorten. Bei Zimmertemperatur ist Kokosöl klar wie Wasser, bei kühleren Temperaturen wird es hart und weiß wie Wachs. Du brauchst übrigens keine Bedenken wegen des Fettkonsums zu haben. Kokosöl gehört zu den guten Fetten. Der Körper braucht gute Fette. Sie helfen ihm, die schlechten Fette loszuwerden. Die Ureinwohner Polynesiens ernährten sich in erster Linie von Kokosnüssen. Herzerkrankungen und Übergewicht waren dort unbekannt – bis der weiße Mann mit ausgemahlenem Mehl und Schweinefleisch kam. Im Originalrezept für rohe Schokolade wird Agavendicksaft verwendet, doch ich habe ihn mittlerweile durch rohen Honig ersetzt, weil ich festgestellt habe, dass er gesünder ist.

Die Zubereitung selbst ist im Grunde recht einfach. Die Hauptarbeit besteht darin, die Kakaobohnen zu feinem Pulver zu vermahlen. Dazu verwende ich eine ganz gewöhnliche Kaffeemühle. Rohschokolade ist so reich an natürlichen Ölen, dass das Mehl in der Mühle kleben bleibt. Du musst es also mit den Fingern herausstreichen. Der Rest besteht im Wesentlichen darin, sämtliche Zutaten zu einem glatten Brei zu verrühren. Fertig. Kein Kochen, Backen oder Braten. Du kannst die Zutaten verrühren und gleich so verzehren, quasi als Schokosuppe. Ich allerdings stehe mehr auf die harten Sachen, darum stelle ich die Schokomasse in den Gefrierschrank und breche mir ein Stück ab, wenn ich Appetit darauf habe (was so ungefähr jede Stunde der Fall ist).

Und nun: Antreten zum Schokoladerühren!

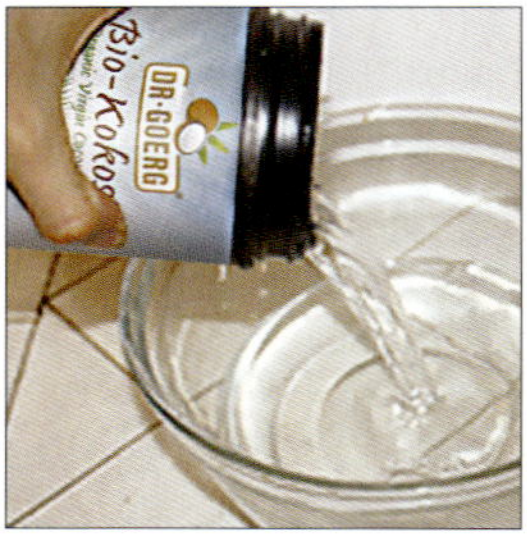

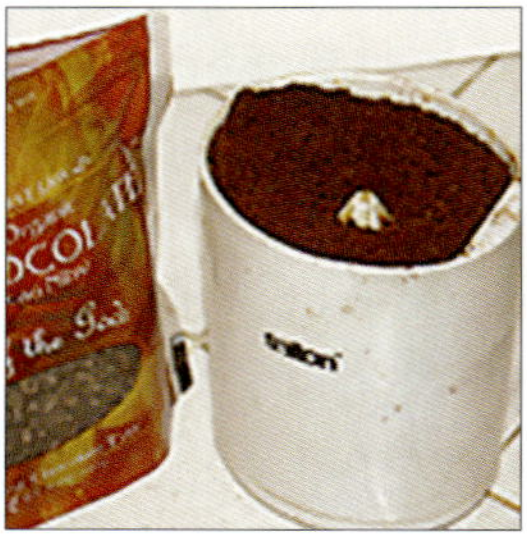
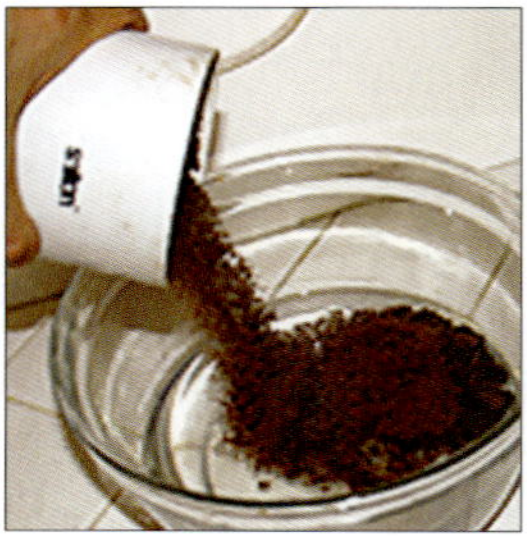

- Gib Kokosöl in eine Schüssel. Falls es fest ist, so lange in die Sonne oder in warmes Wasser stellen, bis es wieder flüssig wird. Wenn das Wasser nicht zu warm ist, schadet es dem Öl nicht. Das Öl muss so klar wie Wasser sein.
- Mahl die Kakaobohnen (in der Kaffeemühle) zu feinem Pulver.
- Gib das Öl und alle anderen Zutaten zum Kakaopulver.
- Rühr alles durch, bis sich die Zutaten vermischt und alle Klümpchen aufgelöst haben. Du kannst auch eine Küchenmaschine oder einen Mixer verwenden, doch die gute alte Handarbeit tut's auch.
- Gieß die Masse in flache Schalen oder Förmchen. Ich mache die Schicht immer gut einen Zentimeter hoch.
- Stell die Förmchen in den Gefrierschrank. Nach etwa einer Stunde ist die Masse fest und fertig zum Verzehr. In Stücke brechen und genießen!

Kakao ist natürliche Bitterschokolade und der Rohstoff, aus dem Schokolade (in Tafeln) gemacht wird. Wenn du auf Bitterschokolade stehst, kannst du die Kakaobohnen direkt aus der Tüte essen. Für die meisten Menschen sind Kakaobohnen jedoch etwas zu heftig, darum wird dem Kakao Carobpulver (Carob ist ein Verwandter des Kakaos) beigemengt, um den bitteren Geschmack zu mildern. Du kannst die ganze Rezeptur nach deinem Geschmack abändern. Es ist fast unmöglich, schlechte Schokolade zu machen. Das Tolle an roher Schokolade ist, dass man es immer ganz leicht ausgleichen kann, wenn mal was daneben gegangen ist. Wenn ich zum Beispiel finde, dass meine Schokolade zu süß geworden ist, stelle

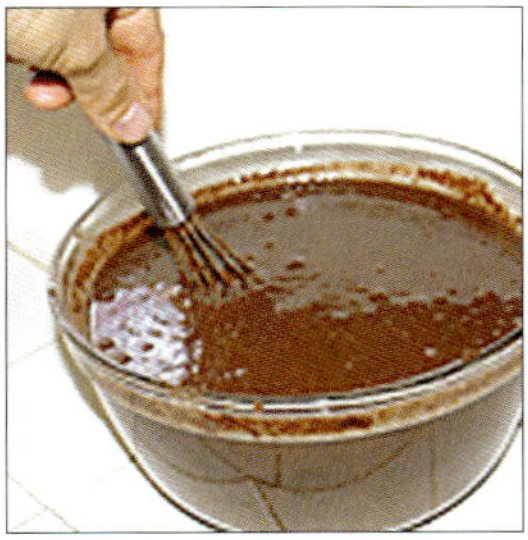
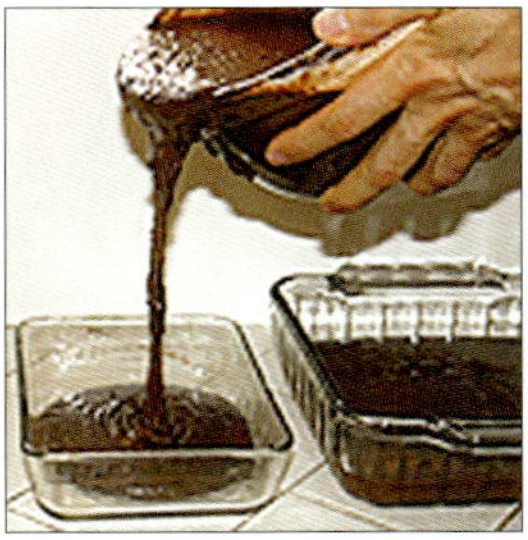
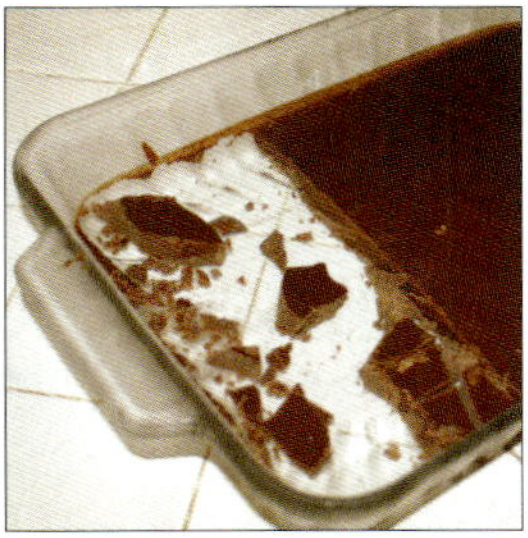

ich sie einfach für eine halbe Stunde bei Zimmertemperatur auf die Anrichte, bis sie wieder weich geworden ist. Dann rühre ich mehr Kakao und Carob hinein, vielleicht auch noch etwas Nussmus. Du siehst, es lässt sich immer noch etwas basteln. Das ist das Tolle an Rohkost im Vergleich zum normalen Kochen: Du kannst einfach nichts verderben.

Kleiner Tipp: Das A und O beim Schokolademachen ist das Nussmus. Verwende nur naturbelassenes Mus aus biologischem Anbau. Ich persönlich mag am liebsten Cashewmus – nicht nur wegen des Geschmacks, sondern weil es so cremig ist und meine Schokolade so weich wie Seide wird. Mandelmus gilt zwar als gesünder, aber es ist irgendwie gröber und dann wird auch die Schokolade nicht so zart.

Noch ein kleiner Tipp: Achte darauf, dass das Carobpulver roh und nicht geröstet ist. Gewöhnlich ist Carobpulver immer etwas klumpig. Zerdrücke die Klümpchen mit den Fingern, bevor du das Pulver mit den anderen Zutaten verrührst.

Die fertige Schokolade musst du im Gefrierfach aufbewahren. Wenn du dir ein Stück abbrichst, musst du es sofort essen, weil die Schokolade schon bei Zimmertemperatur schmilzt. Dies ist der kleine Unterschied zwischen guten und schlechten Fetten, zwischen guter und »böser« Schokolade. »Böse« Schokolade wird aus gehärteten Fetten hergestellt, die sehr schädlich sind für den Körper. Ach ja, ich gebe auch noch gerne Macadamia-Nüsse in die Masse, so bekomme ich Knusperschokolade.

Lass dir's schmecken!

Lieblingsrezepte von meinem Freund Matt

Hier sind noch ein paar starke Rezepte von meinem Freund Matt (www.RawMatt.com):

Pikante Nudeln auf thailändische Art mit »Erdnuss«-Sauce

2 Päckchen ungekochte Kelp-Nudeln
½ Tasse rohes Nussmus oder Tahin (Sesammus)
4 EL Currypulver
2 EL roher Honig
2 EL gemahlene Chilischoten
1 Bund Koriandergrün
Saft von 1 Zitrone
1 Prise Meersalz
125 ml Wasser

Wasser und Tahin zu gleichen Teilen mischen. Curry, Chili, Honig, Meersalz, Zitrone zugeben und sämig rühren. Nudeln und Koriandergrün zugeben.

Kelp-Nudeln sind in Streifen geschnittene Algen. *

Rucola mit weißem Dressing

1 Schale Rucola
60 ml Hanf- oder Olivenöl
Saft von 1 Zitrone oder 2 Limetten
½ TL Meersalz
50 g Hefeflocken
1 Handvoll Sprossen

Öl, Zitrone und Tamari beziehungsweise Salz so über Rucola und Sprossen geben, dass sie ganz befeuchtet sind. Hefeflocken dazugeben und untermengen.

---

* Erhältlich unter www.rohkoestlich.com/blog/tag/kelp-nudeln (Anm. d. Übers.)

Nacho-Chips mit »Käse«-Dip

Für die Chips
Chia-Samen 15 Minuten lang einweichen. ½ l Wasser auf 1 Tasse Samen. Eine Prise graues Meersalz zugeben, ziehen lassen. Dann mit einem Esslöffel etwa walnussgroße Stücke abstechen, flachdrücken und auf das Blech im Dörrgerät legen. Bei maximal 45 Grad Celsius 12 Stunden dörren, dann wenden und weitere 6 bis 8 Stunden dörren.

Für den Dip (am Tag darauf zubereiten, wenn die Chips fertig sind)
500 g Pinienkerne
ca. ½ l Wasser (weniger, wenn der Dip dickflüssiger werden soll)
2 EL Apfelessig
1 Prise graues Meersalz
1 EL Kurkuma (zum Gelbfärben)

Zutaten im Mixer zu einer cremigen Masse verrühren. Beim Verzehr Jalapeño-Schoten zugeben.

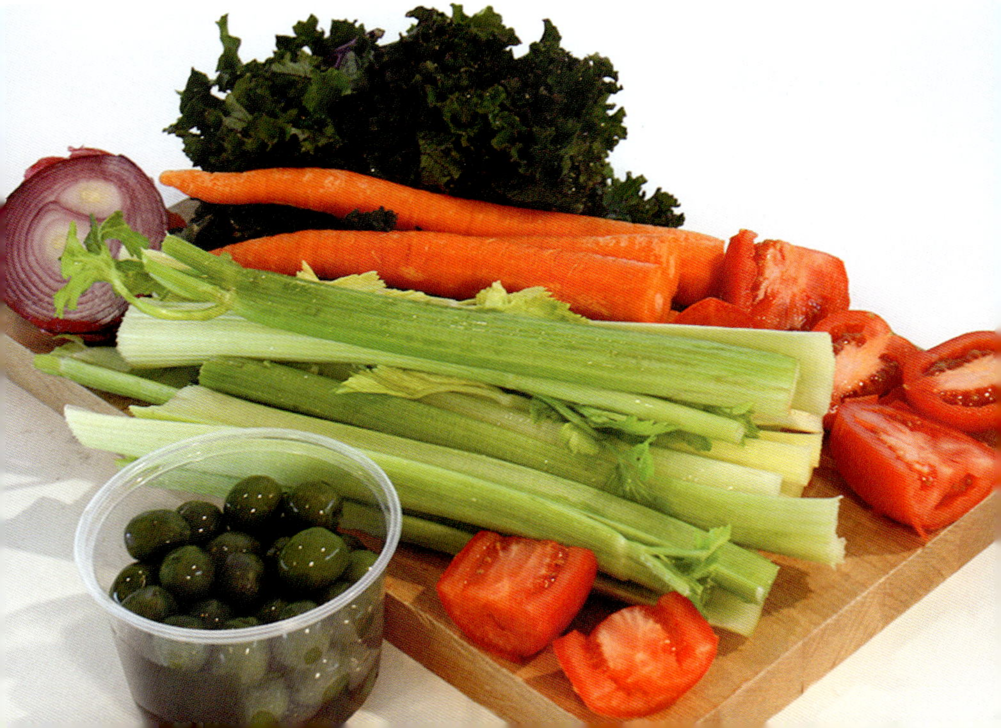

Gradmesser für Entgiftung und Gesundheit

Woher weißt du, ob deine Gesundheit wiederhergestellt ist oder dein Körper immer noch mit Entgiften und Entschlacken beschäftigt ist? Gute Anhaltspunkte sind dein Energieniveau und deine Stimmungslage. Wenn du mit dem ersten Sonnenstrahl um sechs Uhr morgens putzmunter aus dem Bett hüpfst und den Tag über auf voller Kraft läufst, ohne dass deine Energie absackt, wenn du mit wenig Schlaf auskommst, wenn du immer guter Dinge und nie deprimiert bist, dann bist auf dem Weg zu wahrer Gesundheit. Wenn du jedoch als Kind mehr Schwung hattest als jetzt als Erwachsener, wobei dein Alter an Jahren keine Rolle spielt, dann musst du in punkto Gesundheit noch was tun. Es gibt Menschen, die sind 70 oder 80 Jahre alt und haben eine Power, von der die meisten nur träumen können.

Den wenigsten Menschen ist bewusst, dass ihre Stimmungs- und Gefühlslage so einiges über ihren Gesundheitszustand aussagt. Selbst wenn du dich mit Geld- und Beziehungsproblemen herumschlagen musst, geht dir das weniger unter die Haut, wenn du gesund bist, denn Stimmungen und Gefühle haben mit chemischen Prozessen zu tun. Stimmt unsere Körperchemie, bekommst du so gut wie alles hin. Klar wird man immer wieder mit Situationen konfrontiert, die einen über kurz oder lang auf die Bretter schicken können, doch dann steht man mit überschäumendem Optimismus und einem Gefühl umfassenden Friedens im Herzen wieder auf. Und die Leute fragen, wie du so gelassen bleiben kannst, während um dich herum gerade alles in die Brüche zu gehen scheint.

Ein anderes Merkmal, an dem du ablesen kannst, wie weit deine Gesundheit wiederhergestellt ist, ist die Dicke des Belags auf der Zunge am Morgen nach dem Aufwachen. Sind Hals und Zunge verschleimt oder mit einem weißen Belag überzogen, ist dein Körper noch am Entgiften. Du hast immer noch Stoffe in dir, die den Körper übersäuern. Er reagiert auf Säurebildner mit Verschleimung.

Der Grund dafür können bestimmte Nahrungsmittel, Chemikalien, aber auch Stress sein.

Wie riechst du? Wenn dein Körper vollkommen gereinigt ist, hast du weder schlechten Atem noch Körpergeruch. Urin und Kot riechen nicht mehr unangenehm. Wenn doch, hast du noch Schlacken in dir, die sich zersetzen.

Ein weiteres Indiz für bessere Gesundheit ist, dass du immer weniger Nahrung brauchst, um das gleiche Maß an Leistung erbringen zu können. Das bedeutet, dass dein Körper leistungsfähiger wird und Nährstoffe besser verwertet. Wenn jemand dauernd hungrig ist und ständig essen muss, so liegt das daran, dass die Nährstoffe aus der Nahrung nicht richtig aufgeschlossen werden. Das muss nicht heißen, dass sich der Betreffende falsch ernährt, aber sein Körper kommt an die Nährstoffe im Essen einfach nicht heran. Entweder funktioniert seine Verdauung nicht richtig (zu wenig Magensäure, zu wenig Enzyme, Nahrung wird nicht ausreichend gekaut) oder der Darm ist mit Schleim und Schlacken zugekleistert, sodass keine Nährstoffe die Darmwand passieren können. Vielfach trifft beides zu.

Damit der Körper Nährstoffe besser aufnehmen und verwerten kann, müssen wir als Erstes diese Darmablagerungen beseitigen. Das bedeutet einen Monat gründliche Darmreinigung mit Einlauf, Darmspülungen und Kräutern. Zur Unterstützung dieses Reinigungsprozesses habe ich zwei spezielle Präparate entwickelt: FREE-COLON und CHARCONITE. Charconite ist eine Mischung aus Aktivkohle und Bentonit-Substanzen zur effektiven Bindung von Giftstoffen sowie aus Kräutern, die den Abtransport der Schlacken aus dem Darm erleichtern. FREE-COLON ist reich an darmfreundlichen natürlichen Ballaststoffen und Bioflavonoiden, die nicht nur die Arbeit des Verdauungstrakts unterstützen, sondern auch helfen, die Blutgefäße von Ablagerungen zu reinigen.

Wenn du Kopfschmerzen hast und dein Körper überall weh tut, gibt es noch Blockaden. Irgendetwas wird im Körper festgehalten. Mach Darmspülungen oder Einläufe und Stretch-Übungen. Trink viel und reinige dich auch emotional.

Behalte eines immer im Hinterkopf: Es geht dir erst mal schlechter, bevor es dir besser geht. Dein Körper wird bis auf die Knochen abmagern und sich dann neu aufbauen. Du wirst an Gewicht verlieren, aber das meiste davon ist Wasser (das von dem vielen Kochsalz, das du aufgenommen hast, im Körper zurückgehalten wird) und Fett (in dem der Körper alle Giftstoffe deponiert) Sehr wahrscheinlich wirst du schlecht riechen, Pickel kriegen, dich müde und ausgelaugt fühlen. Du wirst etwas blutleer aussehen, häufig Kopfschmerzen haben und an Verstopfung leiden. Deine Lunge wird verschleimt sein, deine Nase wie ein Wasserfall laufen. Die Nieren werden schmerzen und du wirst dich fühlen, als hättest du Grippe oder Erkältung. Du möchtest dich am liebsten im Bett verkriechen und die ganze Zeit nur schlafen. Die Leute werden allerhand blöde Bemerkungen vom Stapel lassen und dir sagen, dass du doch endlich mit diesem ganzen Fasten- und Gesundheitsblödsinn aufhören sollst. Du wirst dir Kommentare anhören müssen wie: »Du siehst echt schlecht aus. Das bringt doch alles nichts. Komm iss was Vernünftiges!« – und ähnlich sinnlosen Quatsch. Doch halte dir immer vor Augen: Dein Körper veranstaltet ein Großreinemachen und das wirbelt nun mal Staub auf. Wenn du dich 40 Jahre lang von Cola, Käse und Pizza ernährt hast, dann kann dein Körper all die angesammelten Schlacken nicht innerhalb einer Woche aus den Zellen abtransportieren. Das dauert einfach seine Zeit. Vermutlich flackern auch alte gesundheitliche Probleme wie Allergien und Hautausschläge auf, unter denen du schon als Kind gelitten hast. Dein Körper macht Frühjahrsputz, und zwar gründlich. Vielleicht werden auch alte Gedanken und Emotionen an die Oberfläche gespült. Ich kann es nur wiederholen: All das ist kein Grund, hysterisch zu werden. Mach dir einfach klar, was im Moment passiert. Denk an die Hölle, durch die Drogensüchtige bei einer Entziehungskur gehen. Oder an die Schwierigkeiten, die Menschen haben, wenn sie sich das Rauchen abgewöhnen wollen. Gib zu, du hast dich diesen Leuten immer überlegen gefühlt. Haha! Wir alle sitzen im gleichen Boot. Niemand ist gegen menschliche Schwächen gefeit, nur liegen sie bei jedem an anderer Stelle. Das ist der einzige Unterschied. Auf diese Weise entwickelst du mehr Mitgefühl und Verständnis für das, was andere durchleiden. Wenn du glaubst, dass du über Suchtprobleme erhaben bist, dann warte mal, bis du zum ersten Mal versuchst, keinen Käse, kein Brot und keinen Zucker zu essen! Harhar! (Das soll ein sarkastisches Lachen andeuten.) Wie heißt es doch so schön: Wer in den Himmel will, muss zuerst durch die Hölle gehen.

Sieh die ganze Sache mal so: Wenn du dich richtig ernährst, brauchst du keinen Arzt. Wenn du dich falsch ernährst, kann auch der Arzt nichts machen. Missachte nicht die Warnsignale deines Körpers. Unterdrücke sie nicht mit Medikamenten. Wenn du Beschwerden oder Schmerzen hast, will dir dein Körper etwas sagen. Wenn du einfach weitermachst wie gehabt, können die Dinge nur schlimmer werden.

Denk in dieser Phase vor allem daran, regelmäßig die Leber zu reinigen und Darmspülungen zu machen, andernfalls wird deine Leber schlicht verstopft von all dem Giftmüll, den sie jetzt serviert bekommt.

Um dich selbst zum Durchhalten zu motivieren, solltest du an die Menschen denken, die es vor dir geschafft haben. Wie Raupen, die sich in Schmetterlinge verwandeln, wurden sie zu vollkommen neuen Menschen. Verlass dich nicht allein auf das, was ich hier erzähle. Lies Bücher und Internetartikel von Menschen, die diesen Weg gegangen und so ihre Probleme losgeworden sind. Im Leben hat nun mal alles seinen Preis, und in diesem Fall ist das Ergebnis jede Mühe wert. Oder wie Tonya Zavasta* sagt: »Tu's nicht für deine Gesundheit, tu's für deine Eitelkeit.« Durch diese Umstellung kannst du unglaublich attraktiv und sexy werden.

* Bekannte Vertreterin der US-amerikanischen Rohkostszene. (Anm. d. Übers.)

Häufige Irrtümer und Probleme von Rohköstlern

Folgende Irrtümer und Probleme lassen sich bei vielen Rohköstlern immer wieder beobachten:

- Sie essen zu viele süße Desserts (Schokolade, roher Käsekuchen, Kekse, Kuchen, Halbgefrorenes aus Obst).
- Sie essen zu viel Früchte.
- Sie essen zu viele gedörrte oder getrocknete Lebensmittel (Kräcker, Müsli, Brot, Kohlchips, kandierte Nüsse).
- Sie machen zu selten Reinigungskuren (Einläufe und Darmspülungen zum regelmäßigen Entschlacken) – der folgenschwerste Fehler überhaupt.
- Sie verzehren zu wenig grünes Blattgemüse – der zweitgrößte Fehler. Die Ernährung sollte etwa zur Hälfte aus Pflanzengrün bestehen.
- Der Gemüseanteil in der Ernährung besteht in erster Linie aus Wurzelgemüse. Wurzelgemüse enthält zu viel Stärke und Zucker, daher nur in Maßen verzehren!
- Die Nahrung wird nicht gründlich gekaut. (Unverdaute Zellulose verursacht Blähungen und Mangelernährung.)
- Sie haben nicht genügend Magensäure und damit Blähungen, da sie zu viel süße und nicht genügend bittere Nahrungsmittel zu sich nehmen.
- Sie trainieren nicht genügend. Kraft- und Ausdauertraining sind ein absolutes Muss.
- Sie kombinieren Lebensmittel falsch, zum Beispiel Nüsse mit Früchten.
- Ihre Mahlzeiten bestehen aus zu vielen Zutaten. Unser Essen sollte einfach sein.
- Sie weichen Nüsse und Samen nicht ein.
- Sie essen zu viele Nüsse. Samen sind weit besser und bekömmlicher.
- Sie essen vor dem Schlafengehen. Wir sollten nach Einbruch der Dunkelheit nichts mehr essen.

- Sie verwenden Agavendicksaft. Neuere Studien sagen, dass er nicht gut für unsere Gesundheit ist.
- Sie essen immer das Gleiche. Unsere Ernährung sollte vielfältig und abwechslungsreich sein, damit sich keine Mangelzustände bilden.
- Sie sind gestresst, weil sie sich zu viele Sorgen machen, und leben in einer Abwehrhaltung, weil sie nicht geerdet sind und illusorische Vorstellungen haben.
- Sie »schummeln« bei ihrer Ernährung mehr, als man meinen möchte. Kleine »Sünden« sind in Ordnung, aber nur, solange sie nicht zu einer heimlichen Sucht werden.
- Sie nehmen nicht genügend lebenswichtige Mineralstoffe zu sich (in Form von Algen, Magnesium oder MSM, einer organischen Schwefelverbindung, und so weiter).
- Sie nehmen nicht genügend Enzyme zu sich.
- Sie gehen nicht rechtzeitig um 22 Uhr schlafen.
- Sie lassen ihre Amalgamfüllungen nicht ersetzen. Diese geben viel Quecksilber an den Körper ab, die Entgiftung durch Rohkost verstärkt diesen Effekt noch.

Dinge, die man unbedingt meiden sollte

Natriumlaurylsulfat (Natriumdodecylsulfat)
Meide Zahnpasta, Haarpflegemittel und Reinigungsmittel, die Natriumlaurylsulfat enthalten, was Hautreizungen verursachen und die Augen (vor allem bei Kindern) dauerhaft schädigen kann. Es kann ferner zu Hautausschlägen, Haarausfall, Hautabschuppungen und Mundgeschwüren führen. Natriumlaurylsulfat wandert durch die Haut in die Blutbahn und lagert sich in Herz, Lunge, Leber und Hirn ein.

Fluor
Fluor beziehungsweise Fluoride zählen zu den giftigsten Chemikalien überhaupt. Fluor ist giftiger als Blei und fast so giftig wie Arsen. Es verursacht zahlreiche Krankheiten, darunter Schilddrüsen- und Knochenmarkkrebs sowie Metastasen im Gehirn. Es ist auch für Übergewicht und Depressionen verantwortlich.

Teppiche
Teppiche gasen alle möglichen Schadstoffe aus. Sie sind Heimstatt für Parasiten und enthalten allerlei Allergene.

Bleichmittel
Ersetze Bleichmittel durch Wasserstoffperoxid oder Natriumperkarbonat.

Chemische Reinigung
Häng chemisch gereinigte Kleidung einen Tag nach draußen zum Lüften.

Pfannen mit Antihaftbeschichtung
Vögel sterben, wenn sie den Dämpfen von beschichteten Pfannen ausgesetzt sind.

Chlor

Chloriertes Trinkwasser schädigt die Gefäße und kann Arteriosklerose verursachen. Verwende gefiltertes Wasser (in Küche und Bad).*

Handys

Handys schädigen die DNS, ja sogar die Zellen der nächsten Generation.

Mikrowellenherde

Der häufige Verzehr von Speisen, die in der Mikrowelle erwärmt wurden, kann zu Störungen der Schilddrüse und des Lymphsystems sowie zu Leukämie und anderen Krebsarten führen. Babynahrung wird in der Mikrowelle ebenso giftig wie Wasser, das man darin heiß macht. Wenn du dich in der Nähe eines angeschlossenen Mikrowellenherdes aufhältst, wird dein Körper von der Strahlung belastet, selbst wenn das Gerät gar nicht in Betrieb ist. Wenn du Samen mit Wasser gießt, das in der Mikrowelle erhitzt wurde, werden sie nicht keimen.

---

* In Deutschland wird Trinkwasser nur in Ausnahmefällen mit Chlor versetzt. In den USA sind bis zu 4 mg/l erlaubt. (Anm. d. Übers.)

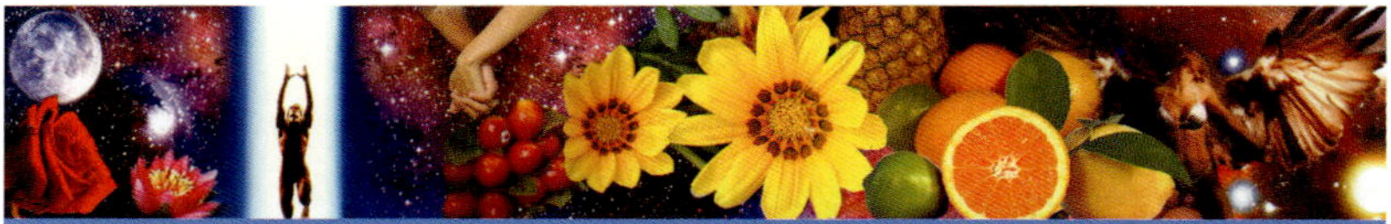

Körperarbeit und Spiritualität

Jeder, der viel sitzt und sich nicht viel bewegt, wird Schmerz leiden alle Tage und all seine Kräfte werden schwinden, auch wenn er gute Nahrung zu sich nimmt und gemäß den ärztlichen Vorschriften auf sich achtgibt.

– MOSES MAIMONIDES
REGIMEN SANITATIS ODER DIÄTETIK FÜR DIE SEELE UND DEN KÖRPER (ERSCHEINUNGSJAHR: 1198)

Workout: Bewegung hält jung

Du kannst dich vollkommen gesund ernähren und trotzdem krank sein. Dein Körper braucht Bewegung, da gibt es nicht viel zu diskutieren. Jeder Tag, an dem du dich nicht bewegst, lässt deinen Körper verkümmern und langsam absterben. Studien haben gezeigt, dass eine sitzende Lebensweise dasselbe Herzinfarktrisiko birgt, als würdest du täglich eine Schachtel Zigaretten rauchen. Wir benötigen jeden Tag irgendeine Form von körperlichem Training. Regelmäßiges Training kann die Uhr 15 oder 20 Jahre zurückdrehen! Es gibt keinen besseren Stimmungsaufheller als körperliche Bewegung. Sie baut Ängste und Depressionen ab und erhöht unsere Lebenserwartung. Körpertraining ist ein absolutes Muss. Der Körper braucht Sauerstoff dringender als Nahrung. Training ist das einzige Mittel, wie wir unsere Lymphflüssigkeit durch den Körper pumpen können, und wir haben viermal so viel Lymphe wie Blut. Während du denn ganzen Tag herumsitzt, produzieren deine Milliarden Zellen Milliarden kleiner Zellmisthäufchen. Und wenn du diesen Müll nicht hinausschaffst, wirst du langsam von innen her vergiftet und fühlst dich schlapp. Selbst wenn du gesund bist und dich von Rohkost ernährst, produzieren deine Zellen trotzdem munter weiter kleine Misthäufchen. Dieser Abfall muss mit der Lymphe weggeschafft werden. Das funktioniert nur, wenn du Sport oder irgendeine Form von körperlichem Training treibst. Du solltest zumindest jede halbe Stunde mal aufstehen und auf und ab springen oder ein paar Liegestützen machen.

Du hast nur diesen einen Körper. Trainier ihn oder verlier ihn. Du siehst schlecht? Dasselbe in Grün. Augen sind Muskeln. Wahrscheinlich werden deine Augen nicht ausreichend mit Sauerstoff versorgt (mangelnde Bewegung). Und wahrscheinlich sitzt du den größten Teil des Tages in einem Büro bei künstlichem Licht und starrst auf einen Monitor, auf Akten oder Bücher. Am Abend gehst du dann heim und schaust fern. Unsere Augen sind dazu gemacht, in die Ferne zu blicken. Und da wir die entsprechenden Muskeln nicht benutzen, verschlechtert sich unser Sehvermögen. Eine Brille macht das Ganze nur schlimmer. Mach Augenübungen, um deine natürliche Sehkraft wiederherzustellen.

Hier eine kleine Übung für alle, die keine Zeit haben. Sie dauert nur eine Minute! Leg dich auf den Boden, steh auf, leg dich wieder auf den Boden, und das 60 Sekunden lang so schnell und so oft du kannst. Probier's mal aus. Dann verstehst du, was ich meine.

Geh so oft wie möglich zu Fuß. Park dein Auto weit weg vom

Eingang. Nimm die Treppe und nicht den Aufzug. Nimm immer zwei Stufen auf einmal. Kauf dir ein Mini-Trampolin und übe damit täglich eine Viertelstunde. Jede einzelne Körperzelle wird dabei zusammengepresst und wieder gedehnt, was den Lymphfluss in Schwung bringt und den Abtransport von Giftstoffen fördert.

Krebszellen und Viren können in einem sauerstoffreichen Milieu nicht überleben – Bewegung ist angesagt!

Jede Zelle unseres Körpers produziert giftige Abfallstoffe. Jede Zelle unserer Körpers muss daher (durch körperliche Bewegung) angeregt werden, damit diese giftigen Abfallstoffe weggeschafft werden können. Körpertraining ist ein absolutes Muss. Sauerstoff ist wichtiger als Essen. Geh draußen an der frischen Luft spazieren, lauf in der Sonne und nicht auf dem Laufband in einem stickigen Fitness-Studio, wo die Klimaanlage den giftstoffbeladenen Schweiß der Leute im Raum verteilt.

Menschen, die über 100 Jahre alt werden, gehen jeden Tag viele Kilometer zu Fuß.

Nimm so oft wie möglich die Treppe und nicht den Aufzug. Gehe, laufe, springe, hüpfe, schwimme, rolle dich auf dem Boden herum, spiel Fangen, zapple herum, lass dich von einem Ast baumeln. Mir soll alles recht sein, solange du dich bewegst.

Und denk bei all dem stets daran: Tief ein- und ausatmen!

HEISS UND KALT

Das Prinzip ist ebenso einfach wie wirksam. Zuerst erwärmst du deinen Körper stark, dann kühlst du ihn wieder richtig ab, heiß – kalt, heiß – kalt ... Die Hitze bewirkt, dass das Blut zur Haut (die sich rötet) und in die Extremitäten strömt, um den Körper zu kühlen. Wenn du dich dann abkühlst, fließt das Blut wieder Richtung Organe, um sie zu schützen (die Haut wird weiß). Durch den Wechsel von kalt und warm entsteht so etwas wie eine Pumpbewegung, welche das Blut durch den ganzen Organismus treibt und bei dieser Gelegenheit alle Zellen durchspült. Diese Technik empfiehlt sich vor allem für diejenigen, die viel sitzen und wenig Bewegung haben, doch hat sie für jeden anderen die gleiche Heilwirkung. Am besten erzielst du diesen Effekt mit einer Wechseldusche. Zuerst duscht du 30 Sekunden so heiß, wie du es aushältst, dann 30 Sekunden eiskalt. Mach das ein halbes Dutzend Mal. Wenn nötig, darfst du dabei brüllen. Nach einer solchen Wechseldusche wirst du dich wie neugeboren fühlen. Manche Menschen wenden Wechselduschen gezielt auf bestimmte Körperpartien an und stellen nach einiger Zeit fest, wie Zysten und Geschwüre einfach abfallen. Mach Wechselduschen (Ausreden zählen nicht)!

Stretching

Dehnen ist sehr, sehr wichtig. Deine Muskeln brauchen Dehnung. Durch Stretching oder Dehnübungen werden die Körperzellen zusammengepresst und Abfallstoffe nach draußen transportiert, vergleichbar mit einem nassen Handtuch, das man auswringt. Wenn sich die Zellen anschließend wieder »auseinanderfalten«, saugen sie Nährstoffe und Sauerstoff an. Darum fühlst du dich auch nach einer Serie von Dehnübungen so wach und lebendig. Mit »Dehnen« meine ich übrigens nicht, dass du dich im Sessel mal kurz streckst und herzhaft gähnst. Nein, ich rede davon, mal aufzustehen und zu versuchen, mit den Händen bis an die Zehen zu kommen und dergleichen mehr. Auf den nächsten Seiten findest du eine Reihe von Dehnübungen, die du täglich machen solltest. Wenn du steif bist und jede Bewegung wehtut, dann weißt du jetzt warum. Wenn du täglich viele Stunden unbeweglich sitzt, ist das der schleichende Tod.

Yoga

Hier geht es nicht um New-Age-Spiri-Kram oder darum, die Silbe OM zu chanten. Yoga ist eine wunderbare Kombination aus Dehn- und anderen Körperübungen sowie Atem- und Entspannungstechniken. Yoga lockert und stärkt zugleich Körper, Seele und Geist. Ich dachte, ich kann darauf verzichten, weil ich schon im Fitness-Studio trainiere. Von wegen. Ein paar von diesen Yogaübungen haben es in sich. Sie sehen völlig harmlos aus, aber warte mal ab, bis du sie ausprobiert hast. Es dauert keine drei Minuten und deine Muskeln fangen an zu flattern. Yoga öffnet den Körper auf so vielen Ebenen, doch nur die wenigsten Menschen merken es. Deine Energie fließt freier im Körper, und Blockaden werden gelöst. Yoga stärkt dich – nicht nur körperlich, sondern auch seelisch und geistig. Du musst keine Angst haben, wenn du schon ein bisschen eingerostet bist. Zwing dich zu nichts und mach keine Übungen, die dir irgendwie schaden oder wehtun. Mach die Übungen einfach so gut du kannst. Danach wirst du dich mit Sicherheit besser fühlen als zuvor. Und vergiss nicht: Du machst hier nur ein paar Körperübungen. Dies ist kein Lehrgang in irgendeiner östlichen Religion. Du musst nicht mal einen Kurs besuchen, obwohl das ganz hilfreich ist. Du kannst Yoga bei dir zuhause im Schlafzimmer oder im Wohnzimmer praktizieren. Noch besser ist es, wenn du es draußen in der Natur machst. Also stell dich nicht so an, es handelt sich nur um ein paar Dehn- und Entspannungsübungen. Wenn du viel Stress hast, kann dir Yoga wirklich helfen. Viele der im Folgenden abgebildeten Dehnübungen stammen aus dem traditionellen Yoga.

TÄGLICHE ÜBUNGEN 1

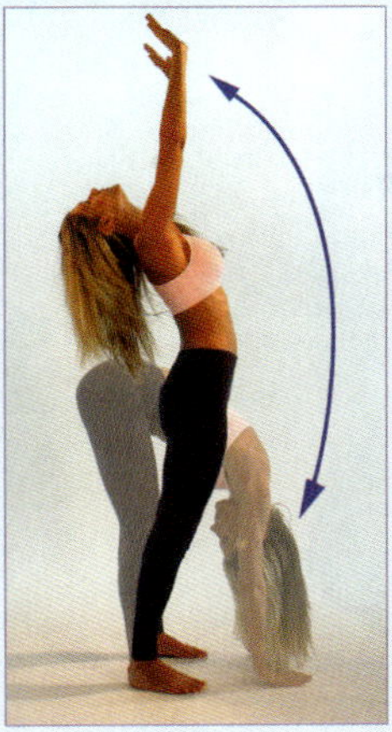

Streck dich nach oben und berühre danach mit beiden Händen den Boden.

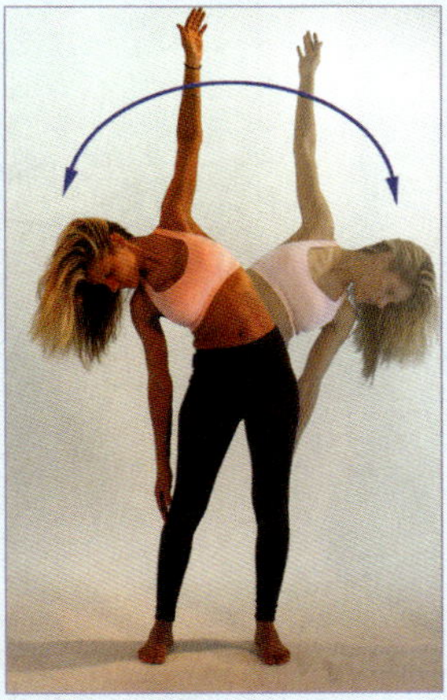

Beweg deinen Oberkörper nach links und nach rechts.

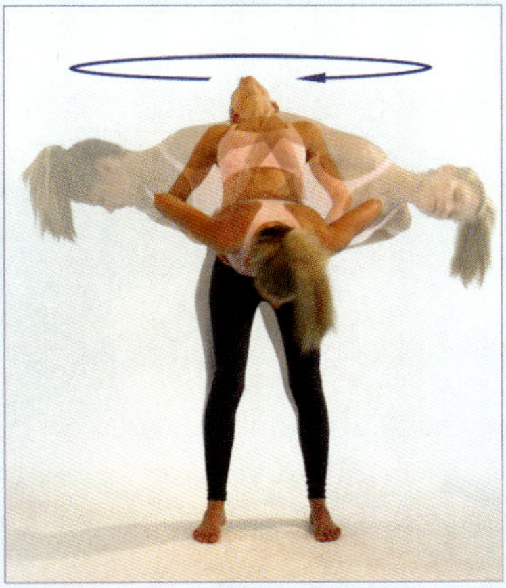

Lass deinen Oberkörper kreisen.

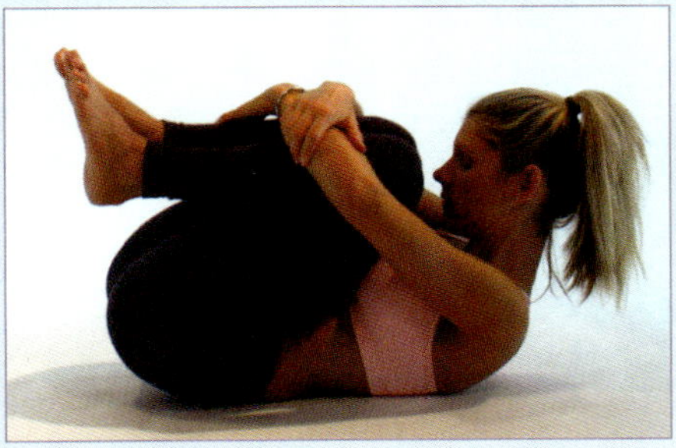

Roll dich ein und verharre in dieser Position (Rückendehnung).

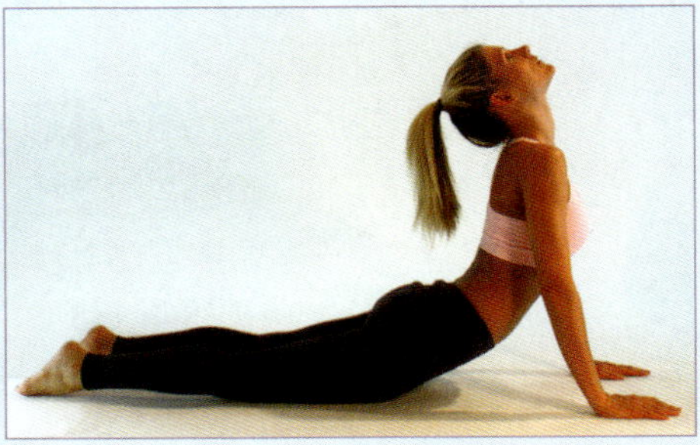

Nimm die Kobra-Stellung ein und atme dabei tief ein und aus.

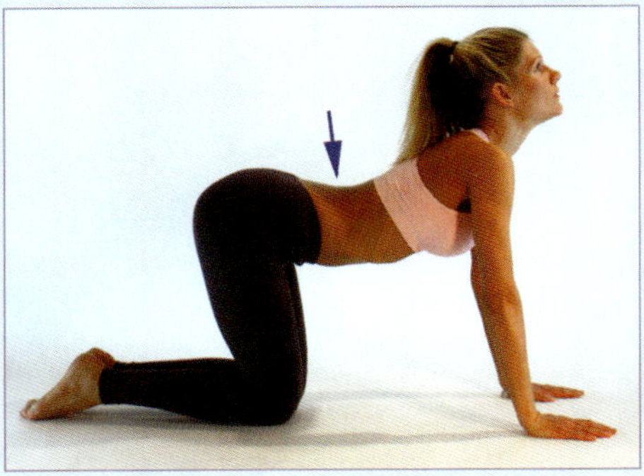

Streck die Wirbelsäule beim Einatmen nach unten.

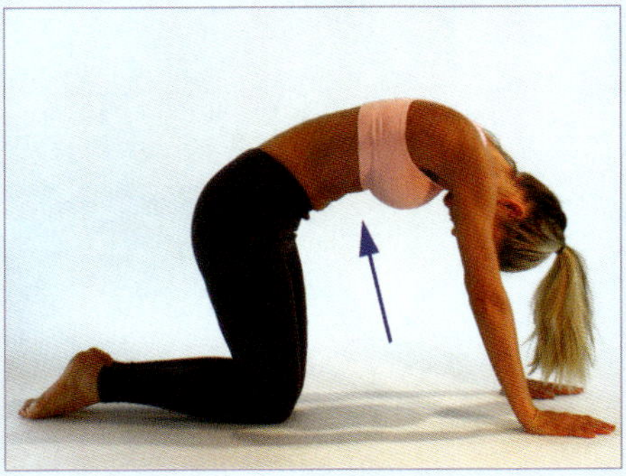

Streck die Wirbelsäule beim Ausatmen nach oben.

TÄGLICHE ÜBUNGEN 2

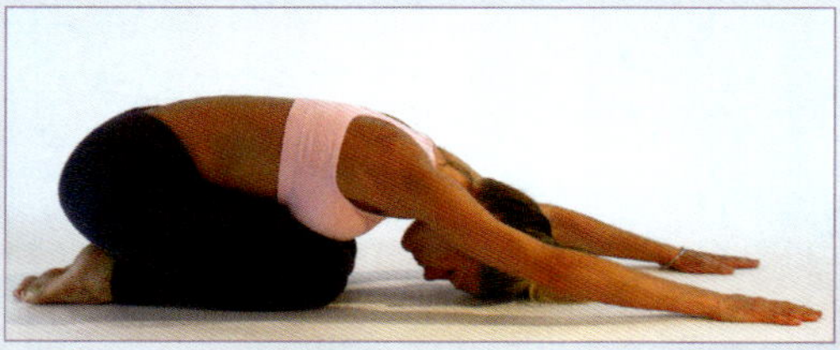

Streck dich so flach wie möglich nach vorn und entspann dich.

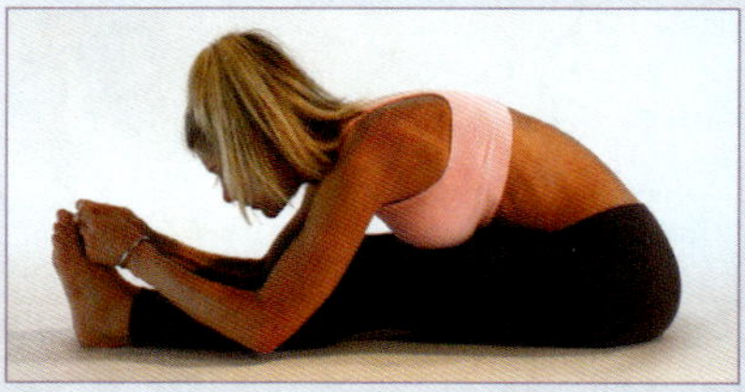

Streck deine Beine aus und berühre die Zehen mit den Händen; halte die Hüfte in aufrechter Position.

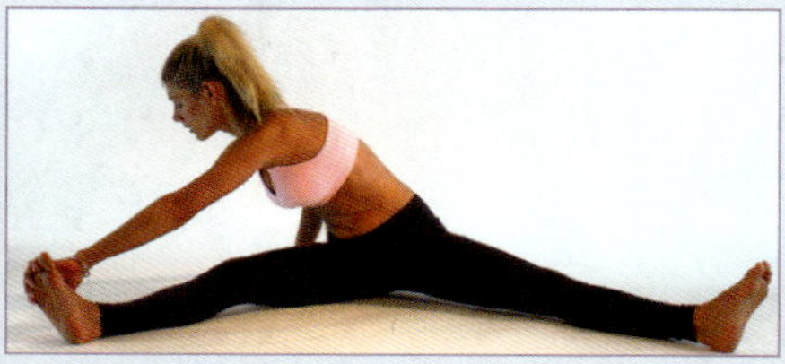

Streck deine Beine aus und berühre die Zehen mit der Hand; halte die Hüfte in aufrechter Position.

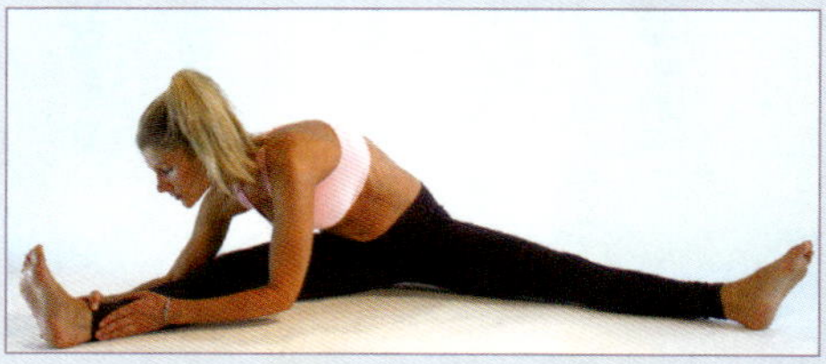

Beug dich beim Einatmen so weit wie möglich nach vorn.

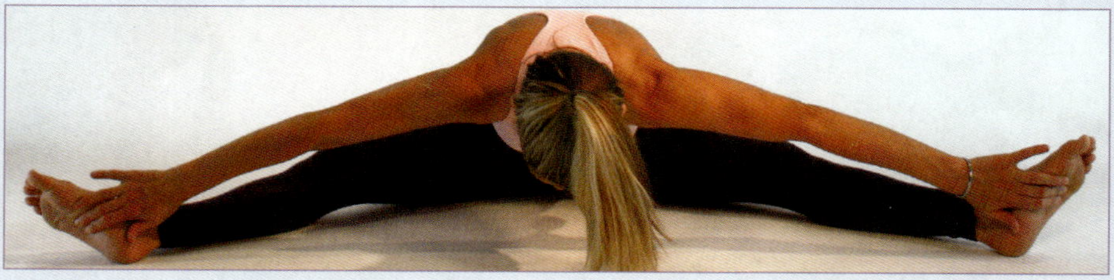

Atme ein und beug den Oberkörper so weit wie möglich nach vorn (jeder Zentimeter hilft).

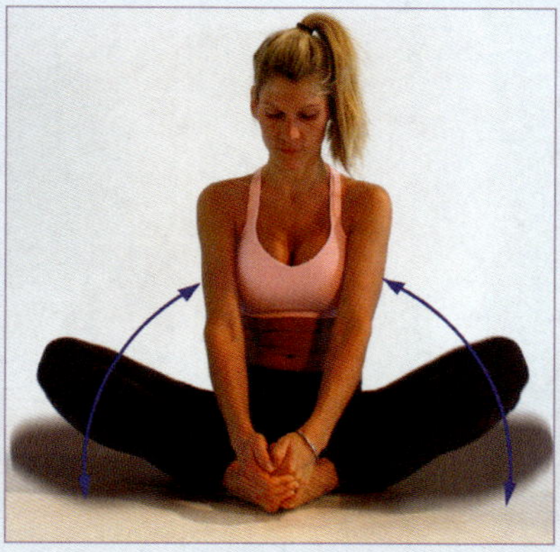

Versuche, mit den Kniegelenken den Boden zu berühren.

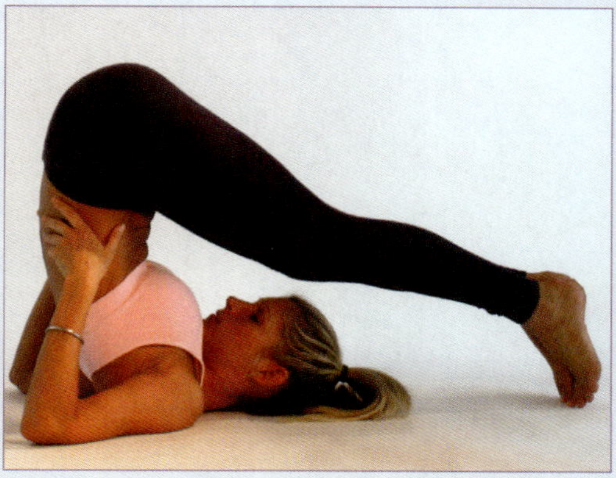

Versuche, mit ausgestreckten Beinen auf den Boden zu kommen.

TÄGLICHE ÜBUNGEN 3

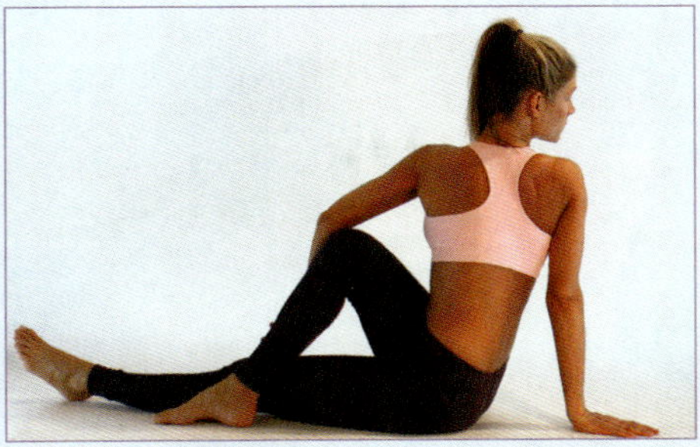

Schlag das rechte Bein über das ausgestreckte linke und dreh den Oberkörper nach rechts; verharre in dieser Position.

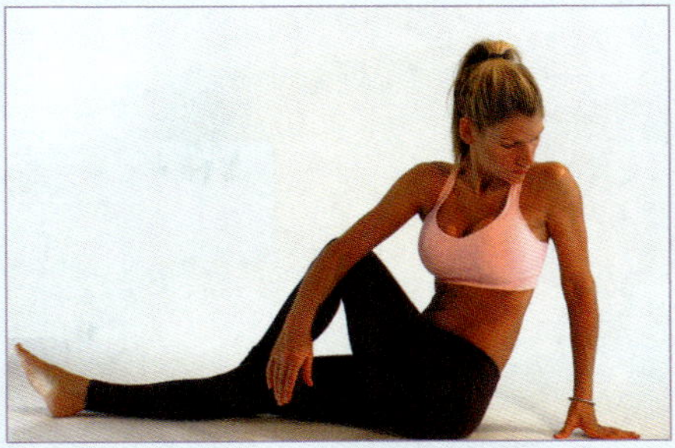

Seitenwechsel: Schlag das linke Bein über das ausgestreckte rechte und dreh den Oberkörper nach links; verharre in dieser Position.

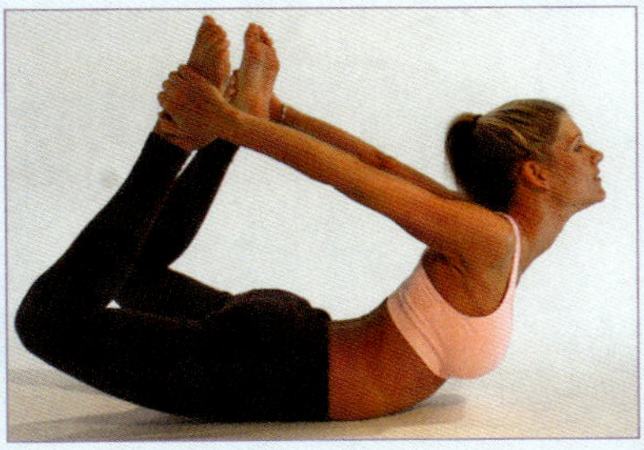

Ergreife mit den Händen deine Füße und zieh den Oberkörper hoch.

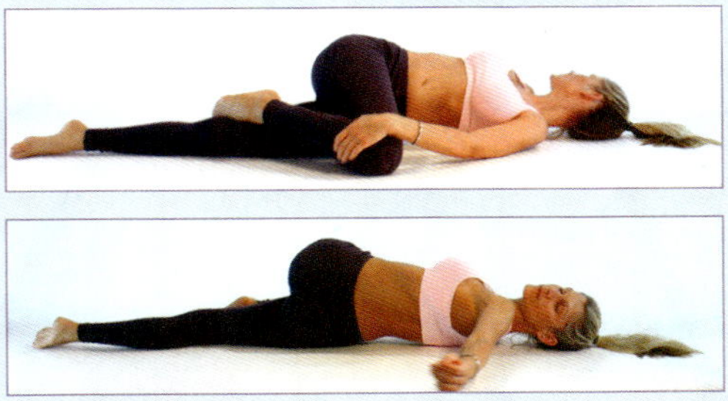

Berühre mit dem rechten Knie auf der linken Seite den Boden – die entgegengesetzte Schulter bleibt dabei unten; wechsle die Seite.

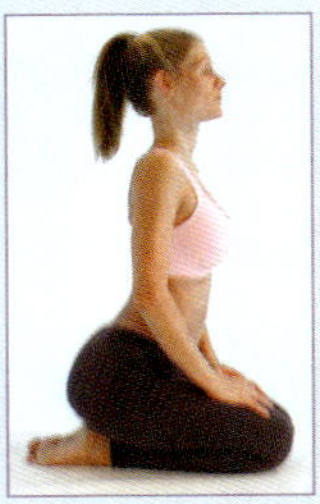

Atme ein und streck den Körper nach vorn.

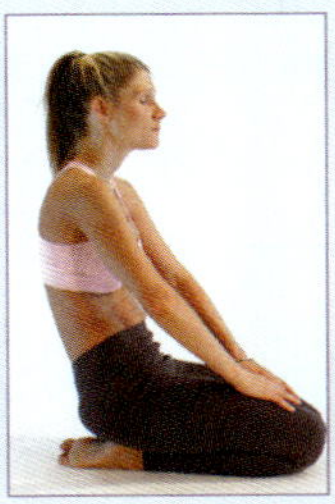

Atme aus und beug den Rücken; halte den Kopf dabei auf einer Höhe.

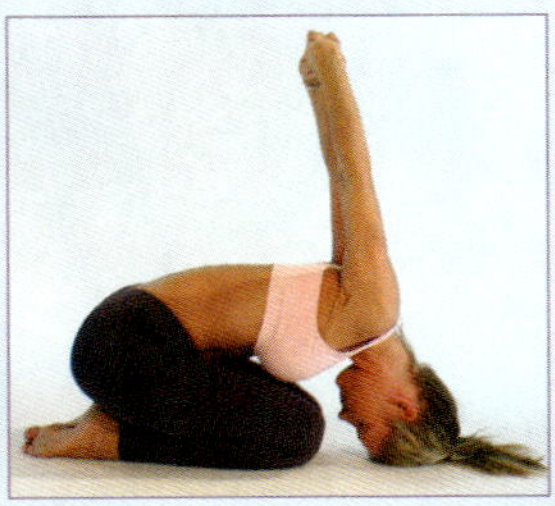

Verschränk die Hände, streck die Arme nach hinten und beug dich nach vorn.

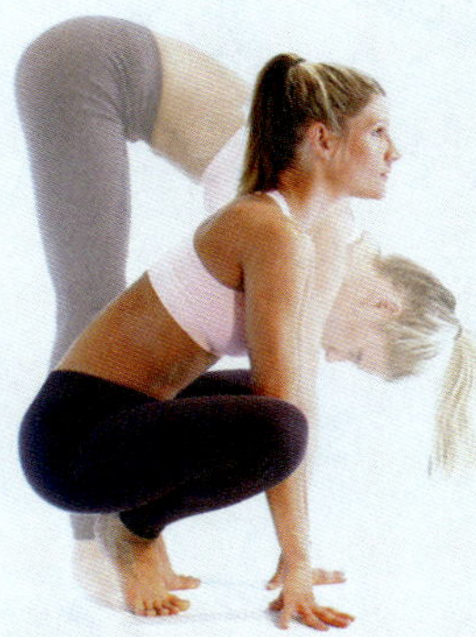

Versuche, den Boden nicht mit den Fersen zu berühren; atme ein, streck die Beine durch, hock dich hin und atme aus.

Diese einfachen Stretchübungen gehören zum Standard von jedem Fitnesstraining; mach sie jeden Tag – egal, zu welcher Uhrzeit!

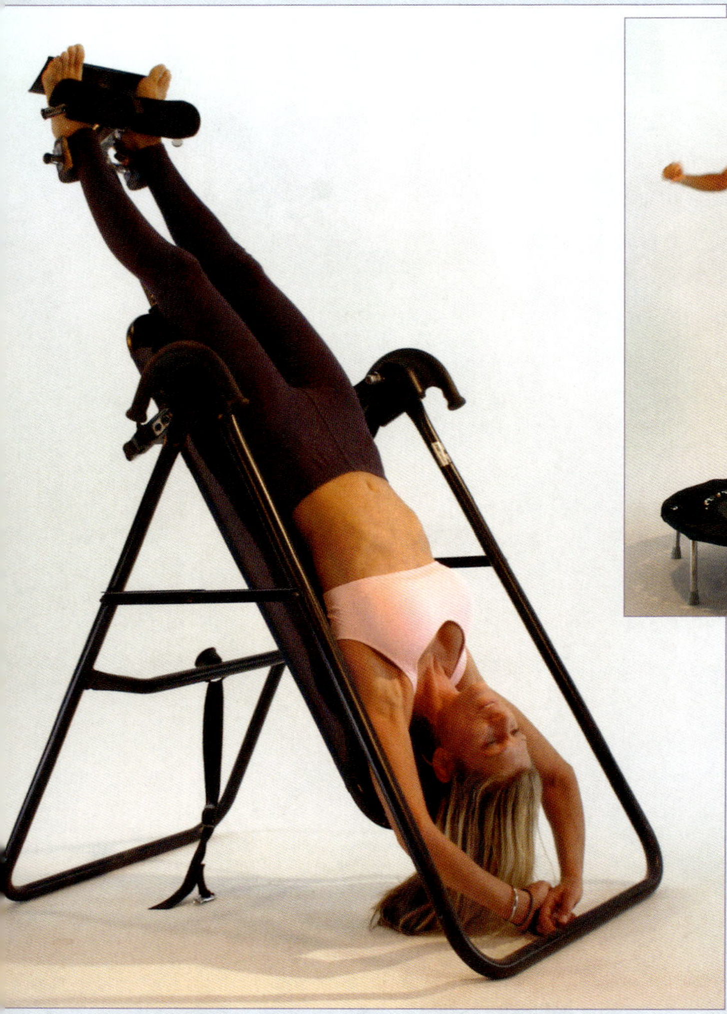

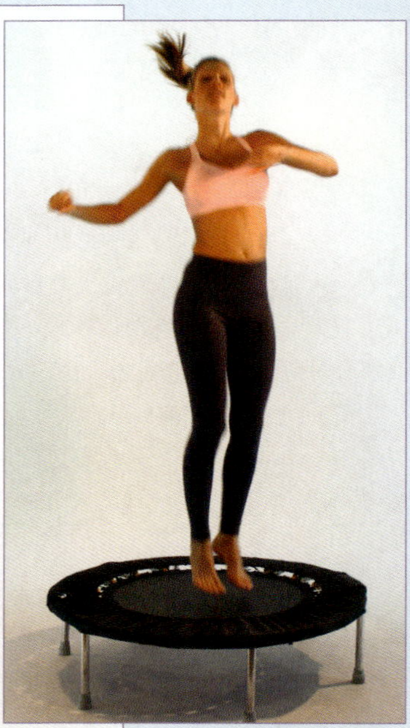

Minitrampolin
15 Minuten auf dem Trampolin sind wie 1 Stunde im Fitnessstudio

Inversionstisch

- wohltuend für die Wirbelsäule
- bringt den Lymphfluss in Schwung
- streckt den ganzen Körper
- lindert Schmerzen
- öffnet Blockaden
- verbessert die Blutzirkulation im Kopf
- gut für Gesicht, Haare und Gehirn

Dies sind zwei von den Geräten, die bei mir zuhause stehen. Ich benutze sie oft im Verlauf des Tages.

Gefühl, Geist und Seele

Auf emotionaler Ebene ist es das Wichtigste, mit sich selbst im Reinen zu sein.

Dein Körper ist nur ein Spiegel dessen, wie du dich in deinem Inneren fühlst. Unsere Gefühle beeinflussen unseren Körper, und unser Körper beeinflusst unsere Gefühle: Sie sind eins. Wenn du deine Gefühle unterdrückst, leidet dein Körper an Geschwüren, Kopfschmerzen, Krebs und so weiter.

Allein der Verzehr von Rohkost schützt dich noch nicht vor Krankheit. Rohkost ist nur die Bühne, aber die Show machen die Schauspieler, die du auf die Bühne schickst. Diese Schauspieler sind deine Gefühle.

Neue wissenschaftliche Studien belegen zweifelsfrei, dass unsere Gefühle mehr Macht besitzen, als wir uns vorstellen. Gefühle schaffen ganz konkret unsere Wirklichkeit. Wir befinden uns hier auf dem Feld der epigenetischen Medizin, gut nachzulesen in dem bereits erwähnten Buch Die neue Medizin des Bewusstseins von Dawson Church. Dieses Thema würde ein eigenes Buch füllen, aber ich werde versuchen, im Folgenden die wichtigsten Punkte zusammenzufassen.

Unsere Zellen sind wie kleine Soldaten, die auf Befehle warten. Sie sind bereit, für dich in die Schlacht zu ziehen und ihr Leben zu lassen, und zwar jede einzelne von ihnen. Du musst nur deine Befehle erteilen. Und das ist der Punkt, an dem du anfangen solltest, vorsichtig zu sein. Deinen Zellen fehlt nämlich jeglicher Sinn für Zwischentöne. Sie nehmen jede Äußerung für bare Münze. Wenn du also so etwas sagst wie: »Ich fühle mich wie ein Stück Scheiße und wäre am liebsten tot,« dann bekommst du – genau: Darmprobleme, du verwandelst dich in das erwähnte Stück Scheiße, deine Zellen beginnen zu altern und abzusterben. Wenn du an gebrochenem Herzen leidest, bekommst du Herzprobleme. Nicht wenige Menschen sind an gebrochenem Herzen gestorben. Wenn du das Gefühl hast, nicht begehrenswert zu sein, dann tut dein Körper alles, damit du wirklich nicht attraktiv aussiehst. Wenn du

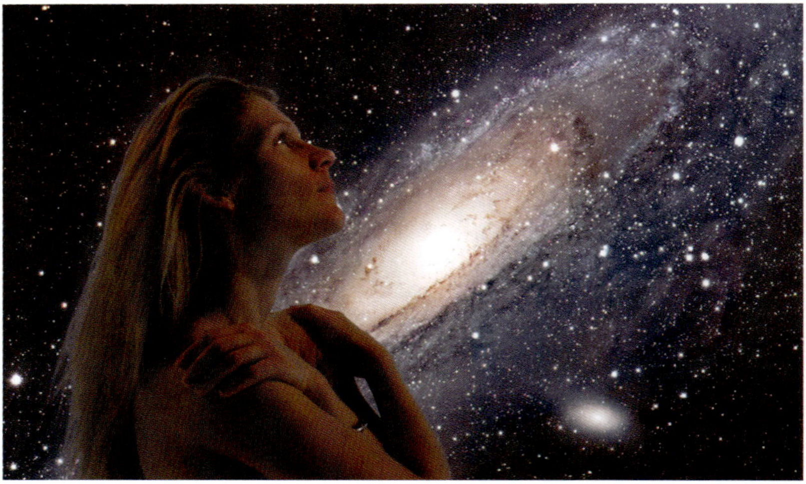

dich dagegen gut fühlst und mit deinem Leben glücklich und zufrieden bist, dann beginnt dein Körper auf wunderbare Weise und oftmals gegen jede logische Erklärung zu gesunden. Dieser Prozess läuft vollkommen spontan ab. Wissenschaftler konnten mit eigenen Augen beobachten, wie sich innerhalb von Sekunden die DNS von Testpersonen veränderte, die ihr Denken änderten. So wurde zum Beispiel eine Person mittels Blutzuckertest auf Diabetes untersucht. Der erste Test fiel negativ aus. Nachdem die seelische Verfassung der Person umgeschlagen war, wurde erneut ein Bluttest durchgeführt. Diesmal war der Befund positiv. Gedanken können unsere besten Heiler, aber auch unsere stärksten Widersacher sein.

Jeder Gedanke, jede Gefühlsregung, jede Handlung hat weitreichende Auswirkungen auf die Zellen unseres Körpers. Positive, hochgestimmte Gedanken können den Körper von Krankheit befreien. Negative, depressive Gedanken können ihn krank machen. Achte also auf das, was du sagst und hörst. Worte besitzen Macht. Meistens sprechen wir von Dingen, die den Körper unter Stress setzen und den pH-Wert von basisch nach sauer umschlagen lassen. Worte können unsere Art zu denken und zu fühlen verändern. Wissenschaftliche Untersuchungen haben gezeigt, dass die richtige Art zu denken und zu reden sogar Einfluss auf unsere DNS hat!

Achte auf das, was du dir im Fernsehen anschaust. Vor allem

negative Nachrichten wirken wie Gift für dein Auge und dein Gehirn. Wenn wir abstoßenden oder verstörenden Bildern, Geräuschen oder Gedanken ausgesetzt sind, reagiert unser Körper mit Übersäuerung. Streich alles aus deinem Leben, was dich irgendwie krank macht: ob es sich nun um negative Menschen, Gedanken, Lebensumstände, Bilder und Erinnerungen handelt oder um dein schlechtes Gewissen. Gönne deiner Seele ebenfalls einen groß angelegten Frühjahrsputz. Halte dich von allem fern, was dich deprimiert oder nicht deinem seelischen Wohlbefinden dient.

Der deutsche Arzt Leonard Coldwell, der mittlerweile in den USA lebt, hat mehr Menschen (über 35.000 Patienten, meist mit Krebs im Endstadium) geheilt als irgendjemand vor ihm, und das ohne Medikamente oder Operationen. Was war seine Methode? Er brachte seinen Patienten bei, wie sie Stress reduzieren und schädliche Denkgewohnheiten abstellen konnten.

Stress: Todesursache Nummer eins

So ziemlich jede Krankheit, die wir kennen, wird durch Stress negativ beeinflusst. Stress frisst dich buchstäblich auf. Frag dich selbst: »Was nagt an mir?« Welche Gefühle verbirgst oder unterdrückst du, die diese Säure produzieren, die deinen Körper zerfrisst? Du kannst sie nicht ewig mit dir herumtragen, sonst bringen sie dich um. Stell dich deinem Problem. Zieh einen Schlussstrich und verabschiede dich von ihm. Du musst dich von diesem »ätzenden« Problem, dieser »ätzenden« Beziehung freimachen. Wenn du deine Gefühle in dir verschlossen hältst und nicht herauslässt, fangen sie an in dir zu gären, und diese Energie braucht irgendein Ventil. Also richtet sie sich gegen deinen Körper und frisst ihn auf. Du musst Stress abbauen – Stress schädigt jede einzelne Körperzelle. Der Geist kann den pH-Wert des Körpers innerhalb weniger Sekunden von basisch nach sauer umschlagen lassen.

Alles, womit wir uns gedanklich beschäftigen, ziehen wir an. Hör auf, über negativen Gedanken zu brüten, über dem ständigen »Aber wenn …« und über Dingen, die du nicht weißt und nicht wissen kannst. Konzentriere dich stattdessen auf das, was gegenwärtig ist. Hör auf, dir darüber Sorgen zu machen, was alles passieren könnte, denn genau dadurch ziehst du ständig negative Erfahrungen an.

Lach einfach los. Sei ein bisschen plemplem. So sendest du deinen Zellen gute Schwingungen und setzt einen Heilungsprozess in Gang.

Und vergiss nicht zu lächeln. Wenn du den Menschen zulächelst, geschieht etwas Magisches. Du kannst förmlich spüren, wie die Energie sich ändert. Das Gefühl ist einfach überwältigend. Manche Menschen fangen sogar an zu weinen, weil sich die innere Spannung löst.

Lass dich nicht von negativen Erfahrungen unterkriegen. Sie gehören zum Leben. Das Universum kann nur im Gleichgewicht existieren. Dem Tag folgt die Nacht. Doch darauf kommt unweigerlich wieder ein Tag. Übe dich in Geduld und genieße die Reise.

Die Vergangenheit ist Schnee von gestern. Das, was du befürchtest, wird vielleicht nie eintreten. Also hör auf, deine Energie zu verschwenden. Wende dich dem zu, was hier und jetzt vor deiner Nase liegt, und lerne es zu schätzen. Fang an, andere glücklich zu machen. Leg dich dabei so richtig ins Zeug und dein Heilungsprozess wird einsetzen. Sei anderen und dir selbst gegenüber aufrichtig. Lass alle geistigen Spielchen. Um glücklich zu sein, müssen wir das, was ist, akzeptieren und damit ruhig und gelassen umgehen in dem Wissen, dass wir innerlich frei sind.

Sieh dir Menschen an, die nie krank sind. Sie sind immer optimistisch und unbeschwert. Sie lassen sich nicht unterkriegen, machen sich keine Sorgen und sehen in allem das Gute.

> Das Glück deines Lebens hängt von der Beschaffenheit deiner Gedanken ab.
> – MARC AUREL

Die Macht der Berührung

Alles im Universum ist Energie. Wir sind elektrisch geladene Wesen. Unser ganzer Körper – Nerven, Gehirn, Gedanken, Herz und so weiter – funktioniert mithilfe von Strom. Wenn wir mit einem Menschen Hautkontakt haben, findet auf vielen Ebenen eine Energieübertragung steht. Gewöhnlich ist der Effekt positiv und selbst eine kurze Berührung kann uns das Gefühl geben, dass wir wie eine Batterie aufgeladen werden. Eine sanfte Liebkosung hat unendliche Kraft. Sie lässt unseren Körper unter elektrischen Wellen erbeben. Berührung ist wichtig, lebenswichtig.

Versuchstiere, die keinen Körperkontakt zu anderen Tieren hatten, wurden krank und starben weit früher als Tiere mit Körperkontakt. Hast du Lust auf konzentrierte Heilenergie? Dann nimm jemand an der Hand und schau ihm fünf oder zehn Minuten lang in die Augen. Das ist eine so starke Erfahrung, dass du wahrscheinlich gar nicht so lange durchhalten wirst. Für die meisten ist das einfach zu viel Energie, mit der sie da umgehen müssen. Probier die Übung aus und mach sie einfach so lange, wie es dir angenehm ist.

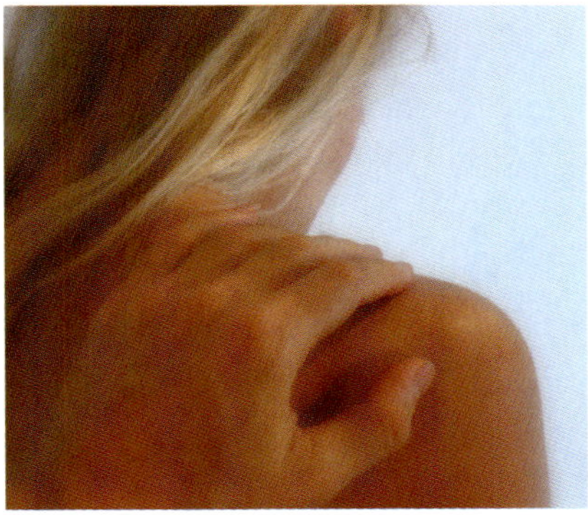

Wenn wir etwas mit einer liebevollen Einstellung berühren, sei es Mensch, Tier, Pflanze oder Ding, dann können wir spüren, dass sich ein Heilprozess vollzieht. Es bedarf keiner Worte, und doch findet Kommunikation statt – ein Geben und Nehmen von Liebe. Dieser Austausch kann sogar die DNS in unseren Zellen verändern und unserem Leben eine völlig neue Richtung geben.

Umarme die Menschen!

Die Kraft, die die Welt antreibt: Sex hält uns gesund

Sie ist die größte Heilenergie, die jedem lebenden Wesen auf diesem Planeten gegeben wurde. Sie ist ein wahres Gottesgeschenk und ein reines Wunder. Sie lässt sich nicht erzwingen und selbstverständlich ist sie schon gar nicht. Menschen, die sich viele Sorgen machen und nicht in der Gegenwart leben, erleben nie die fantastische Heilwirkung, die diese gigantische Energiequelle auf uns ausüben kann. Es ist durch zahlreiche Untersuchungen belegt, dass Menschen, die regelmäßig Sex haben, deutlich länger leben als jene ohne regelmäßigen Sex. Viermal Sex pro Woche steigert die Abwehrkraft unseres Immunsystems um 35 Prozent, während das Risiko, an Herz- oder Schlaganfall oder Prostatakrebs zu erkranken, um bis zu 50 Prozent reduziert wird. Beim Sex werden Hormone freigesetzt, die uns jünger machen. Endorphine lassen uns besser schlafen, Oxytocin lindert Schmerzen (Kopfschmerzen, Menstruationsbeschwerden und so weiter). Der Menstruationszyklus wird regelmäßiger. Sex macht uns gelenkiger, strafft Bauch und Po. Er ist der magische Kitt, der ein Paar auf energetischer Ebene enger verbindet und die Beziehung dauerhaft macht.

Natürlich nur, wenn beide Partner es gern tun, und wenn sie sich mögen und lieben. Sex sollte nicht selbstsüchtig sein, nichts, was man schnell macht, oder weil man das Gefühl hat, es tun zu müssen. Es gibt keinen triftigen Grund dafür, sich keine Zeit für Sex zu nehmen. Sei so spontan, wie es dir möglich ist. Wenn du Lust hast, zeig es. Es muss nicht jedes Mal ein Super-Orgasmus dabei herauskommen. Ihr zeigt euch einfach auf liebevolle und spielerische Art, dass ihr euch mögt und zu schätzen wisst. Es geht nicht darum, einen Orgasmus zu bekommen, außer ihr wollt es in diesem Augenblick. Sex ist ein wunderbarer Austausch von Energie, bei dem zwei Menschen spontan und ohne Worte übereinstimmen, die Welt für einen Augen-

> Liebe ist der Fluss des Lebens in der Welt.
>
> – HENRY WARD BEECHER

blick vergessen und sich ganz dem Kitzel von Liebe und Leidenschaft überlassen. Es gibt nichts Erregenderes, als begehrt zu werden. Von jemandem so stark begehrt zu werden, dass er an nichts anderes denken kann, als eins mit uns zu werden und uns seinen nackten, unverhüllten Körper darzubieten. Dieser Akt der Hingabe hat etwas tief Berührendes. Der andere schenkt uns das Einzige, was ihm auf dieser Welt wirklich gehört. Welche Auszeichnung das ist! Wenn sich zwei Menschen auf dieser Ebene vereinigen, erzeugen sie damit jedes Mal noch mehr Liebe. Darum sagt man ja auch »Liebe machen«.

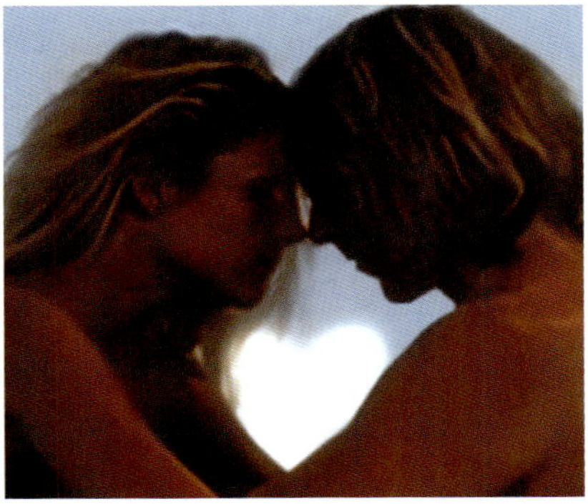

Dieses Thema ist so wichtig, dass ich mir vorgenommen habe, ein eigenes Buch darüber zu schreiben. Man möchte nicht glauben, wie viele Menschen keine Ahnung haben, welche Herrlichkeiten in ihrer Reichweite liegen. Viele gehen durchs Leben, ohne je erfahren zu haben, welches Glück möglich ist, und sterben einsam, traurig und unerfüllt. Welch ungeheure Verschwendung, einen menschlichen Körper zu besitzen und nie sein volles Potential erkannt zu haben.

Ich möchte an dieser Stelle mal ein paar Dinge klarstellen. Sex ist nichts Schmutziges. Sinnlichkeit ist eine der wunderbarsten göttlichen Energien, die wir hier auf dem Planeten Erde zur Verfügung haben. Alles dreht sich nur darum. Kriege wurden ihretwegen geführt, Zivilisationen stiegen auf und gingen wieder unter, weil sie diese Kraft missachtet oder nicht richtig verstanden haben.

Wenn du die Erleuchtung erlangst, erkennst du, dass alles von Sinnlichkeit erfüllt ist. Du erkennst wirklich, dass Gottes Hand in allem und überall am Wirken ist. Du bist so erfüllt von Leben, dass jeder Gedanke, jede Handlung dich in jedem Moment erregt. Nur die Stimme eines anderen zu hören wird zu einem Akt der Heilung, eine einfache Berührung zum Orgasmus.

Diese unglaubliche Kraft wurde uns aus einem bestimmten Grund mitgegeben. Da gibt es die Fraktion, die behauptet, dass Sex so etwas wie fehlgeleitete Energie ist, die in irgendetwas anderes verwandelt werden muss, wenn sich sexuelle Bedürfnisse melden. Falsch! Männer, die nicht regelmäßig ejakulieren, haben ein doppelt so hohes Risiko, an Prostatakrebs zu erkranken. Frauen bekommen Brustkrebs. Manche Menschen glauben auch, dass zu viel Sex sie irgendwie erschöpft. Doch das ist nur der Fall, wenn man aus den falschen Gründen Sex hat, denn das bedeutet eine Missachtung der Lebensenergie. Doch Sex mit der richtigen Motivation erhebt uns auf eine höhere Daseinsstufe. Sex ist der konkrete Ausdruck des in Gott verherrlichten Lebens und der Liebe. Wer seine Sexualität unterdrückt, schneidet sich auch von Lebenskraft, Gesundheit, Geld und Glück ab. Energie muss fließen. Je mehr wir geben, umso mehr empfangen wir auch. Was wir nicht am Leben erhalten, verlieren wir. Es ist vergleichbar mit einem Muskel, der regelmäßig trainiert werden muss. Männer, die nicht regelmäßig ejakulieren, verlieren ihre Prostata an den Krebs. Die weiblichen Fortpflanzungsorgane verkümmern und verkommen, wenn sie nicht benutzt werden. Unsere Hormone halten uns jung, gesund und glücklich und sorgen dafür, dass unsere Haut glatt ist. Sexuelle Energie ist kein Irrläufer, den man irgendwohin umleiten und transformieren muss. Wir können Gottes größtes Geschenk nicht ablehnen oder umtauschen. Das wäre eine große Beleidigung.

Gott macht keinen Fehler.

Unsere Sexualenergie ist ein Geschenk Gottes.

Wir sollten sie dazu nutzen, das Leben zu feiern. Sie dient nicht nur dazu, Nachwuchs zu zeugen. Sie ist reine Lebensenergie, die Kraft, die alles erschafft. Diese Kraft, Leben zu schaffen, macht sie auch zur machtvollen Heilenergie. Wenn wir von ihr rechten Gebrauch machen, dann führt sie uns zu neuen Gipfeln und gibt uns die Macht, erstaunliche Dinge zu schaffen, von denen wir nicht einmal zu träumen gewagt hätten. Sie bringt innere Blockaden zum Schmelzen und lässt Gottes Energie wie einen gewaltigen Wasserfall durch uns fließen.

Missbrauchen wir diese Kraft, wird unser Leben leer und bedeutungslos. Nichts betrübt Gott mehr als die Missachtung seiner größten Gabe durch jene, die nicht begreifen, was ihnen damit gegeben wurde. In Wirklichkeit ist diese Kraft eine direkte Verbindung zu Gott. Wenn zwei Menschen sich so sehr lieben, dass sie sich vollständig und ohne Einschränkung dem anderen hingeben, wenn ihre Seelen und Körper verschmelzen, hören sie einen Moment lang auf, als individuelles Ich zu existieren. Im Augenblick des Orgasmus, wenn sie alles loslassen (»Orgasmus« bedeutet »kleiner Tod«), findet eine wirkliche Vereinigung statt. Es ist ein herrlicher Lichtstrahl purer Liebe und in diesem wunderbaren Moment erfahren wir die Anwesenheit Gottes. Strahlend helles Licht durchflutet als vollkommene, reine und göttliche Heilenergie unseren Körper und heilt alles, was es berührt. Da die Körper der Liebenden vereinigt sind, verschmelzen sie auch energetisch miteinander, und diese Verbindung bleibt bestehen, auch wenn sich die Körper wieder voneinander lösen. Je mehr diese zwei Menschen im »Hier und Jetzt« sind, desto stärker ist die Heilwirkung und desto länger hält sie an. Wenn du wahre Heilenergie erfahren willst, verliebe dich über beide Ohren und genieße jeden Moment des Zusammenseins mit jeder Faser deines Herzens und – entschuldige die Ausdrucksweise – scheiß auf den Rest der Welt. Das Einzige, was wirklich zählt, ist der Mensch, den du hier und jetzt im Arm hältst. Mach dich nicht zum Sklaven der Uhr oder des Geldes oder der Routine. Diese Welt und all ihre Pflichten sind vergänglich. Die Liebe, die du mit jemandem teilst, ist ewig. Das Auge Gottes ruht auf euch. Feiert einander ganz und ohne Einschränkung. Fangt jetzt an, gesund zu werden!

> Ich wusste nie, wie ich beten sollte, bis ich verstanden habe, wie man liebt.
>
> – HENRY WARD BEECHER

Zeit und Raum für dich

Wir brauchen einen Partner, der uns liebt und uns zur Seite steht, doch wir brauchen auch jeden Tag etwas Zeit für uns und einen Ort, an dem wir allein und ungestört sein können. Wo niemand uns hören oder sehen kann. Wo wir unseren Gedanken zuhören und eine Bestandsaufnahme unseres Lebens machen können. Ein ruhiges Fleckchen, wo niemand uns stört und wir über das Leben nachdenken können. Einen Ort und eine Zeit, um die Seele baumeln zu lassen. Das könnte zum Beispiel dann sein, wenn alle anderen außer Haus sind. Oder wenn du allein im Auto sitzt. Oder auf einer Parkbank und die Menschen beobachtest. Oder wenn du gerade eine gute Zeit hast und irgendwo am Strand liegst. Manchmal können wir auch nur am stillen Örtchen einen Moment für uns allein sein. Oder unter der Dusche. Diese Augenblicke sind Balsam für die Seele. Sie geben unserer inneren Stimme wieder Raum, die endlich mal als Einzige reden darf.

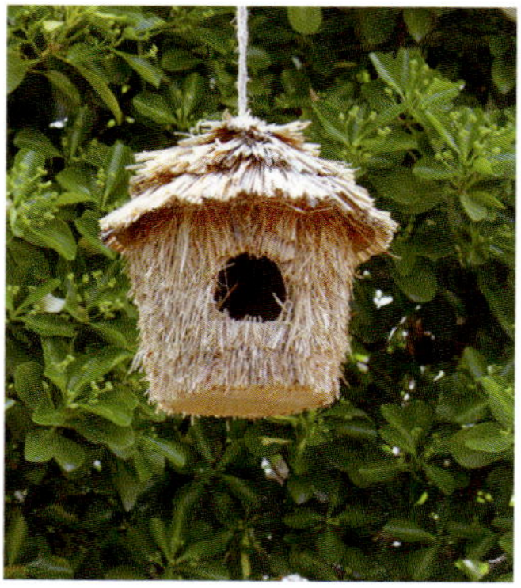

Oft entsteht Stress einfach dadurch, dass wir keine Gelegenheit haben, auf unsere innere Stimme und unsere Gefühle zu hören oder mit ihnen Zwiesprache zu halten. Manchmal ist das Leben so chaotisch und wir sind so von anderen Menschen abgelenkt, dass wir gar nicht mehr wissen, wie wir selbst über eine Sache denken. Das frustriert unsere innere Stimme. Sie möchte gehört und mit Aufmerksamkeit bedacht werden. Wir können nicht verlangen, dass andere sie respektieren, aber wir können ihr unsere persönliche Aufmerksamkeit schenken. Das ist ein bisschen wie mit unserem Hund, der den ganzen Tag darauf gewartet hat, dass wir nach Hause kommen und uns um ihn kümmern. Unser inneres Sein will anerkannt und gehätschelt werden. Das gehört dazu, um ganz und heil zu werden oder zu bleiben. Vernachlässige diesen Teil deiner selbst nicht.

Energiearbeit: Finde deine innere Schwingung!

Letztlich besteht alles aus reiner Energie. Harmonisch schwingende Energie fördert das Leben, »dissonante« Energie kann zerstörerisch wirken. Wenn du sanfte klassische Musik hörst, dann hat dies eine heilende und lindernde Wirkung, während unharmonische, verstörende Klänge (dazu gehören zum Beispiel auch schlechte Nachrichten) dich krankmachen können. Du kennst doch sicher das laute Quietschen von LKW-Bremsen? Stell dir vor, du bist diesem Geräusch ein oder zwei Stunden lang ununterbrochen ausgesetzt – danach ginge es dir vermutlich nicht wirklich gut. Ähnlich verhält es sich mit Partnern, Freunden oder Familienangehörigen, die die ganze Zeit nur herumnörgeln. Du kannst richtig spüren, wie sie dir Energie aussaugen. Und dann gibt es auf der anderen Seite wunderschöne, inspirierende Lieder, die dich aufbauen und dir das Gefühl geben, einfach alles hinzukriegen. Immer ist Energie im Spiel, alles ist Energie. Energie kann heilen und zerstören. Deine Aufgabe ist es, dich mit den heilenden Energien – also mit den Schwingungen, die dir ein gutes Gefühl geben – zu synchronisieren. Jeder Mensch strahlt bestimmte Schwingungen aus. In Gegenwart bestimmter Menschen fühlst du dich wohl, ohne dass sie ein Wort sagen, während andere dir Energie abziehen. Gegenstände, Orte, Klänge, Licht und Gerüche können dieselbe Wirkung haben. Hör nur Musik, die dich inspiriert und aufbaut. Dein Gefühl sagt dir, ob die entsprechende Musik auf deiner Wellenlänge liegt oder nicht. Wenn sie dir Energie gibt, dann ist es definitiv deine Schwingungsebene. Wirst du dagegen vom Zuhören müde, fühlst dich ausgelaugt oder gereizt, solltest du eine andere Musik wählen. Ein wichtiger Hinweis: Manche Menschen passen vom Schwingungsniveau gut zu uns, sind aber im Moment vielleicht nicht so gut drauf – sortiere sie deshalb nicht gleich aus. Achte darauf, ob du dich in ihrer Gegenwart wohlfühlst, auch wenn sie viele negative Dinge sagen. Das ist eine gute Gelegenheit für euch beide, euch gegenseitig zu heilen. Strahlt einfach Liebe aus.

Die besten Schwingungsmesser für deine Energie sind dein Herz und dein Geist. Nutze sie weise. Deine Gedanken und Gefühle senden Schwingungen aus, die deine Körperzellen entweder heilen oder schädigen können. Wie ich bereits weiter oben erwähnt habe, besteht Heilung nicht nur darin, was wir dem Körper zuführen, sondern auch und in erster Linie, was wir loslassen und entsorgen. Auf energetischer Ebene gilt das Gleiche. So wie schädliche Nahrung zum Teil deiner Zellstruktur wird und sich für Jahrzehnte in deinem Darm festsetzen kann, häufen wir im Lauf der Jahre alle möglichen Formen schlechter Energie an und schleppen sie mit uns herum, obwohl sie eigentlich in die Tonne gehören. Das können Beleidigungen sein, die uns vor 20 Jahren mal an den Kopf geworfen wurden und uns bis heute ärgern. Solche Dinge fressen dich auf. Entsorge diesen ganzen Müll!

DIE SCHREI-UND-SCHÜTTEL-THERAPIE

Wenn du allein und ungestört bist (der Raum für dich allein, von dem ich vorher gesprochen habe), dann lass es mal so richtig krachen. Schrei dir die Lunge aus dem Leib, spring durchs Zimmer, hämmere gegen die Wände, zapple, als säßest du auf dem elektrischen Stuhl. Schrei so laut es geht. Lass alles raus! Du musst diese schlechte Energie aus dir hinausbefördern. Babys und Kinder machen das instinktiv, ein paar Minuten später geht es ihnen wieder bestens. Wir sollten von ihnen lernen. Lass all die schlechte Energie raus.

Sing, wenn du unter der Dusche stehst. Viele Menschen tun dies ganz spontan, und das hat seinen Grund: Sie versuchen, ihre »Wellenlänge« zu finden. Viele Kulturen verwenden bewusst die Technik des Chantens. Sing einen bestimmten Ton und geh damit die Tonleiter rauf und runter, bis du die Tonhöhe gefunden hast, die sich für dich richtig anfühlt. Halte diesen Ton und lass ihn laut strömen. Fühle, wie er im ganzen Körper schwingt. AAAAAAAAA. OOOOOOOOM. Dieser Ton versetzt alle Zellen deines Körpers in Schwingung und zwar mit genau der Heilfrequenz, die du in diesem Moment brauchst. Diese Technik hat mir geholfen, wenn alles andere keine Wirkung mehr hatte. Sie war immer mein letztes Mittel, und es hat geholfen. Wenn dich ein unerlöster seelischer Schmerz oder eine Enttäuschung quält, dann schrei und chante. Es wird dich heilen.

Schlaf

Schlaf ist vor allem eines: eine Zeit der Heilung. Das Tolle dabei ist: Du musst überhaupt nichts tun, dich nur hinlegen und Augen zumachen! In dieser Zeit geschehen Wunder. Nun übernehmen die Heinzelmännchen und bringen alles wieder in Ordnung: Körper, Geist und Seele. Du musst nur die richtigen Rahmenbedingungen schaffen. Schlaf ist die unabdingbare Voraussetzung für wahre Gesundheit, Langlebigkeit, Glück und Wohlergehen.

Nach der Ernährung ist Schlaf das körperliche Bedürfnis, mit dem der größte Missbrauch getrieben wird und das man keiner weiteren Beachtung für wert hält. Doch wenn deine Batterien sich nicht immer wieder ordentlich aufladen können, begehst du Raubbau an dir selbst. Du wirst krank und alterst schneller. Du kannst das nicht ausgleichen, indem du morgens einfach länger schläfst. So funktioniert das nun mal nicht. Dein Körper hat natürliche Rhythmen, die mit der Erde, dem Sonnenlicht und so weiter korrespondieren. Wenn du mit diesen Rhythmen nicht im Einklang bist, wirst du nicht lange über das Antlitz dieser Erde wandeln. Wir sollten etwa acht Stunden täglich schlafen. Zwischen 22 Uhr und 2 Uhr schüttet unser Körper Heilhormone aus, und damit diese ihre Wirkung entfalten können, müssen wir schlafen. Gesunde Menschen schlafen gewöhnlich von zehn Uhr abends bis sechs Uhr früh.

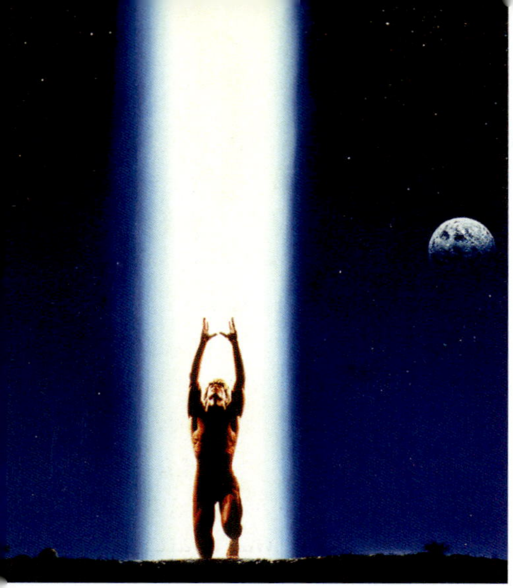

Spiritualität, Glaube und Gebet

Ganz gleich, wer du bist und welcher Rasse, Religion und Kultur du angehörst – und selbst dann, wenn du nicht religiös bist – weißt du doch in deinem tiefsten Innern, dass du Teil einer universellen Wahrheit bist, die alle und alles verbindet. Unser Leben scheint nur ein Spiel des Zufalls zu sein, doch in Wirklichkeit weißt du, dass es höhere Bewusstseinsebenen gibt als unsere. Oft hat man den Eindruck, dass Tiere und Pflanzen schlauer sind als der Mensch. Wir wissen, dass Liebe besser ist als Hass. Wir wissen, dass Mut besser ist als Furcht. Wir weinen, wenn ein Mensch oder ein Tier selbstlose Liebe zeigt und sich für andere aufopfert. Solche Erlebnisse erfüllen uns mit der Hoffnung, dass es Seinsebenen gibt, die höher stehen als alles, was wir kennen. Viele Menschen kehrten unmittelbar nachdem sie gestorben waren, ins Leben zurück, um uns von diesen Dinge zu berichten. Jeden Tag erleben wir Wunder. Und doch sind wir Tag für Tag auch mit Herausforderungen und Problemen konfrontiert, die unseren Glauben und unser Vertrauen auf eine harte Probe stellen.

Wenn wir mit Sicherheit wüssten, dass Gott existiert, dann gäbe es auch keine Herausforderungen für uns, an denen wir wachsen, oder? Wir würden nichts dazulernen und uns nicht weiterentwickeln, weil keine Notwendigkeit dazu bestünde. Wenn wir mit Schwierigkeiten konfrontiert werden, erfahren wir eine Menge über uns selbst. Je mehr solche »Tests« wir bestehen, desto mehr Vertrauen entwickeln wir und desto eher erkennen wir die unendliche Intelligenz, die hinter diesem erstaunlichen Spiel steht, dessen Teil wir sind. Dies ist die Schule des Lebens und als Abschluss winkt uns das ewige Sein. Je mehr Erfahrung wir gewinnen, desto größer wird unser innerer Friede, weil wir wissen, dass all dies nur Prüfungen sind. Es liegt nur an uns, ob wir im Unterricht aufpassen oder nicht, ob wir unsere Lehrer respektieren oder nicht. Wenn wir nur faul herumhängen oder rebellieren (und nicht aufpassen), müssen wir jede Klasse wiederholen. Ist dir vielleicht schon mal aufgefallen, dass die klügsten Kinder in der Schule immer auch die ruhigsten waren, während die Coolen nur scheinbar einen Haufen Spaß hatten? Doch bei genauerer Betrachtung waren sie auch diejenigen, die im Innersten am stärksten von Unruhe und Angst getrieben wurden und ständig irgendwelche Kicks brauchten, um »gut drauf« zu sein und durchzuhalten. Frag dich doch mal, was später aus ihnen geworden ist. Spaß ist wichtig, doch sollte er aus echter Freude an der Sache kommen, nicht von irgendwelchen künstlichen Stimulanzen verursacht werden.

Wenn wir keine Angst mehr vor dem Leben haben, können wir jede Kleinigkeit, die uns begegnet, wahrhaft schätzen: den Klang einer Stimme, das Leuchten in den Augen anderer Menschen, die sanfte Liebkosung des Windes und die Berührung einer Hand. Wenn wir alle Schutzschilde fallen lassen und die Welt mit Ehrfurcht und Bescheidenheit betrachten, beginnen wir den großen Plan zu erkennen und wissen intuitiv, dass alles sich gleicht und dieselbe Sprache spricht. Wir erkennen, dass es einen tiefen Strom der Liebe gibt, der alles miteinander verbindet. So wie wir wissen, dass es Radio- und Satellitenwellen gibt, die die Atmosphäre durchziehen, wissen wir, dass da draußen höhere Frequenzen von Bewusstsein und Verstehen existieren. Nenne es, wie du willst, doch »Gott« ist kein schlechter Name dafür.

DIE LEISE STIMME IN DIR

Schließ deine Augen, entspann dich und vergiss für einen Augenblick alle Sorgen. Lass deine Gedanken, deine Ängste und Hoffnungen, lass das endlose Geplapper in deinem Kopf los. Schweige. Hör nur zu. In dir gibt es eine leise Stimme, die zu dir spricht. Es hat sie immer gegeben. Oft hast du ihr nicht zuhören wollen, weil sie dir Dinge gesagt hat, die du nicht hören wolltest. Sie hat dich aufgefordert, Dinge zu tun, die neu, beängstigend oder unbequem waren. Sie hat dich gebeten, aus deiner behaglichen Ecke zu kommen oder deinen gesamten Besitz zu riskieren. Sie hat dein Vertrauen auf die Probe gestellt. Oft wusstest du, dass sie dir genau das Richtige geraten hat, und hast trotzdem nicht auf sie gehört. Du hast alle deine Freunde und deine ganze Familie um Rat gefragt, doch dieser Stimme in dir hast du nicht vertraut. Manchmal blieb dir allerdings keine Wahl. Und doch hat sie dich nie verlassen. Egal, was die Stimme dir sagte, du bist immer nur stur deinem Kopf gefolgt. Du wolltest es einfach bequem haben. Die Jahre sind ins Land gezogen, du bist krank geworden und hast dir auch seelisch einige Schrammen zugezogen. Am Ende standest du ratlos da. Doch die leise Stimme hat dir nur noch mehr gute Ratschläge zugeflüstert.

Warum kämpfst du gegen deine innere Stimme? Wovor hast du Angst? Dass dein Leben keinen Spaß mehr macht, wenn du tust, was sie sagt? Dass du alles verlierst? Doch was wäre, wenn du tatsächlich alles verlieren würdest, dafür aber Dinge erhieltest, die weit besser sind als alles, was du zuvor hattest? Es gibt nur einen Weg, dies herauszufinden: Versuch es! Das nennt man Vertrauen. Probier's ruhig mal damit. Tu alles, was sich richtig anfühlt, und lass alles, was sich verkehrt anfühlt, wie stark die Verlockung auch sein mag. Nichts anderes sagen die Religionen dieser Welt. Lass dich nicht von deinem Verstand leiten, sondern von deinem Herzen. Lausche der leisen Stimme in deinem Herzen. Dein Verstand ist nur eine Ansammlung von Geplapper und Unfug, den dir andere erzählt haben. Damit kannst du nur eine erstklassige Bruchlandung hinlegen. Dein Herz jedoch folgt einer viel höheren Weisheit. Tiere verstehen keine Sprache und sind nie zur Schule gegangen. Dennoch kommen sie mit dem Leben besser zurecht als wir.

Ich rate dir, jeden Tag einige Augenblicke lang innezuhalten. Schließ die Augen und lausche. Wenn du dich ratlos, traurig, einsam oder erschöpft fühlst, dann bitte um Hilfe. Sei aufrichtig. Lass deine Schutzschilde unten. Wenn dir zum Weinen ist, lass deinen Tränen freien Lauf. Ruf um Hilfe. Lass es raus, lass alles raus.

Sei still. Lausche. Wisse, dass dich jemand hört. Es sind Kräfte am Werk, die dein Fassungsvermögen übersteigen.

Sei in allem aufrichtig und liebevoll. Da alles, was du aussendest, stets zu dir zurückkehrt, wirst du Aufrichtigkeit und Liebe empfangen. Das ist das Gesetz, nach dem das Universum tickt. Vielleicht kehren die Dinge nicht in der Gestalt zurück, die du erwartest, aber übe dich in Geduld. Schon bald wirst du den Grund dafür verstehen.

Wenn du betest, schließ in dein Gebet auch gleich den Dank für das ein, was du empfangen wirst. Aufrichtiger Dank ist gewöhnlich die einzige Gegenleistung, die von uns gefordert wird.

Sei für alles dankbar. Auch wenn du die tiefere Bedeutung dessen, was dir widerfährt, nicht verstehst – sei dennoch dankbar. Das Geschenk trägt eine Verkleidung. Warte ab und schau, was daraus wird.

Es gibt nur Liebe oder Furcht. Doch Liebe ist das Einzige, was von Dauer ist. Behalte das stets im Gedächtnis. Lebe ein Leben furchtloser Liebe und sieh, wie sich deine gesamten Lebensumstände vor deinen Augen verwandeln.

Fang jetzt damit an.

> Erwähle dir einen Gedanken. Mach diesen Gedanken zu deinem Lebensinhalt. Denk ständig daran, träume davon, gründe dein ganzes Leben darauf. Lass diesen Gedanken dein Gehirn, deine Muskeln, deine Nerven, jeden Teil deines Körpers durchdringen. Sei ganz erfüllt davon und lass jeden anderen Gedanken fallen.
> Das ist der Weg zum Erfolg.
> Das ist der Pfad, der Erleuchtete hervorbringt.
>
> – SWAMI VIVEKANANDA

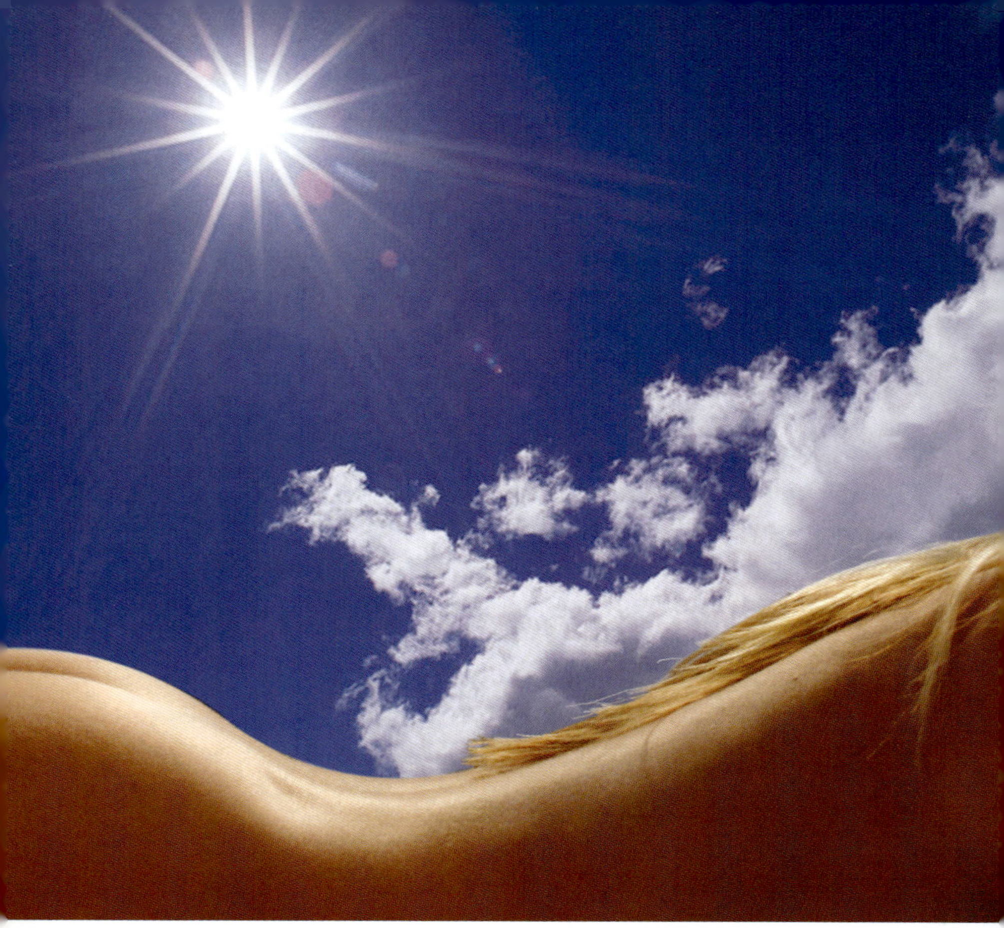

Sonnenlicht: Solarenergie für unseren Körper

Es werde Licht! Das Licht der Sonne ist ein weiteres himmlisches Heilungsgeschenk, das in unserer Zeit gründlich missverstanden wird. Nein, Sonnenlicht verursacht keinen Krebs. Menschen, die an Hautkrebs erkranken, waren bereits vorher krank, so einfach liegen die Dinge. Afrikaner bekommen keinen Hautkrebs, das hat aber nichts mit ihrer schwarzen Hautfarbe zu tun. Dunkelhäutige US-Amerikaner haben die höchste Hautkrebsrate – woran liegt das? An der Ernährung und an der Lebensweise. Lass dir von niemandem weismachen, der Sonnenschein trage die Schuld am malignen Melanom. Was für ein Unsinn, das genaue Gegenteil trifft zu. Sämtliche Studien belegen, dass das Hautkrebsrisiko mit vermehrter Sonnenbestrahlung abnimmt. In den Regionen Australiens mit der höchsten Sonneneinstrahlung ist die Hautkrebsrate von Rettungsschwimmern niedriger als die von Büroangestellten. Genau: mehr Sonne, weniger Krebs. Wieso erkranken aber dann Menschen an Hautkrebs, wenn sie an die Sonne gehen? Weil sie voll von Giftstoffen sind. Sie ernähren sich falsch, rauchen, trinken und stopfen sich mit allem möglichen Junkfood voll. Ihre Leber ist verstopft und funktioniert nicht mehr richtig. Ihre Nieren sind so mit Giften belastet, dass das Blut diese Giftstoffe über die Haut nach draußen schaffen muss. Dabei werden sie von der Sonne in die Hautzellen »eingebacken« und lösen Hautkrebs aus.

Viele Menschen in der so genannten dritten Welt sind den ganzen Tag an der Sonne und verwenden keine Sonnenschutzlotion. Um es noch einmal zu wiederholen: Das Ganze hat nichts mit der Hautfarbe zu tun, denn die höchste Hautkrebsrate in der modernen Welt finden wir bei dunkelhäutigen Menschen. Es ist die moderne Lebensweise und Ernährung, die sie umbringt. Sonnenschutzmittel gehören zum Giftigsten überhaupt, was du dir auf die Haut schmieren kannst! Sie verursachen mehr Hautkrebs als sonst irgendwas. Lies nur mal, was auf dem Etikett steht. Diese Chemikalien brennst du dir regelrecht in deine Hautzellen ein! Hautkrebs gefällig? Dann schmier dich mit diesem Zeug ein.

Gott macht keine Fehler. Wir sind für das Sonnenlicht geschaffen. Menschen, die zu wenig an der Sonne sind, haben alle möglichen physischen, emotionalen und mentalen Probleme. Ihre Knochen werden weich (rachitisch), sie bekommen Depressionen. (Die Länder mit der niedrigsten Sonneneinstrahlung haben die höchste Selbstmordrate.) Ihr Hormonspiegel und ihre Abwehrkräfte sinken, und sie werden krank.

Andererseits beobachten wir, dass Menschen, die in die Sonne gehen,

- mehr Energie haben, sich wohler fühlen und glücklicher sind;
- eine bessere Immunabwehr haben und seltener krank werden;

- stärkere und dichtere Knochen haben;
- kräftigere Muskeln besitzen;
- über ein besseres Blutbild verfügen;
- nervlich ruhiger sind;
- bessere Eisenwerte und eine gesunde Hautfarbe aufweisen.

Zur Wirkung des Sonnenlichts ist außerdem anzumerken, dass

- die US-Bundesstaaten mit der geringsten Sonneneinstrahlung die höchste Hautkrebsrate haben;
- es das Risiko für Brustkrebs um bis zu 40 Prozent und das Risiko für Eierstockkrebs um bis zu 80 Prozent senken kann;
- die meisten Schimmel- und Hefesporen durch den Kontakt mit Sonnenlicht abgetötet werden;
- es den Hormonhaushalt normalisiert und den Sexualtrieb sowie die Fruchtbarkeit steigert;
- es die Bildung von Vitamin D anregt, welches die Mineralisierung der Knochen verbessert.

Um die Haut vor Austrocknung zu schützen, solltest du Kokosöl, MSM-Creme oder einfach nur Olivenöl verwenden. Schmier dir nichts auf die Haut, was du nicht auch essen würdest. Wirkstoffe gelangen durch die Haut sehr schnell ins Blut, sie sickern einfach durch. (Siehe Nikotinpflaster.) Lass also die Finger von giftigen Sonnenlotionen!

Du brauchst Sonne, um gesund zu sein, aber du musst gesund sein, um viel Sonne vertragen zu können. Ich würde dir daher raten, deine Haut mit Jojobaöl einzucremen und täglich 20 Minuten in die Sonne zu gehen, während du gleichzeitig auf gesunde Ernährung umstellst und deinen Körper entgiftest.

NATÜRLICHER SONNENSCHUTZ

Die Natur ist wunderbar eingerichtet. So genannte »primitive« Völker und Tiere verwenden keine Sonnencreme und erkranken dennoch nicht an Hautkrebs. Was ist ihr Geheimnis? Sie beziehen ihren Sonnenschutz aus der Nahrung. Und wovon ernähren sie sich? Trommelwirbel bitte! Von chlorophyllhaltigen grünen Blättern. Warum verschmoren und verwelken die Pflanzen mit ihren empfindlichen Blättern nicht in der Sonne? Es liegt am Chlorophyll. Dieses grüne Wundermittel, das die Pflanzen schützt, schützt auch uns, sobald wir es aufnehmen. Aloe vera ist essbare Sonnencreme, die deinen Körper von innen schützt, wenn du sie isst. Sie wächst schließlich nicht umsonst in der Wüste!

Ohne Sonnenlicht lagern die Knochen keinen Kalk ein. Sonnenlicht stärkt das Immunsystem, verbessert die Sauerstoffversorgung der Haut und senkt den Blutzucker. Sonnenlicht »lockt« mehr Blut an die Oberfläche der Haut, was die Heilung von Schnittwunden, Blutergüssen und Ausschlägen fördert. Offene Wunden und Knochenbrüche heilen schneller mit Sonnenlicht. Sonnenlicht verbessert unser Sehvermögen und harmonisiert unseren Hormonhaushalt. Du solltest täglich für mindestens eine halbe Stunde in die Sonne gehen. In der Natur gibt es nichts Schlechtes. Wir brauchen Sonnenlicht. Wenn möglich, solltest du täglich 20 bis 30 Minuten nackt in der Sonne baden. Tiere tun es, Pflanzen tun es – und du kannst es auch tun!

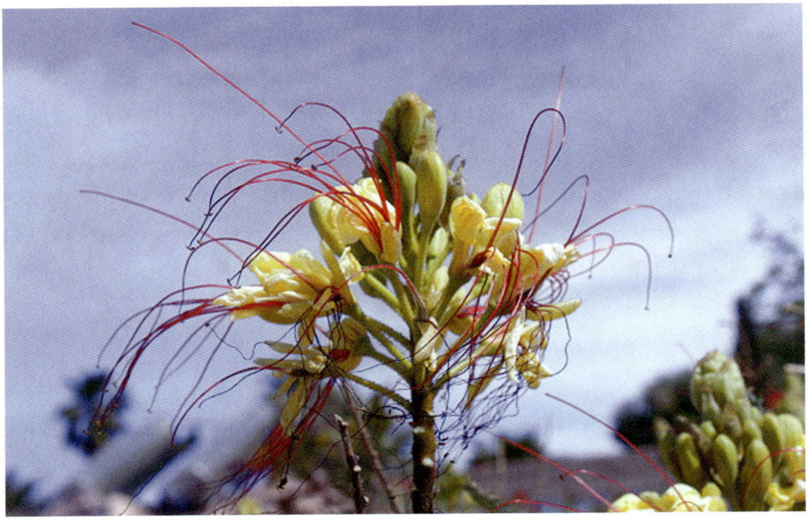

Ein paar abschließende Bemerkungen

Unterziehe dich einer gründlichen Selbstprüfung. Ist dein Körper krank, so bedeutet das, dass deine Seele oder dein Geist ebenfalls krank ist. Der Geist hält den Körper am Leben. Tu das, was in deiner Macht steht, um Seele und Geist zu nähren. Warte nicht darauf, dass jemand das für dich tut. Du selbst bist für dein Leben verantwortlich, niemand anders.

Es geht nicht darum, mal eben ein paar Medikamente oder Heilkräuter zu nehmen, um die Symptome zu überdecken. Die Ursachen, die zu diesen Symptomen geführt haben, gilt es zu beseitigen. Wenn du Zucker isst, so bekommst du davon nicht nur Pickel. Der Zucker bringt deinen ganzen Körperhaushalt durcheinander und damit auch dein Denken und die Energie, die du aussendest. Die Energie, die wir erzeugen, zieht – wenn sie richtig gepolt ist – Erfolg, Wohlstand, Liebe, Langlebigkeit und so weiter an. Stets ist Energie im Spiel. Deswegen fühlen wir uns von gesunden, erfolgreichen Menschen angezogen und von kranken, erfolglosen abgestoßen. Trübsinnigkeit kann uns krank machen. Gesundheit ist das, was Körper, Seele und Geist nährt. Sie ist das Ergebnis dessen, was wir essen, trinken, anschauen, lesen, sagen, denken und tun. Unsere Eltern haben uns das Fahrzeug gegeben, in dem wir unser irdisches Leben verbringen. Wie wir es behandeln, liegt an uns.

Diese Entscheidung ist unsere große Prüfung, der Fehdehandschuh, der uns vor die Füße geworfen wird. Nimm ihn auf, indem du dich einer Reinigung unterziehst, und jedes Problem, das dir danach begegnet, wird leicht zu lösen sein. Denn es wird nicht nur dein Körper gereinigt, sondern auch deine Seele und dein Geist. Diese Reinigung prüft deinen Charakter und verleiht dir Stärke. Du wirst größeren Lohn empfangen als du dir vorstellen kannst, denn Körper, Seele und Geist werden so klar, dass du es mit der ganzen Welt aufnehmen kannst. Du wirst als Lohn deiner Mühen einen vollkommen neuen Körper erhalten. Du wirst in den Spiegel sehen und sagen: Aber hallo, wen haben wir denn da? Du wirst Frühlingsgefühle haben, wenn du dich nur ansiehst. Und anderen Menschen wird es ebenso ergehen, wenn sie dich sehen. Wie ein Rekrut nach harter Grundausbildung hast du dir deine Streifen verdient.

Nicht jeder hat die Kraft, das durchzuziehen. Viele sehnen sich nach ihren Trostpflastern zurück, altern vorzeitig, werden krank und sterben früh. Lass nicht zu, dass du einer von ihnen wirst. Ein paar Stück Kuchen sind es nicht wert, dafür zu sterben. So mancher wird mir nun entgegen halten: »Ach komm schon, ein Stück Kuchen hat noch niemanden umgebracht. Oder diese eine Pizza. Oder diese eine Cola.« Korrekt. Das Problem ist nur, dass es nicht bei diesem einen Stück Kuchen, dieser einen Pizza, dieser einen Cola bleibt. Schon am nächsten Tag oder in der nächsten Woche isst du das Gleiche wieder. Es ist so, als würdest du jeden Tag oder jede Woche ein bisschen Sand oder Wasser in den Tank deines Autos schütten. Bald ist die Benzinpumpe verstopft, sind die Leitungen rostig, und das Auto verweigert den Dienst. Lass nicht zu, dass es mit dir auch so weit kommt.

Sei lebendig. Sei attraktiv. Werde nie wieder krank. Werde zu dem Menschen, der deine Freunde gerne wären. Zeig ihnen, dass die Methode funktioniert. Vielleicht folgen sie deinem Beispiel. Das ist der Weg, um die Welt zu verändern. Und die Veränderung beginnt hier und jetzt mit dir.

Wahrheit, Natur, Gott – das sind die Heilmittel für jedes Übel und jedes Leid.

Wenn du eins bist mit der Natur, ist sie eins mit dir.

Licht und Liebe euch allen,
Markus

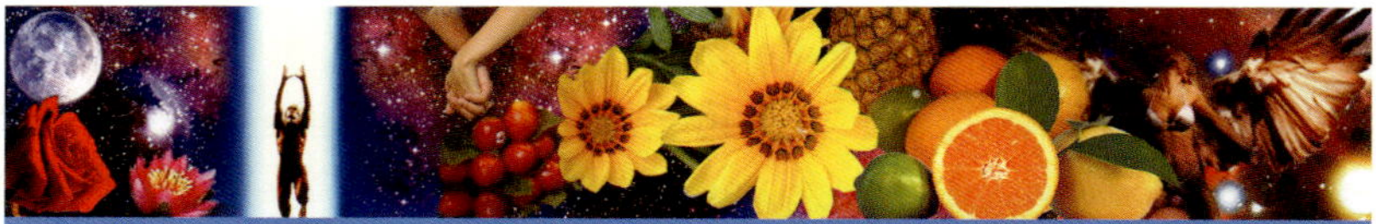

Anhang

Falls du spezielle Informationen suchst oder mehr zu einer bestimmten Krankheit wissen willst, so findest du auf meiner Website www.HealYourself101.com mehr als 70 (englischsprachige) PDF-Dateien zum Herunterladen.

Dort kannst du nachlesen, welche Symptome einzelne Krankheiten haben, was ihre Ursache ist und was du dagegen tun kannst.

In den Dateien stecken 3000 Seiten Information – sie sind das Resultat meiner jahrzehntelangen Arbeit.

Über den verantwortlichen Umgang mit Pflanzen und Heilkräutern

In diesem Buch spreche ich viel über Pflanzen und Heilkräuter und ihre Wirkung bei speziellen Problemen. Heilkräuter stehen in ihrer Wirkung den chemischen Arzneimitteln in nichts nach. Beschäftige dich zunächst mit den Pflanzen, die du sicher kennst, und lass die Finger von solchen, die du nicht kennst. Lerne alles über die dir unbekannten Pflanzen, bevor du sie anwendest. Manche Pflanzen sind giftig, zum Beispiel Oleander. Jeder Teil dieser Pflanze kann unmittelbar zum Tod führen. Schierling ist ebenfalls eine bekannte Giftpflanze. Dann gibt es wiederum Pflanzen, die wahre Wunder bewirken können, falsch verwendet aber großen Schaden anrichten: Kermesbeeren, Belladonna, Lobelien, Fingerhut oder Stechäpfel wären Beispiele für diese Kategorie.

Heilkräuter können sich in ihrer Wirkung mit Medikamenten oder anderen Kräutern überschneiden. Sie können deren Wirkung verstärken, abschwächen oder verlängern.

Besonders schwangere Frauen sollten sehr vorsichtig mit solchen Dingen umgehen. Manche Pflanzen können Gebärmutterkontraktionen auslösen und damit eine Fehlgeburt verursachen. Doch kann man diesen Pflanzen mit anderen Pflanzen entgegenwirken und ihre Wirkung neutralisieren. Du solltest also gut Bescheid wissen, wenn du mit Heilkräutern umgehst oder vor ihrer Anwendung einen Pflanzenheilkundigen zu Rate ziehen.

Anmerkung des deutschen Herausgebers:
In vielen Städten werden »Kräuterwanderungen« angeboten, auf denen man sich in der Natur einen direkten Überblick über die essbaren Wildpflanzen verschaffen kann.
Informationen erhalten Sie über:
Elisabeth Westphal
Grüne Liga Berlin e.V.
E-Mail: oekomarkt.kollwitzplatz@grueneliga.de

Der Gesundheits-Fahrplan in Kurzfassung

- Kochen ist eine enorme Zeitverschwendung.
- Faste einen Tag pro Woche.
- Ruhe dich einen Tag pro Woche aus. Keine Arbeit.
- Iss nach Einbruch der Dunkelheit nichts mehr oder zumindest nicht mehr zwei Stunden, bevor du schlafen gehst.
- Wenn du krank bist, dann ist dein Körper verschlackt.
- Reinige deinen Körper so oft als möglich. Reinige vor allem das Innere deines Körpers und deinen Geist.
- Streiche Brot, Getreideprodukte, Alkohol, Fleisch, Milchprodukte, Zucker, Kochsalz und gekochte Nahrung von deinem Speisezettel. Hör auf zu rauchen.
- Lass Amalgamfüllungen entfernen.
- Iss weniger süßes Obst und mehr grünes Blattgemüse. Trinke viel entsafteten Staudensellerie.
- Püriere einen Großteil deiner Nahrung, vor allem grünes Blattgemüse mit harten Blättern.
- Iss möglichst wenig Gemüse, das unter der Erde wächst wie z. B. Karotten, Rote Bete oder Kartoffeln. Halte dich an den grünen Teil der Pflanzen, vor allem das Grün von Karotten und Rote Bete ist zu empfehlen.
- Weniger essen ist die einzige Maßnahme, welche erwiesenermaßen lebensverlängernd wirkt. Die Menschen, die am wenigsten essen, leben am längsten.
- Bereite dein Essen nach Möglichkeit immer selbst zu. Auch Rohkostrestaurants wollen Geld verdienen. Dort kriegst du ein Radieschen, während du zuhause fürs gleiche Geld fünf kriegst.
- Vermeide Stress. Bei den meisten Krankheiten ist Stress im Spiel.
- Lache, sing und tanze. Umarme die Menschen und lächle.
- Sei gut zu anderen.
- Sei aufrichtig.
- Zeige mehr Dankbarkeit.
- Gute Gedanken = Gesundheit; schlechte Gedanken = Krankheit.

- Schreibe deine Ziele auf. So werden sie realer und treten stärker in dein Blickfeld.
- Nimm täglich nackt ein 20-minütiges Sonnenbad.
- Geh barfuß auf natürlichem Boden (Gras, Stein, Sand, Erde).
- Lass dich massieren.
- Verschenk Dinge. Mach dein Bündel leichter.
- Iss, um zu leben; lebe nicht, um zu essen.
- Das, was du nicht tust, ist ebenso wichtig wie das, was du tust.
- Wenn du niedergeschlagen bist oder nicht weißt, was du tun sollst, dann mach eine Darmspülung oder faste.
- Schlafenszeit: zehn Uhr abends bis sechs Uhr früh.

Halte genügend Abstand zu elektrischen Geräten. Verwende keine Heizdecken. Wenn an deinem Haus eine Hochspannungsleitung vorbeigeht, dann zieh um, es sei denn, du möchtest gerne einen Hirntumor bekommen.

Elektrogeräte (Klimageräte, Computer, Waschmaschine, Geschirrspüler) und auch (Auto-) Motoren geben im Betrieb ein tiefes Brummgeräusch von sich. Reduziere diese Geräusche auf ein Minimum, denn diese tieffrequenten Schwingungen ziehen sämtliche Körperzellen in Mitleidenschaft und bringen sie aus dem Gleichgewicht.

Vermeide Plastikflaschen wo immer möglich. Plastikflaschen enthalten östrogen-ähnliche Stoffe. Verwende stattdessen Glasflaschen. Verwende sie mehrfach.

Was für die Raupe das Ende der Welt ist, nennt der Meister einen Schmetterling.

– RICHARD BACH

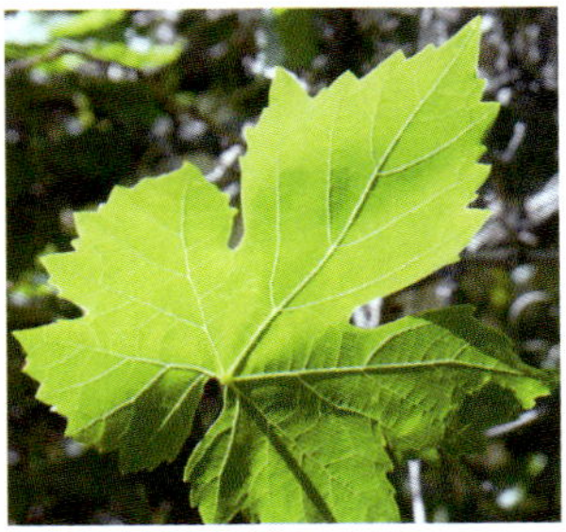

UND WENN ES NICHT KLAPPT?

Dann kann das zwei Gründe haben:

1. Etwas fehlt oder ist nicht ausreichend vorhanden:

- Darmspülungen, Einläufe
- grüne Smoothies
- körperliches Training
- Schlaf
- Glück

2. Es gibt immer noch Dinge in deinem Leben, die dir schaden:

- Stress: das Hauptübel. Überprüfe deine Beziehungen, deinen Job, dein Konto. Wie sieht es mit deinen Rechnungen und finanziellen Verpflichtungen aus?
- Hast du noch Amalgamfüllungen?
- Nimmst du irgendwelche Medikamente?
- Sitzt du den ganzen Tag? Wie viel Bewegung hast du?
- Enthalten Lebensmittel, die du verzehrst, Weizen, Zucker, Milch, Käse oder Konservierungsstoffe?
- Trinkst du Alkohol?
- Bist du Passivraucher? Ein Abend im Lokal entspricht zwei Schachteln Zigaretten.
- Nimmst du irgendwelche Nahrungsergänzungsmittel? Du würdest dich wundern, wenn du wüsstest, woraus sie teilweise hergestellt werden.
- Trinkst du kohlensäurehaltige Getränke (dazu zählt auch Mineralwasser)? Die Kohlensäure blockiert die Kalziumaufnahme für zwölf Stunden.
- Die angeblich so gesunden Wraps enthalten Weizengluten und gehärtete Fette. Das Gleiche gilt für Tortillas, Tacos, Burritos und so weiter.
- Isst du Reis?
- Isst du Getreideprodukte, Flocken etc.?

- Isst du gedörrte oder getrocknete Nahrungsmittel wie Kekse, Cracker, Müsli oder Trockenobst?
- Verspeist du heimlich Schokoplätzchen, wenn keiner hinguckt? Anderes Gebäck oder Zucker?
- Verwendest du Dressings, die Milchprodukte oder schlechte Fette (Raps-, Distel-, Soja-, Erdnuss- oder Pflanzenöl) enthalten?
- Isst du Soja (Sojamilch, Sojakäse, Fleischersatz)?
- Isst du sehr viel Obst?
- Isst du sehr viele Nüsse? Weichst du sie vor dem Verzehr ein?
- Hast du schon getestet, ob deine Magensäure stark genug ist? Färbt Rote-Bete-Saft deinen Urin beziehungsweise deinen Stuhl rötlich?
- Hast du schon dein Trinkwasser analysieren lassen? Ist es sauer, fluoridhaltig, gechlort?
- Bist du im Auto, am Arbeitsplatz, am Computer Materialausdünstungen ausgesetzt?
- Welche Waschmittel und Kosmetika (Shampoo, Haarspülung, Seife etc.) verwendest du?
- Benutzt du einen Gasherd?
- Hast du Teppiche oder Teppichböden? Neue Teppichbeläge sondern giftige Ausdünstungen ab, alte Teppiche stecken voller Pilze, Schimmelsporen, Milben und Parasiten und anderer Dinge.
- Siehst du viel fern? Hörst du oft Nachrichten?
- Und schließlich: Willst du überhaupt gesund werden? Ich meine diese Frage ernst. Manche Menschen wollen, dass man ihnen Aufmerksamkeit schenkt und sie bemitleidet. Sie gefallen sich in der Märtyrerrolle. (»Ich opfere mich für dich auf.«) Die Menschen tun das gerne, wenn sie das Gefühl haben, der Partner lässt es ihnen gegenüber an Aufmerksamkeit fehlen. Sie hoffen, dadurch mehr Liebe zu bekommen. Trifft das auch auf dich zu? Oft ist den Menschen gar nicht bewusst, dass sie sich so verhalten. Sie wollen krank sein, weil sie vom Partner oder von der Familie geliebt und umsorgt werden wollen. Das Motiv hinter diesem Verhalten ist nicht verwerflich, und es wäre verkehrt, jetzt auf den Betreffenden zornig zu werden. Er braucht

Liebe und Verständnis. Doch wenn man Krankheit benutzt, um mehr Aufmerksamkeit zu erhalten, geht der Schuss gewöhnlich nach hinten los. Niemand ist gern mit negativ eingestellten Menschen zusammen, die dauernd um Mitleid betteln.

Unser Geist hat große Macht und kann all unsere Bemühungen sabotieren. Stell dir die ehrliche Frage: »Welche Vorteile habe ich davon, wenn ich krank bin?« Denk über diese Frage nach. Was gewinnst du durchs Kranksein? Das Mitgefühl deiner Freunde? Mehr Aufmerksamkeit von deinen Lieben (die Ärmsten!)? Oder willst du vielleicht gar nicht mehr leben? Hast du deinen Lebenswillen verloren? Hast du getan, wofür du auf der Welt warst? Ist dein Werk hier vollendet? Sich verabschieden und weitergehen zu wollen ist nicht grundsätzlich schlecht. Doch dieser Schritt muss weder schmerzhaft noch dramatisch sein. Er sollte anderen nicht unnötigen Kummer verursachen. Sei liebevoll in allem, was du tust.

Liebe ist die Schönheit der Seele.

– AUGUSTINUS

Unser Leben muss nicht qualvoll sein, wenn es sich dem Ende nähert. Reine Rohköstler bleiben gesund und sind bis zum Schluss von Lebenskraft erfüllt. Wenn ihr Ende naht, werden sie von einem unglaublichen Frieden erfüllt, während ihr Körper binnen weniger Tage dahinschwindet. In dieser Zeit trennt sich ihre geistige Essenz vom Körper (eine außerkörperliche Erfahrung) und sie verspüren keinen Schmerz. Tatsächlich ist der Tod für alle, die die richtige geistige Haltung haben, ein wunderbarer Übergang, in dem es keinerlei Angst gibt, sondern nichts als Liebe. Es gibt keine größere Heilkraft als Liebe.

Bezugsquellen und Adressen

Websites von Markus Rothkranz
www.markusrothkranz.de
www.markusrothkranz.com (englisch)

Produkte von Markus Rothkranz
www.markusproducts.com (englisch)

Die Website zu den grünen Smoothies
www.grünesmoothies.de

Informationen zu Heilpflanzen und Kräutern
www.heilpflanzen-katalog.de
www.kraeuter-verzeichnis.de
www.heilkraeuter.de
www.kraeuter-almanach.de
www.giftpflanzen.com

Versand von Rohkost-Lebensmitteln
www.orcos.com
www.keimling.de
www.rohkoestlich-shop.de
www.wilde-7.de
www.drgoerg.com

Naturheilkundliche Informationen
www.forum-naturheilkunde.de
www.zentrum-der-gesundheit.de
www.datadiwan.de

Fastenärzte und Naturheilärzte (mit Adressensuche)
www.aerztegesellschaftheilfasten.de
www.fxmayr.com
www.zaen.org

Register

Acaibeeren 38
Abendessen 153, 162
Abwechslung 75, 157
Agavensirup 84,125, 151, 179
Ahornsirup 84, 128
Algen 158,179
Amöben 118ff, 137
Antihaftbeschichtung 95, 180
Apfelessig 141f, 148ff, 153ff, 165, 173
Aloe vera 70f, 131ff, 149, 160, 211
Ananas 79, 131, 160ff
Ballaststoffe 42, 80, 131, 155ff, 175
Berührung 195ff
Bitterholzbaum (Quassia) 133
Bittermelone 131
Bleichmittel 93, 98, 180
Blütenpollen 37, 88
Brot 9ff, 50ff, 82, 121, 127ff, 152, 178, 216
Butternuss-Rinde 133
Cayennepfeffer 93, 128, 131, 141, 159ff
– afrikanischer 137
Chanca Piedra 108
Chemische Reinigung 180
Chia-Samen 80f, 89, 156, 160ff, 173
Chlor 44, 76, 98, 181, 219
Chlorella 36, 40, 89f
Darmtherapie 106ff, 112, 127, 140
Darmreinigung 107, 112, 141, 175
– Schnellbehandlung 108f
Dörrapparat 59, 99
Durian 88f, 94, 161ff
Eier 39, 56
Einlauf 175ff, 218
Eiweiß 32ff
– tierisch oder pflanzlich? 33
– pflanzliches E. 35ff
– Verdauung von E. 65, 78
Elektrogeräte 77, 217
Energiearbeit 201
Entgiftung 11, 36, 90, 114ff, 132ff, 145, 174
Entschlacken 41, 81, 96, 100, 174, 178
Enzyme 29f, 36-48, 55ff, 71-83, 87-99, 107, 114, 132, 144ff, 157ff, 175ff
Fasten 41, 78, 110-117, 127ff, 139-146, 155ff, 176, 221
– Instandhaltungsfasten 117
– Saftfasten 126ff, 141, 145f
Fluor 180, 219
Frühstück 153-160
Geißraute 137
Gemüsesäfte 111, 128, 142ff
Getreideprodukte 50ff, 129, 216ff
Gewürznelke 130, 135ff
Gras 32ff, 48, 66f, 71ff, 163
Graviola 132f
Grüne Smoothies 35, 146-150, 159ff, 218
– Rezepte 149
Gurke 78, 128f, 143, 149, 160-167
Gurkensaft 78, 128ff, 143
Haarpflegeprodukte 93
Handy 22, 181
Hanföl 89, 153, 161
Hanfsamen 38
Hefeflocken 37, 161, 172
Himbeerkerne 136
Honig 49, 52, 67, 83f, 88, 151, 166ff
Huminsäure 92f, 112
Ingwer 94, 128, 131, 143, 161, 164
Käse 45-53, 57f, 177, 218
Käsekuchen, roh 43, 55, 151ff, 178
Katzenkralle 131, 136
Kauen 33, 61, 147f, 155f
Kieselgur 134f
Klistierbeutel 95, 101ff, 108, 144
Knoblauch 128f, 137, 143f, 159-167
Körperarbeit 182
Kürbiskerne 40, 79ff, 135
– rote 130
Kurkuma 130, 173
Liebe 18, 26f, 57, 195-207, 212f, 219f
Löwenzahn 66f, 69, 74f, 143, 160f
Mahonienwurzel 134
Mariendistel 70
– Samen 134
Medikamente 13, 21ff, 64, 80, 128, 140f, 177, 193, 212ff

– Absetzen 116f
Mesquite-Mehl 38f
Messer und Gabel 95f
Mikrowellenherd 181
Milch, Milchprodukte 34f, 45, 51, 57, 80, 127, 153, 216ff
– gesunde Alternativen zur Milch 49
– Mandelmilch 49, 55, 81
– Kokosmilch 49, 94, 166
– Sesammilch 49
Muttermilch 44-50
Mineralien 36, 48, 69-74, 80-92, 144, 157f
Mittagessen 153, 161
Muskatnuss 130
Nahrungsergänzungen 86
Nüsse 36ff, 49, 56, 68, 81, 94, 150-157, 165-171, 178, 219
Obst- und Gemüsesäfte 143
Olivenblätter 131, 134f
Olivenöl 165ff, 172, 210
Papain 136
Papaya 78, 129, 149, 153, 159f, 165
Parasiten 24f, 32, 43f, 52, 70, 78, 84, 111ff, 117-138, 148, 180, 219
– Anzeichen für Befall 121f
– was gut gegen sie wirkt 128-137
Petersilie 39, 79, 143, 164ff
Plastikflaschen 44, 97, 217
Probiotika 90, 105ff, 131, 140, 150, 158
Propolis 39, 89
Quassia (Bitterholzbaum) 133
Quinoa 38
Rharbarber 135
Reis 51
Reiskleie-Pulver 37, 91, 160ff
Rosmarin 68, 160
Salbei 68f
Salz und Gewürze 82
Samen 150-157, 178ff
Schlaf 203
Schokolade, roh 43, 55ff, 84f, 125, 152ff, 168ff, 178
Schwarznuss 132
Sex 196ff
Smoothies, grüne 146ff, 159ff, 218
– Rezepte 149
Sojamilch 48, 58, 65, 152, 219
Sonnenlicht 208ff
Sonnenschutz, natürlicher 209ff
Spiritualität 204
Spirochäten 124
Staudensellerie 77, 82, 143, 149, 153ff, 161ff, 216
Stress 23f, 68, 87ff, 112, 125ff, 175, 179,186, 192ff, 200, 216ff
Stretching 185
Teppiche 180, 219
Töpfe und Geschirr 95
Trichomonas vaginalis 123
Tocotrienole 37, 91, 160ff
Verdauung 30-37, 47, 50, 59ff, 69ff, 78ff, 90ff, 99-133, 143ff, 154ff, 175
Verzehr von rohem Fleisch 31f
Vitamine 36, 69f, 77ff, 87ff, 114, 125, 156f
Vitaminpillen 64, 89
Vitaminpräparate 86ff
Vitamix 35, 62f, 77, 147, 163
Was du vermeiden solltest 22
Wasch- und Putzmittel 93
Wasserfilter 96
Wasserionisator 63, 93, 97f, 128
Wassermelone 130, 146
Weizengras 40, 107, 140ff, 150, 157, 161f
Wermutkraut (Artemisia) 133f
Wildkräuter 66f, 160
Würmer
– Spulwürmer 122
– Hakenwürmer 122f
– Madenwürmer 123
– Peitschenwürmer 123
– Bandwürmer 124
– Plattwürmer 124
– Saugwürmer 124
Yoga 185f
Zahnfleischbluten 71, 93, 121, 138f
Zitronen und Limetten 78
Zucker 52
Zusatzstoffe 135

Auf meiner Website www.markusproducts.com findest du eine Reihe von empfehlenswerten Nahrungsergänzungen zur Unterstützung deiner Heilung und Gesundheit:

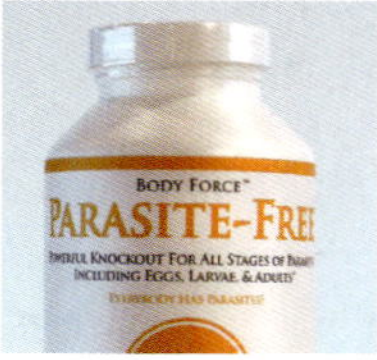

PARASITE-FREE

Dieses Produkt ist mein absoluter Bestseller. Jeder hat Parasiten. JEDER! Und es gibt über 10.000 verschiedene Arten von Parasiten, von den Amöben, die Gehirn und Organe befallen, bis hin zu zehn Meter langen Bandwürmern, die es sich im Darm gemütlich machen. Wir sollten ein- oder zweimal im Jahr eine Parasitenbehandlung machen. Du bist oft müde? Hast Schmerzen? Bist immerzu hungrig? Rate mal, woran das liegt.

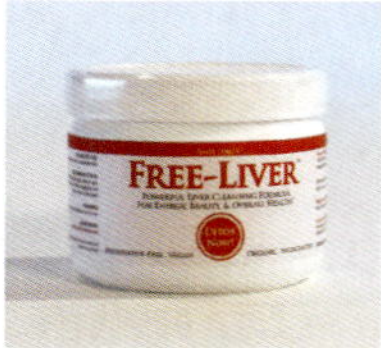

FREE-LIVER

Die Leber ist der Filter des Körpers und daher unser wichtigstes Organ. Jede Krankheit hat ihre Ursache in einer nicht mehr voll funktionsfähigen Leber. Das ganze Cholesterin und alle Giftstoffe landen in der Leber und bilden dort Steine, die dann in die Gallenblase wandern. Die Leber produziert auch Glukose, aus der der Körper seine Energie nimmt. Wenn du oft müde und abgeschlagen bist, solltest du unbedingt deine Leber reinigen! Die Mischung enthält Chanca Piedra, eine Heilpflanze, die Gallensteine buchstäblich auflöst.

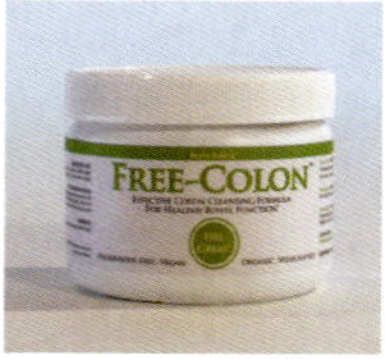

FREE-COLON

Eine Darmreinigung ist das wichtigste. Sie solltest du immer zuerst durchführen. Diese Mischung hilft, die Schlacken auf sanfte Weise abzubauen, ohne dass du ständig aufs Klo rennen musst. Sie enthält viele Ballaststoffe, um den Darm „auszubürsten" und die abgelagerten Giftstoffe aufzunehmen. Weitere Inhaltsstoffe sind Aloe vera (beruhigt den Darm), Ingwer (unterstützt die Verdauung), Zitronen-Flavonoide (als Antioxidantien) und Cascara Sagrada (als natürliches Abführmittel). Die Mischung wirkt super und reinigt den Darm von oben bis unten!

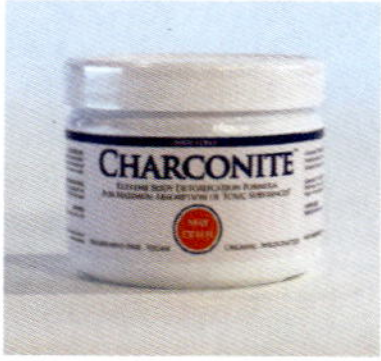

CHARCONITE

Hierbei handelt es sich um eine hochwirksame Kombination aus Kohle und Bentonit, mit deren Hilfe ALLE Giftstoffe, die sich in deinem Körper befinden, absorbiert und ausgeschieden werden. Zusätzlich enthält dieses Produkt Kräuter, die deine Verdauung und Darmtätigkeit unterstützen. Hilft bei Blähungen, Lebensmittelvergiftungen, aufgenommenen Umweltgiften, Verdauungsproblemen sowie Giftstoffen, die durch Krankheit und Parasiten im Körper entstehen.

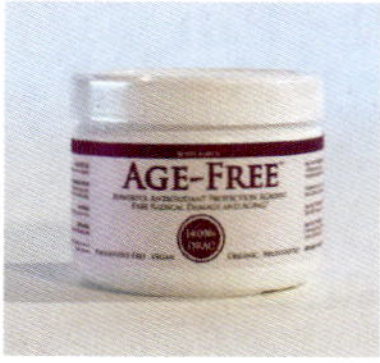

AGE-FREE

Hierbei handelt es sich um ein wirkungsvolles Anti-Aging-Mittel. Die Mischung enthält die stärksten Antioxidantien, die bekannt sind, um die freien Radikalen im Körper unschädlich zu machen, die maßgeblich zum Alterungsprozess beitragen. Sie enthält außerdem Tocotrienole (die beste Quelle für Vitamin E), den vollständigen Vitamin-B-Komplex, Ellagitannin und Kurkuma (zwei der wirkungsvollsten Anti-Krebsmittel), Weintraubenkern-Extrakt, Fo-Ti, Jiaogulan, Mariendistel, Astragalus, Ashwagandha – halt einfach das Beste vom Besten!